Cardiovascular Care
Made Incredibly Easy !

简明
心血管护理

著　[美] 玛丽·安·麦克劳林

（Mary Ann McLaughlin）

主审　董念国

主译　曾　珠　王慧华　胡德英

华中科技大学出版社

http://www.hustp.com

中国·武汉

湖北省版权局著作权合同登记　图字：17-2020-071 号

图书在版编目 (CIP) 数据

简明心血管护理 / (美) 玛丽·安·麦克劳林著；曾珠，王慧华，胡德英主译 . — 武汉：华中科技大学出版社，2020.9
ISBN 978-7-5680-6178-0

Ⅰ . ①简… 　Ⅱ . ①玛… 　②曾… 　③王… 　④胡… 　Ⅲ . ①心脏血管疾病－护理学 　Ⅳ . ① R473.54

中国版本图书馆CIP数据核字(2020)第176323号

简明心血管护理
Jianming Xinxueguan Huli

[美]玛丽·安·麦克劳林　著

曾　珠　王慧华　胡德英　主译

策划编辑：车　巍		责任编辑：余　琼　毛晶晶	
封面设计：原色设计		责任校对：刘　竣	
责任监印：周治超			

出版发行：华中科技大学出版社 (中国·武汉) 　　电话：(027)81321913
　　　　　武汉市东湖新技术开发区华工科技园　　邮编：430223

录　　排：华中科技大学惠友文印中心

印　　刷：湖北恒泰印务有限公司

开　　本：787mm×1092mm　1/16

印　　张：23.25　插页：2

字　　数：550 千字

版　　次：2020 年 9 月第 1 版第 1 次印刷

定　　价：198.00 元

内容简介

本书分为 10 章，分别从心血管系统的解剖与生理、评估、预防和风险控制、诊断检查及步骤、治疗、心律失常、炎症和心脏瓣膜病、退行性病变、血管疾病、急症和并发症多个角度阐述心血管系统疾病的基础知识和护理要点，图文并茂、配色合理。

本书可供临床护理人员、护理专业学生及临床医师参考阅读，也可作为护理管理、护理教学和护士继续教育用书。

致谢名单

感谢以下专家对本书提供咨询和帮助

海伦·巴列斯塔斯，博士，成人护理高级执业护士，注册护士
助理教授
艾德菲大学
纽约花园城
首席执行官
成人健康服务专科护士，专业有限责任公司
纽约州，米诺拉

玛格丽特 T. 鲍尔斯，注册护士、护理学博士、家庭护理专科护士、美国心脏病学院
会员
助理教授
执业护士
杜克大学护理学院
北卡罗来纳州，达勒姆

菲奥娜 S. 约翰逊，注册护士，护理学硕士，重症护理注册护士
临床教育
纪念卫生大学医学中心
佐治亚州，萨凡纳

安吉拉 M. 凯利，注册护士，护理学博士，高级执业护士
临床助理教授
美国罗格斯大学
新泽西州，卡姆登
妇女保健专科护士
坎伯兰妇产科医院
新泽西州，维纳兰

科琳·拉德，注册护士，护理学硕士，高级认证护士
临床教育专家
重症监护病房
圣卢克医疗中心
密苏里州，堪萨斯城

特蕾莎 M. 伦纳德，注册护士，护理学硕士，重症护理注册护士
PCI 数据经理
决策支持服务机构
石溪医疗
纽约，石溪

玛丽·安·西西里亚诺·麦克劳林，护理学硕士，注册护士
护理学系
罗格斯大学护理学院
新泽西州，斯特拉特福德

沙菲娅 M. 莫里森，高级执业护士，家庭护理专科注册护士
护理学系
家庭护理专科护士
罗格斯大学护理学院
新泽西州，斯特拉特福德

苏珊·桑普尔，护理学硕士，高级执业注册护士，工商管理硕士
服务热线管理人员
心血管服务中心
圣玛丽医疗中心
宾夕法尼亚州，兰霍恩

丽塔 M. 塔西纳里，护理学硕士，注册护士
医疗模拟协调员
教育部
伯克希尔健康管理公司
马萨诸塞州，皮茨菲尔德

译者序

我国心血管疾病患病人数约 2.9 亿，心血管疾病居城乡居民死亡原因首位，其死亡率和患病率呈上升趋势，护理在心血管疾病的诊疗中发挥着不可替代的作用。心血管疾病诊疗技术的进步，对心血管专科护理提出了更高的要求，然而，在国内卷帙浩繁的专著中尚缺乏针对心血管系统疾病的护理专著，基于此，译者在欧美众多优秀著作中选择此书，将其翻译为中文，为我国心血管护理同仁提供贴近临床、方便实用的参考用书。

Wolters Kluwer Health/Lippincott Willianms & Wilkins（LWW）是世界较大的专业医学出版社，其出版的 *Cardiovascular Care Made Incredibly Easy*！是心血管护理领域的权威著作，至今已更新到第三版。我们通过华中科技大学出版社与其取得联系，获得了该书的翻译授权。

本书分为 10 章，分别从心血管系统的解剖与生理、评估、预防和风险控制、诊断检查及步骤、治疗、心律失常、炎症和心脏瓣膜疾病、退行性病变、血管疾病、急症和并发症多个角度阐述心血管系统疾病的基础知识和护理要点，简明扼要，重点突出。本书色彩鲜明，语言幽默，内容充实，给复杂的心血管系统学习之路增添了一抹亮色，是一本不可多得的心血管专科护理著作。

译者所在团队成员以严谨、认真、求实的工作态度翻译此书，并多次校对，力求在精准表达原著的观点的同时，贴近中文的叙述方式，书中难免存在疏忽及错误之处，恳请读者不吝指正！

原著前言

如果您和我一样，忙得无法抽出时间费力地阅读充满专业术语和枯燥段落的前言，那么让我们直接切入正题吧！此书的优点在于：

本书将教会您心血管护理方面所需要掌握的所有重要知识。

本书将有助于您记忆所学过的知识。

本书将帮助您在轻松愉快的氛围中提高知识和技能。

不相信吗？关注这些反复出现的标题：

 专家建议——来自心血管护理专家关于如何更好地实施心血管护理的建议和技巧。

 关键技术——清晰、简明地解释了心血管疾病相关操作的流程。

 我掌握了——简明扼要地解释了心血管系统复杂的概念。

 家庭护理——家庭护理的重点内容。

轻松记忆——用首字母缩略词和其他方法帮助记忆重要内容。

除此以外，我们对重要概念做出了解释。与其他书籍不同的是，我们还增加了趣味漫画，让您能在轻松的氛围中学到知识。

希望这本书可以帮助到您！祝您职业生涯一帆风顺！

Nurse Joy

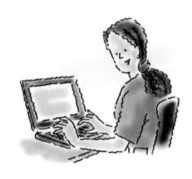

目　录

1

解剖与生理

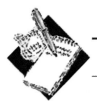

要点

在本章中，你将学到：
- 心脏的结构
- 心脏的收缩方式
- 心脏在血液循环中的作用

心血管系统概述

心血管系统（又称循环系统），由心脏、血管和淋巴管组成。这个系统将维持生命所必需的氧和营养素输送到细胞，带走代谢产物，并负责体内激素的转运。

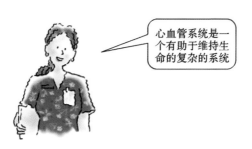

心血管系统是一个有助于维持生命的复杂的系统

肺循环、体循环

心脏由两个独立的泵组成：右心将血泵到肺部，左心将血泵到身体其他部位。

心脏的位置

心脏约有握紧的拳头大小，位于胸骨后方的纵隔（双肺之间的腔隙）内，平第2至第6肋间。大部分人心脏呈倾斜位，右心位置靠下，且总位于左心前面。由于心脏呈倾斜位，宽阔的心底部位于右上方，心尖部位于左下方。心尖部也称PMI，或搏动最强处，该处听诊的心音最强。

心脏的结构

包裹心脏的囊状物称为心包。心壁由三层构成：心内膜、心肌和心外膜。心脏有四个腔（左、右心房，左、右心室）和四个瓣膜（两个房室瓣和两个半月瓣）（详见"心脏内部结构图"）。

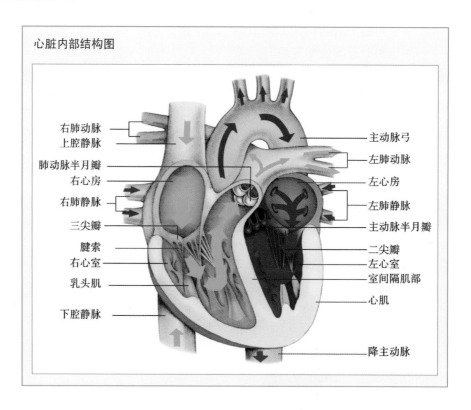

心脏内部结构图

心包

心包是一个纤维浆液性囊，包裹着心脏和（进出心脏的）大血管根部，由纤维心包和浆膜心包组成。

纤维心包

纤维心包由坚韧的白色纤维组织组成，它松散地包裹在心脏周围，保护着心脏。

浆膜心包

浆膜心包分两层，内层薄且光滑：
- 壁层位于纤维心包内面。
- 脏层附着于心脏表面。

心包液

纤维心包和浆膜心包之间是心包腔，内含心包液，起润滑作用，便于心脏收缩。

心壁

心壁由三层构成：

心外膜：位于心脏外层（即浆膜心包的脏层），由覆盖在结缔组织上面的鳞状上皮细胞构成。

心肌：位于中间层，是心壁的主要组成部分，由横纹肌纤维组成，引起心脏收缩。

心内膜：心脏的内层，由包含小血管和平滑肌束的内皮组织构成。

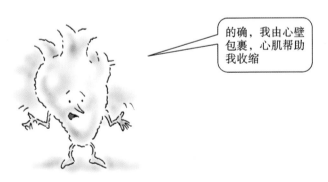

的确，我由心壁包裹，心肌帮助我收缩

心腔

心脏由四个心腔构成：两个心房和两个心室。

上层

心房位于上层，由房间隔分开。心房接受回心血液，并将其泵到心室。

血液的来源

右心房接受来自上、下腔静脉的血液。左心房较小，但心房壁较右心房厚，在心脏左缘的最上部，接受来自两条肺静脉的血液。

下层

左、右心室由室间隔隔开，构成心脏下面的两个心腔，接受来自心房的血液。心室由高度发达的心肌组成，较心房大，且心室壁较心房壁厚。

血液的流向

右心室将血液泵向肺部。左心室较右心室大，将血液泵到全身各处血管。

瓣膜

心脏有四个瓣膜：两个房室瓣和两个半月瓣。

记忆要诀

如果能够记住两个独特的心音，你就能够回想起来这两组瓣膜。瓣膜关闭时会产生"咚哒"的声音。第一心音是房室瓣关闭时产生的，再次强调，房室瓣关闭时产生第一心音"咚"，半月瓣关闭时产生第二心音"哒"。

单向流动

瓣膜容许血液流过心脏，并防止血液反流。心室收缩射血使压力改变，引起瓣膜开合。两个房室瓣将心房和心室隔开。三尖瓣，又称右房室瓣，防止血液从右心室反流到右心房。二尖瓣，又称左房室瓣，防止血液从左心室反流到左心房。两个半月瓣分别为肺动脉瓣——防止血液从肺动脉反流到右心室，以及主动脉瓣——防止血液从主动脉反流到左心室。

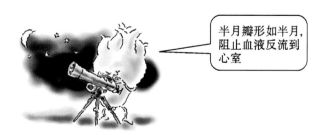

瓣叶

  三尖瓣由 3 个三角形的瓣叶（小叶）组成。二尖瓣，由 2 个瓣叶组成，前叶较大，后叶较小。腱索起自心室乳头肌并附着于房室瓣。半月瓣有 3 个瓣叶，形似半月（详见"心脏瓣膜"）。

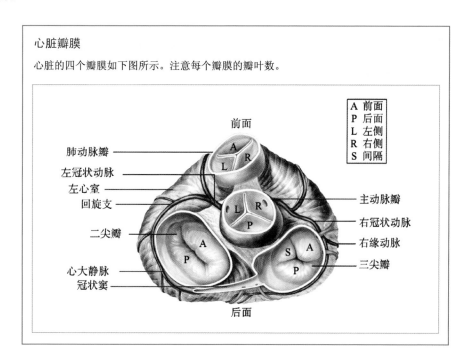

传 导 系 统

  心脏的传导系统引起心脏收缩，将血液输送到全身各部位。为了保障心血管系统的正常运转，和机械反应一样，心脏需要电刺激（详见"心脏传导系统"）。

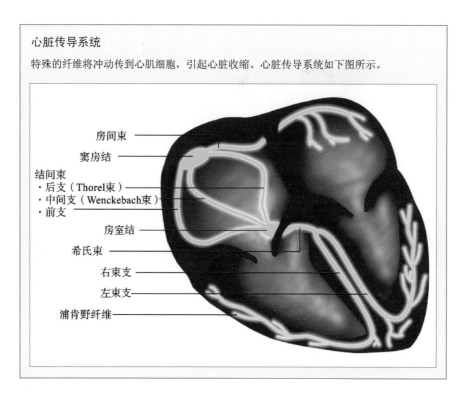

心脏传导系统

特殊的纤维将冲动传到心肌细胞，引起心脏收缩。心脏传导系统如下图所示。

电刺激

传导系统的起搏细胞有以下三个特征：

 自律性，能自主产生冲动。

 传导性，能将冲动传到邻近细胞。

 收缩性，接收冲动后引起心肌纤维收缩。

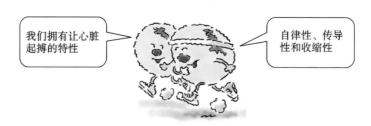

冲动的起源

窦房结位于右心房心内膜表面，紧邻上腔静脉，是心脏的正常起搏点，产生的冲动为每分钟 60 ～ 100 次。由窦房结发出的冲动传到右心房和左心房，引起心房收缩。

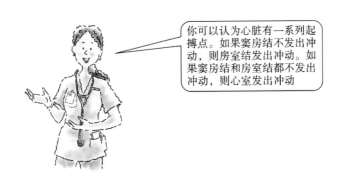

你可以认为心脏有一系列起搏点。如果窦房结不发出冲动，则房室结发出冲动。如果窦房结和房室结都不发出冲动，则心室发出冲动

传导延迟和心室充盈

房室结位于房间隔右房面的下部，减慢了冲动在心房和心室间的传导。这个"延迟"，使得心房收缩早于心室收缩，使心室在收缩前得到充分的充盈。

冲动信号

冲动从房室结传到希氏束（特殊肌纤维），再传导至希氏束的左、右束支，最后传到浦肯野纤维，即左、右束支的末梢部分。浦肯野纤维从心内膜到心肌表面呈扇形分布，当冲动到达时，引起充盈的心室收缩。

以防万一

传导系统有两套安全机制。如果窦房结没有发出冲动，房室结会发出 40 ~ 60/次 / 分的冲动。如果窦房结和房室结都没有发出冲动，心室自身会产生 20 ~ 40 次 /分的冲动。

机械收缩

在电刺激后，心脏紧接着产生有序、适度的机械收缩，使血液流到全身各个器官，这一过程称为一个心动周期，即从一次心搏开始，到下一次心搏开始。心动周期分两个时相，即收缩期和舒张期（详见"心动周期"）。

收缩期

收缩期开始于心室收缩。心室内压力升高使得房室瓣（二尖瓣和三尖瓣）关闭，半月瓣（肺动脉瓣和主动脉瓣）打开。随着心室收缩，当心室内压力逐渐升高直到超过肺动脉和主动脉内的压力时，半月瓣打开，心室将血液射入主动脉和肺动脉。

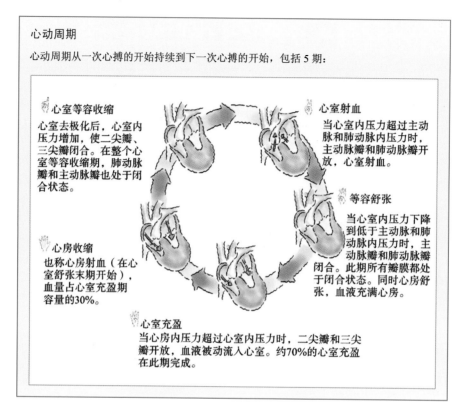

心动周期

心动周期从一次心搏的开始持续到下一次心搏的开始，包括 5 期：

心室等容收缩
心室去极化后，心室内压力增加，使二尖瓣、三尖瓣闭合。在整个心室等容收缩期，肺动脉瓣和主动脉瓣也处于闭合状态。

心室射血
当心室内压力超过主动脉和肺动脉内压力时，主动脉瓣和肺动脉瓣开放，心室射血。

等容舒张
当心室内压力下降到低于主动脉和肺动脉内压力时，主动脉瓣和肺动脉瓣闭合。此期所有瓣膜都处于闭合状态。同时心房舒张，血液充满心房。

心房收缩
也称心房射血（在心室舒张末期开始），血量占心室充盈期容量的30%。

心室充盈
当心房内压力超过心室内压力时，二尖瓣和三尖瓣开放，血液被动流入心室。约70%的心室充盈在此期完成。

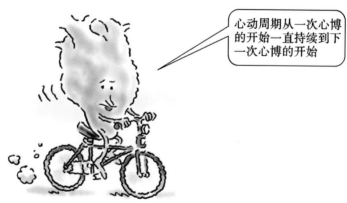

心动周期从一次心博的开始一直持续到下一次心博的开始

舒张期

当心室排空和舒张时，心室内压力降低至肺动脉和主动脉内压力之下。舒张期开始时，半月瓣关闭，防止血液反流到心室，同时二尖瓣和三尖瓣打开，使血液从心房流入心室。

当心室完全充盈时，此期接近尾声，心房收缩将剩余的血液泵入心室。当心室再次收缩时，一个新的心动周期开始。

心输出量＝心率 × 每搏输出量

心输出量指心脏每分钟泵出的血量。心输出量＝心率 × 每搏输出量（指每次心搏的泵血量）。每搏输出量，依次取决于三个主要因素：前负荷、心肌收缩力和后负荷（详见"了解前负荷、心肌收缩力和后负荷"）。

了解前负荷、心肌收缩力和后负荷

把心脏想象成一个气球，有助于了解每搏输出量。

吹气球

前负荷是指心室肌纤维的延展的力，这个力是由心室舒张末期血液充盈而产生的。根据 Starling 定律，舒张期心肌延展越长，收缩时收缩力越强。把前负荷想象成吹气球时吹入的空气。吹的空气越多，气球越充盈。

气球充盈

心肌收缩力是指心肌固有的正常收缩的能力，受前负荷影响。心肌延展越长，收缩力越大——或充入气球内的空气越多，气球越充盈，排气时气球飞得越高。

气球打结

后负荷是指心室肌将血液泵入主动脉内所必须克服的压力，高于主动脉内压力。阻力相当于气球末端的结，气球必须克服它才能将气排出。

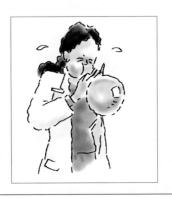 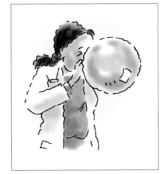 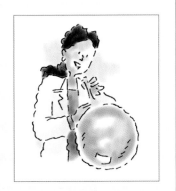

血 液 循 环

血液经 5 种血管流到全身各处，有 3 种循环方式。

血管

5 种完全不同的血管分别是：

- 动脉
- 小动脉
- 毛细血管
- 小静脉
- 静脉

每种血管的结构各不相同，这取决于每种血管在心血管系统中的功能和各部位血容量所产生的压力。

适应高速血流的结构

动脉有厚的肌性管壁，以适应高速、高压的血流。小动脉管壁较动脉管壁薄，小动脉通过收缩、扩张调控血液流向毛细血管。毛细血管的管壁仅为单层内皮细胞（显微镜下可见）。

适应低压的结构

小静脉接受来自毛细血管的血液，其管壁较小动脉薄。因为所承受的回心血液的压力低，静脉的管壁比动脉管壁薄，但直径较大。

里程

血液流到全身每一个功能细胞并流回心脏，需流经动脉、小动脉、毛细血管、小静脉和静脉，全长约 60000 英里（1 英里约为 1609 m）。详见"主要动脉"和"主要静脉"。

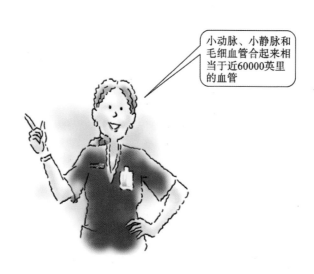

小动脉、小静脉和毛细血管合起来相当于近60000英里的血管

主要动脉

人体主要动脉分布如下。

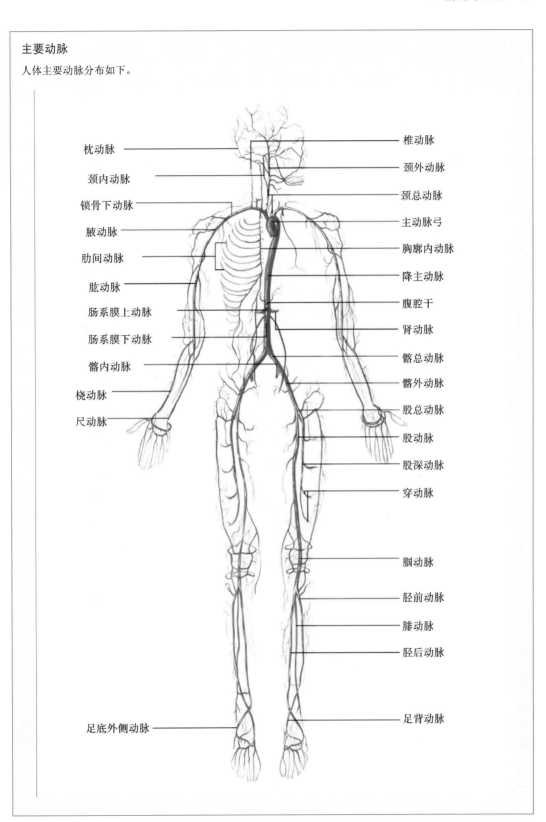

枕动脉

颈内动脉

锁骨下动脉

腋动脉

肋间动脉

肱动脉

肠系膜上动脉

肠系膜下动脉

髂内动脉

桡动脉

尺动脉

足底外侧动脉

椎动脉

颈外动脉

颈总动脉

主动脉弓

胸廓内动脉

降主动脉

腹腔干

肾动脉

髂总动脉

髂外动脉

股总动脉

股动脉

股深动脉

穿动脉

腘动脉

胫前动脉

腓动脉

胫后动脉

足背动脉

主要静脉

人体主要静脉分布如下。

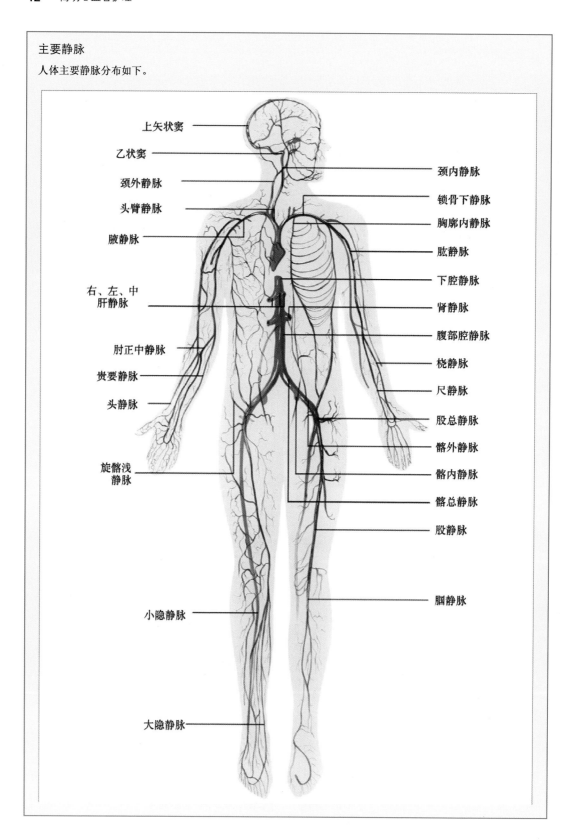

上矢状窦
乙状窦
颈外静脉
头臂静脉
腋静脉
右、左、中
肝静脉
肘正中静脉
贵要静脉
头静脉
旋髂浅
静脉
小隐静脉
大隐静脉

颈内静脉
锁骨下静脉
胸廓内静脉
肱静脉
下腔静脉
肾静脉
腹部腔静脉
桡静脉
尺静脉
股总静脉
髂外静脉
髂内静脉
髂总静脉
股静脉
腘静脉

循环

3 种循环方式将血液送到全身各部位：肺循环、体循环和冠脉循环。

肺循环

在肺循环中，血液流经肺脏摄取氧气并释放出二氧化碳。

回流和交换

血液从心脏输送到肺部，再回流到心脏，经历了以下步骤：
- 静脉血从右心室经肺动脉瓣流向肺动脉。
- 血液通过逐渐变细的动脉和小动脉流到肺毛细血管。
- 血液到达肺泡，摄取氧气，排出二氧化碳。
- 动脉血经小静脉、静脉流回到肺静脉、左心房。

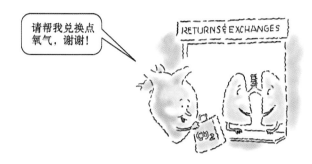

体循环

体循环开始于左心室泵血，血液携带氧气和其他营养物质输送到全身各处细胞，再带走代谢废物排出体外。

分支

主动脉逐渐分支成各级动脉，滋养全身各部位。主动脉从心脏上方呈弓形分出向下直达腹腔，在弓部有三条分支动脉供应身体上部血液：
- 左颈总动脉供应头部血液。
- 左锁骨下动脉供应左臂血液。
- 无名动脉，又称头臂动脉，分成右颈总动脉（供应头部血液）和右锁骨下动脉（供应右臂血液）。
- 右无名动脉、右锁骨下动脉和左锁骨下动脉供应胸壁血液。

主动脉向下穿过胸、腹部，其分支供应胃肠道和泌尿生殖系统的器官、脊柱和下胸部以及腹肌的血液。腹主动脉分支出髂总动脉，又进一步分支出股动脉。

动脉分支＝数量增加＝灌注增加

当动脉分支成更小的单位时，其数量急剧增加，从而增加了组织血流灌注的面积。

扩张是另一种调节方式

在小动脉末端和毛细血管的起始端，强有力的括约肌控制血液流向组织。有需要时，括约肌扩张，允许更多血液流入；小动脉末端和毛细血管的起始端也可闭合，将血液分流到别的区域，或是收缩以增加血压。

大面积低压

尽管毛细血管网的血管极微小，但它为绝大多数细胞提供了血液供应。毛细血管的压力非常低，这有利于其和机体细胞进行营养物质、氧气和二氧化碳的交换。血液从毛细血管流向小静脉，最后汇入静脉。

不能反流

静脉瓣阻止血液反流。在静脉瓣处，血池的血液在由下往上流动血液的压力下，流向心脏。

静脉逐渐融合，最后形成两条主干，即上腔静脉和下腔静脉，将血液输回右心房。

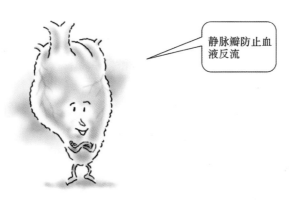

静脉瓣防止血液反流

冠脉循环

冠状动脉和其分支将动脉血输入心脏，冠状静脉再将静脉血带走（详见"冠脉循环"）。

冠脉循环

冠脉循环分动脉系统和静脉系统，动脉向心脏输送动脉血，静脉带走静脉血。

想象一下英文单词"A = Away（离开）"，是指动脉"Arteries"携带动脉血离开心脏到身体各处。

而"V = Venue（集合地）"，则指静脉"veins"携带静脉血回到当初离开的地方，即心脏。

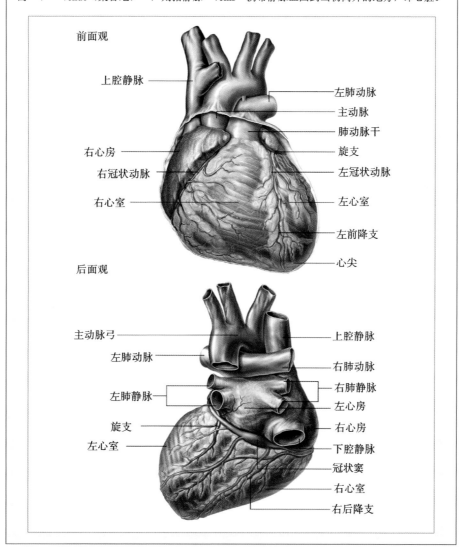

前面观

上腔静脉

左肺动脉
主动脉
肺动脉干
旋支

右心房
右冠状动脉
右心室

左冠状动脉
左心室

左前降支

心尖

后面观

主动脉弓
左肺动脉

左肺静脉

旋支
左心室

上腔静脉
右肺动脉
右肺静脉
左心房
右心房
下腔静脉
冠状窦
右心室
右后降支

心脏的血供

左心室收缩，血液射入主动脉。左心室舒张，血液流入冠状动脉，营养心肌。

右冠状动脉

右冠状动脉向右心房、部分左心房、大部分右心室和左心室下部供血。

左冠状动脉

左冠状动脉分出左前降支和旋支，向左心房、大部分左心室和大部分室间隔供血。

表浅静脉

心脏的静脉比动脉的位置表浅。冠状窦是最大的静脉，开口在右心房。心脏主要的静脉大部分汇入冠状窦，但心前静脉开口于右心房。

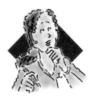

小测验

1. 心室收缩时，瓣膜情况如何？（　　　）
   A. 四个瓣膜都关闭
   B. 四个瓣膜都开放
   C. 房室瓣关闭，半月瓣开放
   D. 房室瓣开放，半月瓣关闭

答案：C。收缩期心室内压力高于心房内压力，房室瓣（三尖瓣和二尖瓣）关闭。心室内压力也高于主动脉和肺动脉内压力，使半月瓣（肺动脉瓣和主动脉瓣）开放。

2. 心脏的正常起搏点是（　　　）。
   A. 窦房结
   B. 房室结
   C. 希氏束
   D. 心室

答案：A。正常情况下，心脏的正常起搏点是窦房结，每分钟产生60～100次冲动；房室结是第二个起搏点（40～60次/分）；心室是最后一道防线（20～40次/分）；希氏束不是心脏的起搏点，它将冲动传导至浦肯野纤维。

3. 心室肌为克服主动脉内压力而产生的压力称为（　　　）。
   A. 每搏输出量
   B. 收缩力
   C. 前负荷

D. 后负荷

答案：D。后负荷是指心室肌产生的，用来克服主动脉内高压，将血液射出心脏的压力。

4. 将动脉血运回心脏和左心房的血管称为（　　　）。
  A. 毛细血管
  B. 肺静脉
  C. 肺动脉
  D. 肺小动脉

答案：B。动脉血经小静脉、静脉流到肺静脉，最后流向左心房。

5. 心脏的收缩靠（　　　）。
  A. 心肌   B. 心包
  C. 心内膜   D. 心外膜

答案：A。心肌的横纹肌纤维引起心脏收缩。

评分

★★★ 答对 5 题，超级棒！你对循环系统的知识掌握得游刃有余。

★★ 答对 4 题，很好！你抓住了心脏知识的关键。

★ 答对少于 4 题，别灰心！继续努力！

（曾珠 译）

2

评 估

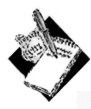

要点

在本章中，你将学到：
- 采集心血管疾病病史的方法
- 心血管系统体格检查的方法
- 正常和异常的心血管系统检查结果

病 史 采 集

评估心血管系统的第一步是采集病史。先自我介绍，解释采集病史的内容和随后体检的方法。接着询问患者主诉。同时要询问患者的个人史和家族史。

主诉

你会发现心血管疾病患者有些典型的主诉，如胸痛、心悸、晕厥、间歇性跛行和外周水肿。让我们逐一了解这些主诉以及一些其他的常见症状和体征。

胸痛

很多心血管疾病患者主诉某处胸痛。胸痛可突然或逐渐发作，可放射到手臂、颈部、下颌或背部，可呈持续性或间断性，疼痛轻微或剧烈。表现差异大，可为尖锐的针刺样痛、压迫感、闷胀感，甚至消化不良。患者也可能没有疼痛，但会描述各种各样的胸部不适。

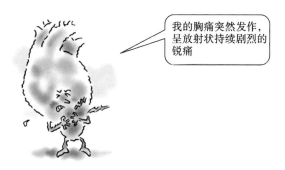

我的胸痛突然发作，呈放射状持续剧烈的锐痛

胸痛的原因

起初，引起胸痛的原因可能较难判断。压力、焦虑、劳累、深呼吸或进食特定食物都可能诱发或加重胸痛（详见表 2-1 "了解胸痛"）[1]。

表 2-1 了解胸痛

用下表可帮你更精确地评估胸痛和可能的原因。

性质	部位	加重因素	病因	缓解因素
剧痛、压榨感、压迫感、闷痛、烧灼感，常在 10 min 内缓解	胸骨后，可放射到下颌、颈部、手臂和背部	进食、劳累、吸烟、受凉、压力、愤怒、饥饿、平卧	心绞痛	休息、硝酸甘油（注：不稳定型心绞痛在休息时也可出现）
紧缩感或压迫感、烧灼感、剧痛，可能伴随呼吸短促、出汗、无力、焦虑或恶心，突然发作，持续 30 min～2 h	最常发生在胸部，但也可放射到下颌、颈部、手臂和背部	劳累、焦虑	急性冠脉综合征包括急性心肌梗死和不稳定型心绞痛	阿片类止痛药如吗啡，硝酸甘油
尖锐、持续的疼痛，可能伴随摩擦感，突然发作	胸骨后，可放射到颈部和左臂	深呼吸、仰卧位	心包炎	坐立、前倾、抗炎药物
剧烈的撕裂痛，可能伴有左、右臂血压差，突然发作	胸骨后、上腹部，可放射到背部、颈部和肩部	无	主动脉夹层动脉瘤	阿片类止痛药，手术
突发的刀割样剧痛，可伴有发绀、呼吸困难或咯血	胸部	吸气	肺栓塞	止痛药
突发的剧痛，有时伴有呼吸困难、脉搏增快、呼吸音减弱或气管偏移	侧胸部	正常呼吸	气胸	止痛药，插胸腔引流管
钝痛，压迫样、压榨样痛	胸骨后，上腹部	进食、冷饮、运动	食管痉挛	硝酸甘油、钙通道阻滞剂

性质	部位	加重因素	病因	缓解因素
尖锐的剧痛	下胸部或上腹部	饱食、弯腰、躺下	食管裂孔疝	抗酸剂、散步、半卧位
进餐后烧灼感，有时伴有咯血或黑便，突然发作，15～20 min 逐渐缓解	上腹部	饥饿，进食酸性食物	消化性溃疡	进食，抗酸剂
绞痛、锐痛，可伴有恶心和呕吐	右上腹或腹部，可放射到肩部	进食肥腻食物，平卧	胆囊炎	休息和止痛药，手术
持续的或间断的锐痛，可能有触痛，逐渐进展或突然发作	胸部的任何部位	移动、触诊	胸廓出口综合征 / 肋软骨炎	自行缓解，止痛药、热敷
钝痛或刺痛，常伴通气过度或呼吸短促，突然发作，持续时间可少于 1 min 或长达数日	胸部的任何部位	增加呼吸频率、压力、焦虑	急性焦虑	减慢呼吸频率，缓解压力

疼痛的部位及性质

如果患者胸痛不严重，继续询问病史，是否有弥漫性或局限性疼痛。询问患者是否有任何不适放射到颈部、下颌、手臂或背部。如果有，请他描述：是钝痛、隐痛还是压榨样痛？是锐痛、刺痛，还是刀割样痛？痛觉在浅表还是深部？请患者对疼痛评分，1～10 分，1 分最轻，10 分最重。

疼痛是否持续

确定疼痛是持续性的还是间断的。如果是间断的，持续多长时间？运动、劳累、呼吸、体位改变或进食特定食物是加重还是缓解疼痛？有无特定的事件诱发疼痛？询问患者的用药情况，如果有用药，询问用药剂量或调整情况。

心悸

心悸是指一个人对心跳的主观感受，常在心前区、咽喉部或颈部感受到。患者常描述为心脏砰砰的、一跳一跳的，有眩晕、扑动或失重感。患者可能会描述为心跳漏了一拍。心悸可以是有规律的或是无规律的，快速的或慢速的，阵发的或持续的。

症状

为区分心悸，可以让患者在硬物表面轻敲手指，以模仿心律。不规律的"漏搏"提示室性期前收缩，突发突止的心律提示阵发性房性心动过速（短暂的心动过速和正常的窦性心律交替）。

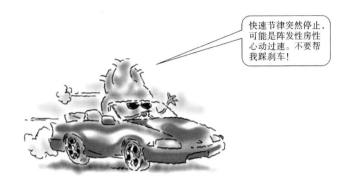

咖啡因摄入过量

接下来，询问患者是否有高血压病史，或近期有无服用地高辛。一定要询问服药史，咖啡因、烟、酒以及违禁药或草药的摄入情况。不要忘了询问是否饮用能量饮料。心悸可能与食用或饮用这些有关。

可能的诱因

心悸通常无特殊意义，相对较常见。但它也可由一些心血管疾病引起，如心律失常、高血压、二尖瓣脱垂和二尖瓣狭窄。

晕厥

晕厥是大脑缺血引起的短暂意识丧失，常常突然发作，持续数秒或数分钟。可由主动脉弓综合征、主动脉瓣狭窄和心律失常等心血管问题引起。

几乎无法呼吸

当患者晕厥时，身体无法动弹，骨骼肌松弛。每个人意识丧失的程度不同，有些患者能听到声音或看见模糊的轮廓，有的对周围环境无反应。患者皮肤颜色极为苍白，脉搏缓慢微弱，血压低，呼吸微弱到难以察觉。

晕厥发作

如果患者主诉曾有过晕厥发作，则应向患者及家属询问详细情况。患者晕厥发作前是否感觉无力、头晕、恶心或出汗？从坐位或卧位起来时，是否动作太快？有没有视觉改变，如视物模糊或视野变窄？晕厥发作期间，有没有肌肉痉挛或失禁？无意识持续有多久时间？当恢复意识后，是清醒还是迷糊？头痛吗？之前有无晕厥史？如果有，多久发作一次？

间歇性跛行

间歇性跛行是指活动后引起的痉挛性肢体疼痛，休息 1 ～ 2 min 缓解。多发生在双下肢，可急性或慢性发作。疼痛急性发作，休息无法缓解，可能是急性动脉闭塞的征兆。

高危人群

间歇性跛行多发生于 50 ～ 60 岁，有糖尿病、高血脂、高血压或吸烟的男性。通常由心血管疾病如主动脉硬化闭塞性疾病、急性动脉闭塞或闭塞性动脉硬化所致。

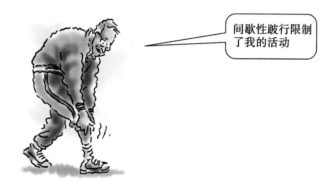

间歇性跛行限制了我的活动

评估

如果腿部受累，询问患者走多远出现疼痛，以及休息多久才能缓解。能走和以前一样的距离吗？休息的时间变长了吗？疼痛—休息的模式有无变化？疼痛发生在单腿或双腿？疼痛的部位在哪里？疼痛影响日常生活吗？

外周水肿

外周水肿是由上、下肢组织间液过多所致。可发生在单侧或双侧，可为轻微痛或剧痛，呈凹陷性或非凹陷性。

面部和上、下肢水肿

上肢和面部水肿可由上腔静脉综合征或血栓性静脉炎引起。下肢水肿是右心衰竭的早期症状，特别是双侧下肢水肿时。也可能是血栓性静脉炎和慢性静脉功能不全的症状。

水肿是从什么时候开始的？

询问患者水肿发生的时间，是突然发生的还是逐渐进展的？抬高上、下肢的时候，水肿会减轻吗？是在早晨重，还是在白天进行性加重？患者的患肢近期有无受伤、手术或因病需要制动的情况？是否有心血管疾病病史？有无服用药物？若有，服用的是什么药？

其他症状和体征

询问患者其他的症状和体征，包括：

- 劳累后、平躺时（端坐呼吸）或夜间（夜间阵发性呼吸困难（PND））呼吸短促
- 咳嗽
- 皮肤发绀或苍白
- 乏力
- 疲劳
- 无法解释的体重改变
- 晕厥
- 头痛
- 高血压或低血压
- 夜尿
- 四肢皮肤改变，如毛发变稀疏、皮肤颜色改变，或皮肤变薄发亮

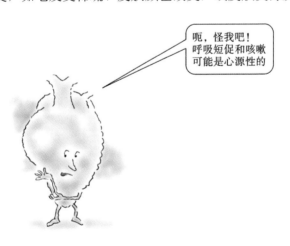

呃，怪我吧！呼吸短促和咳嗽可能是心源性的

个人史及家族史

询问患者的主诉后，进一步了解家族史和既往史，包括心脏病、糖尿病和慢性肺病、肾病或肝病史（详见"认识心脏病的危险因素"）[2]。

认识心脏病的危险因素

分析患者的病情时，需谨记年龄、性别和种族都是心血管疾病的高危因素。

高危人群
例如，冠心病常见于 40 ～ 60 岁的白人男性。高血压则黑人多发。

其他高危人群
女性同样也容易患心脏病。绝经期后和有糖尿病病史的女性易患心脏病，且症状不典型。

老年人
总的来说，老年人比年轻人心血管疾病发病率高。随着年龄增长，血管壁变硬，许多老年人收缩压增高。

家族史

询问家庭成员有无心脏病，有无心肌梗死（MI）、心力衰竭、脑血管意外（CVA）或不明原因的猝死，以及心肌梗死发生的年龄。

个人史

除了询问家族史外，还要询问以下内容：
- 压力水平和应对机制
- 目前的健康习惯，如吸烟和运动习惯，酒精和咖啡因的摄入情况，饮食中脂肪和钠的摄入情况
- 药物的使用，包括非处方药、违禁药和中药补品
- 手术史
- 环境或职业危害
- 日常生活活动

其他相关因素

询问患者其他相关因素：
- 是否有过呼吸短促？如果有，什么活动能引起呼吸短促？
- 睡觉枕几个枕头？
- 有无眩晕和疲乏？
- 戒指或鞋子过紧吗？

- 脚踝肿胀吗？
- 下肢有无颜色或感觉变化？如果有，是什么变化？
- 如果有疼痛或溃疡，愈合得快吗？
- 工作需要久坐或久站吗？

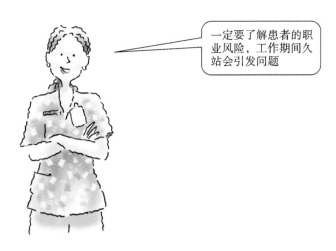

一定要了解患者的职业风险，工作期间久站会引发问题

体 检

按常规操作，是进行准确评估的关键，有助于提高技巧和效率。有条理的评估有助于发现异常。

用物

做体检时，你需要一个听诊器（有金属面和膜面），一个尺寸合适的血压计袖带，一把尺子，一个笔形手电筒或其他灵活的光源。保持房间安静。

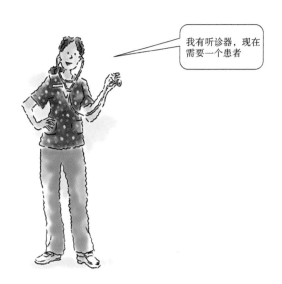

我有听诊器，现在需要一个患者

脱掉外衣

患者检查时脱掉外衣，穿内衣和检查服，躺于检查床上，头抬高 30°～45°。检查者站在患者右侧，嘱患者取左侧卧位，使心脏更贴近胸壁[3]。

评估心脏

心脏的评估包括视、触、叩、听四个方面。

视诊

首先，评估患者的一般情况。患者是否过瘦？过胖？警觉？焦虑？注意皮肤颜色、温度、肿胀情况和肤质。是否有杵状指？如果患者是深色皮肤，观察黏膜是否苍白。

检查胸部

接下来检查胸部。应用解剖标志确认胸壁下的结构（详见"识别心血管的解剖标志"）。另外，还要观察心脏的跳动、运动的对称性、胸廓的舒缩（胸壁强有力的向外推动发生在收缩期）情况。

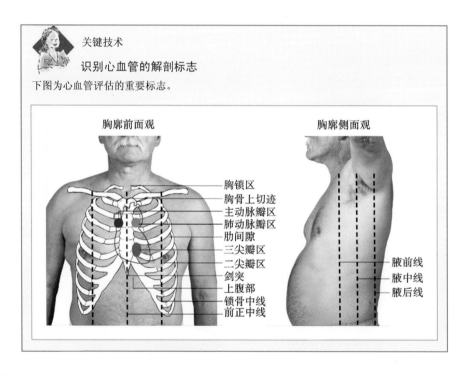

关键技术

识别心血管的解剖标志

下图为心血管评估的重要标志。

胸廓前面观

胸锁区
胸骨上切迹
主动脉瓣区
肺动脉瓣区
肋间隙
三尖瓣区
二尖瓣区
剑突
上腹部
锁骨中线
前正中线

胸廓侧面观

腋前线
腋中线
腋后线

定位

摆好光源，如手电筒或鹅颈灯，使光投向患者胸部。注意心尖搏动的部位，位于左锁骨中线第 5 肋间，与心尖位置一致。评估心尖搏动有助于评估左心室搏动情况，心尖搏动点也是最强搏动点（PMI）。

只有约半数的成人能观察到心尖搏动，小儿和较瘦的成人比较易于观察。乳房偏大的女性，观察前推开乳房。

触诊

触诊要轻柔，以避免掩盖搏动或类似的体征。使用指腹触诊心前区，感知心尖搏动。观察抬举或震颤（细微的颤抖，类似猫的呼噜声）情况（详见"触诊心尖搏动"）。

专家建议

触诊心尖搏动

心尖搏动与第一心音和颈动脉搏动一致。为确保感知到的是心尖搏动而非肌肉痉挛或其他搏动，用一只手触诊颈动脉，另一只手触诊心尖搏动，比较搏动的时间和规律。心尖搏动与颈动脉搏动大致一致。

注意心尖搏动的幅度、大小、强度、部位和持续时间。一般人可感觉到直径为 1.5 ~ 2.0 cm 的微弱搏动区。

肥胖者或孕妇，因胸壁太厚，心尖部难以触及。如平躺时难以触及，可嘱患者取左侧卧位或坐位。患者尽力呼气并屏息数秒，也可利于触诊。

记忆要诀

要记住评估心血管系统的顺序，记忆要诀是"视触叩听"。

异常情况

触诊胸锁区、主动脉瓣区、肺动脉瓣区、三尖瓣区和上腹部，通常情况下感觉不到搏动。但较瘦的患者，可在胸锁区触及主动脉弓搏动，或在上腹部触及腹主动脉的搏动。

叩诊

尽管不如其他评估方法价值大，但叩诊可帮助确定心脏的边界。

从清音到浊音

从腋前线开始，沿第 5 肋间隙向胸骨叩诊。叩诊音从清音变为浊音处即为心脏左缘（锁骨中线处）。心脏右缘与胸骨重合，无法叩诊。

边缘问题

肥胖患者（因胸部脂肪较厚）或女性患者（因有乳房组织）叩诊困难。此类患者需要行胸部 X 线检查以确定心脏边缘。

听诊

通过听诊心音可掌握心脏的大量信息。心脏听诊需要遵循一定的方法以及进行大量的实践。首先用手捂热听诊器，再确定要听诊的部位：四个心脏瓣膜点和欧勃氏点（Erb's 点，胸骨左缘第 3 肋间）。使用金属面听诊低调音，鼓面听诊高调音（详见"心音的听诊部位"）。

心音的听诊部位

听诊心音时，听诊器放置的五个部位如图所示。

正常的心音反映了心动周期内的事件（如心脏瓣膜闭合的声音）反射到胸壁的具体部位。心脏听诊区以瓣膜命名，但并不直接位于瓣膜之上，而是位于血液流出心腔和瓣膜处。

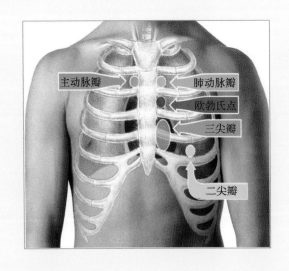

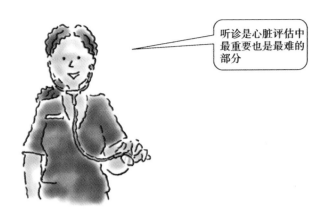

听诊是心脏评估中最重要也是最难的部分

按顺序听诊

听诊心音有三种体位：平卧位床头抬高 30° ～ 45°，坐位和左侧卧位。可以从心底部开始往下听，也可以从心尖部开始往上听。无论采取哪种方法，都要保持连贯（详见"听诊小贴士"）。

专家建议

听诊小贴士

听诊心脏时，请遵循以下提示：
- 每次听诊都要集中注意力。
- 避免隔着衣物或伤口敷料听诊，这些会阻碍听诊。
- 避免听诊器管碰触患者身体或其他物体表面而产生干扰音。
- 除非你的听诊技术已经相当娴熟，可以很快完成检查，否则都要向患者解释，即使你需要听诊很长时间，也不代表有什么不妥。
- 嘱患者正常呼吸，偶尔屏息，可使一些难以听到的心音加强。

用听诊器膜面朝一个方向听一遍，再用听诊器金属面逆向听一遍。确保整个心前区都听到，而不是只听瓣膜区。

听诊 S_2 心音

听诊时注意心率和心律。先区分正常的心音（S_1 和 S_2），再听附加音，如第三心音和第四心音（S_3 和 S_4）、杂音和摩擦音。

从主动脉瓣区开始听诊，此处 S_2 心音最响。S_2 心音在心室收缩末期心底部听得最清晰。S_2 心音是肺动脉瓣和主动脉瓣关闭产生的，可听到 "嗒" 的一声，短促、调高，比 S_1 心音响亮。当肺动脉瓣闭合晚于主动脉瓣时，能听到分裂的 S_2 心音。

听诊 S_1 心音

　　从心底部开始听诊，到肺动脉瓣区，接着下移到三尖瓣区，然后是 S_1 心音最强的二尖瓣区。S_1 心音在心尖部最清晰，它是由二尖瓣和三尖瓣关闭产生的，可听到 "咚" 的一声，音调低钝，始于心室收缩期。如果二尖瓣关闭稍早于三尖瓣关闭，能听到分裂的 S_1 心音。

S_3 心音：心力衰竭的典型体征

　　正常儿童和高心输出量患者常可听诊到 S_3 心音，成人的 S_3 心音又称 "室性奔马律"，是心力衰竭的重要体征。

　　S_3 心音在左侧卧位时心尖部听诊最清晰，类似 "y" 在 "Kentucky" 中的发音，音调低，在心室快速充盈时发生。在心室舒张早期，S_3 心音紧随 S_2 心音，可能是由心室突然膨胀以及充盈受阻产生的震颤所致。除心力衰竭外，S_3 心音还可能与肺水肿、房间隔缺损以及急性心肌梗死有关。妊娠后期也可听到 S_3 心音。

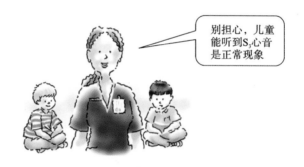

别担心，儿童能听到 S_3 心音是正常现象

S_4 心音：心肌梗死后遗症

　　当患者取左侧卧位时，在三尖瓣区或二尖瓣区可听到一个额外的心音即为 S_4 心音，又称 "房性奔马律"。老年人或患有高血压、主动脉瓣缩窄以及有心肌梗死病史的患者，常可听诊到 S_4 心音。

　　S_4 心音听起来像 "Tennessee" 的发音，发生在 S_1 心音之前，心房收缩之后。S_4 心音预示着心室充盈阻力增加。由于心室无法顺利扩张，心房需加强收缩将血射到心室，引起的震颤即产生了 S_4 心音。

听诊杂音

心腔或瓣膜结构异常造成血液湍流而产生杂音。血液湍流也可能是由血液黏滞度或血流速度改变而引起的。杂音的听诊区与心音听诊区相同。

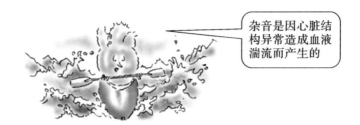

杂音是因心脏结构异常造成血液湍流而产生的

杂音分级

杂音可发生在收缩期或舒张期，有几种描述标准（详见"杂音描述小贴士"）。杂音的音调有高、中、低之分；在强度、响度或柔和度方面也有所不同（详见"杂音分级"）。杂音在位置、性质（吹风样、刺耳的或悦耳的）、传导部位（至颈部或腋下）和发生在心动周期（全收缩期或收缩中期）的时限也有所不同。

专家建议

杂音描述小贴士

杂音的描述有点复杂。当你听诊完杂音后，把你觉得可能用得上的术语列出来，再检查患者的病历，看之前他人是怎样描述的，或者请有经验的同事听一遍，请他描述。对比不同的描述，有必要的话你再重新听一遍，最后得出结论。

杂音分级

应用以下方法描述心脏杂音的强度。记录时使用罗马数字表示，以Ⅵ作为分母。例如，Ⅲ级杂音表示为"Ⅲ / Ⅵ级"。

- Ⅰ级几乎听不到。
- Ⅱ级可听到，但小而柔和。
- Ⅲ级音量中等，不刺耳或不伴震颤。
- Ⅳ级响亮且有震颤。
- Ⅴ级非常响亮，刺耳或伴震颤。
- Ⅵ级，响亮到听诊器将要贴到胸壁时就能听见。

请坐好

听诊杂音最好的体位是坐位，身体向前倾。也可以采取左侧卧位（详见"听诊时患者的体位"）。

 关键技术

听诊时患者的体位

如果心音很微弱或难以辨别，可让患者取坐位，身体前倾，或取左侧卧位，这样可使心脏更贴近胸壁。下图所示为听诊高调和低调心音时应采取的体位。

前倾位

前倾位适合听与半月瓣疾病相关的高调杂音，如主动脉瓣或肺动脉瓣杂音。如图所示，听诊这些杂音时，将听诊器膜面置于右侧和左侧第 2 肋间（主动脉瓣和肺动脉瓣听诊区）。

左侧卧位

左侧卧位最适合听低调音，如二尖瓣杂音和附加心音。如图所示，将听诊器的金属面放在心尖区即可。

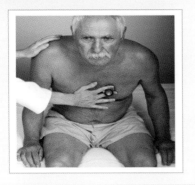 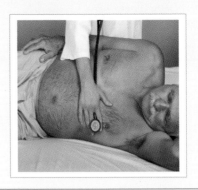

听诊心包摩擦音

听诊心包摩擦音也是评估的重要部分。检查时，请患者取端坐位，身体向前倾，呼气。用听诊器的膜面听诊胸部左侧第 3 肋间，心包摩擦音是一种搔抓样、摩擦样杂音。如果你怀疑有摩擦音，但难以判断，可以请患者屏住呼吸。

评估血管系统

血管系统的评估十分重要，它可以揭示动、静脉系统的异常。评估生命体征时检查患者上肢。体检时嘱患者取仰卧位，并检查下肢。另外还需在患者站立时检查下肢静脉。

视诊

血管系统的评估和心脏系统的评估类似——先大致观察。双上肢是否粗细一致？双下肢对称吗？

观察皮肤颜色、毛发分布，以及有无破损、瘢痕、杵状指（趾）和四肢水肿。若患者需要卧床，检查骶尾部水肿情况。检查手指和脚趾的甲床有无异常。

从上到下

接下来从患者颈部血管开始做详细视诊，观察此处血管可以评估血容量和右心的压力。

颈动脉搏动呈跳跃式，部位局限，且不会因为患者直立、吸气或触摸而改变。注意观察搏动是否变弱或变强。

视诊颈静脉。颈内静脉搏动更柔和，呈波浪状起伏。与颈动脉搏动不同，颈内静脉搏动随体位、呼吸和触摸而改变。静脉通常在患者卧位时充盈，站立位时扁平。

仰卧检查

检查颈静脉搏动时，患者取仰卧位，床头抬高 30°～45°，检查者面对患者。正常情况下，搏动最强点在胸骨切迹上方 4cm 以内。搏动最强点高于这个位置提示中心静脉压过高和颈静脉怒张。

触诊

触诊的第一步是评估患者皮肤温度、肤质和充盈度。触诊以评估患者四肢温度和水肿情况。水肿分 4 级。指压后有轻微痕迹，为 1 级。指压有深度痕迹，且回弹缓慢，为 4 级。

检查指（趾）的甲床来评估毛细血管再充盈的情况。充盈时间不应超过 3 s，这个时间也叫作"毛细血管充盈时间"。

动脉检查

用食指和中指的指腹轻压动脉，以评估其搏动情况。从头部的颞动脉开始，逐渐往下。依次检查双侧的颈动脉、肱动脉、桡动脉、股动脉、腘动脉、胫后动脉和足背动脉的搏动情况，对比搏动的强弱和对称性。切忌同时触诊双侧颈动脉或按压过重，以防患者晕倒或心动过缓。请在触诊股动脉时戴上手套。

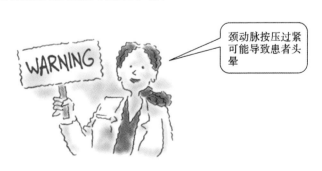

脉搏强度

所有的动脉搏动都应是节律规律、强度一致的。搏动强度分4级：4级最强，3级为增强，2级为正常，1级为减弱，0级为触摸不到动脉搏动（详见"评估动脉搏动"）。

关键技术

评估动脉搏动

用食指和中指轻压动脉以评估动脉搏动。下图示触诊不同动脉时手指放置的位置。

颈动脉搏动

手指轻压下颌角和气管中点连线。切忌同时触诊双侧颈动脉。

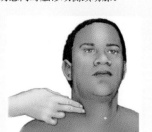

桡动脉搏动

轻触手腕内侧，拇指根部下方。

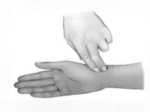

腘动脉搏动

用力触诊膝关节后方的腘窝。

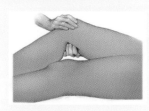

肱动脉搏动

触诊肱二头肌肌腱中部。

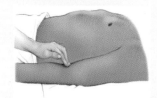

股动脉搏动

相对用力按压腹股沟韧带下方。对于肥胖患者，触诊腹股沟皱褶，耻骨和髋骨中点处。

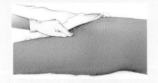

胫后动脉搏动

触诊内踝后下方。

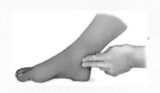

足背动脉搏动

患者足趾放平，触诊足背中部。此处动脉搏动常难以触及，健康成人也可能触摸不到。

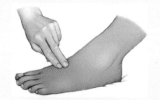

听诊

触诊后，再用听诊器金属面听诊。按照触诊的顺序，逐一听诊每处动脉。必要时嘱患者屏息，以便听到清晰的异常声音。颈动脉不应听到杂音。嘈杂的或吵闹的、听起来像嗡嗡的、吹风样或高调的、乐音样声音，提示有闭塞性动脉硬化。

腹部触诊

评估上腹部有无异常搏动，如有则提示可能有腹主动脉瘤。最后听诊股动脉和腘动脉搏动，检查有无杂音或其他异常声音。

识别异常表现

这部分概述了心血管系统常见异常表现和产生的原因。

皮肤和毛发异常

皮肤发绀、苍白、凉或冷提示可能有心输出量和组织灌注不足。各种原因引起的发热或心输出量升高可使皮肤温度较正常增高。四肢体毛缺失提示这些区域可能有动脉血流减少。杵状指是慢性低氧血症的体征，是由心血管系统和呼吸系统长期功能紊乱引起的（详见"动脉和静脉功能不全的表现"）。

动脉和静脉功能不全的表现

动脉功能不全和慢性静脉功能不全的表现是不同的。详见下图。

动脉功能不全

动脉功能不全者，搏动可能减弱或消失。皮肤冷、苍白、发亮，双腿和双足疼痛。溃疡通常发生在脚趾和后跟处，下垂时足部变深红。趾甲增厚伴条纹状突起。

慢性静脉功能不全

如患者有慢性静脉功能不全，检查踝关节处有无溃疡。即使动脉搏动存在，也可能因为水肿而难以辨别。下垂时足部发绀。

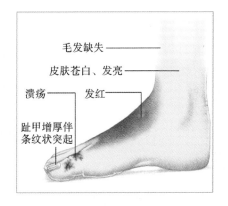

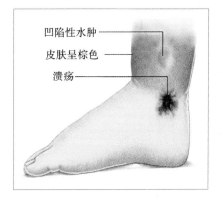

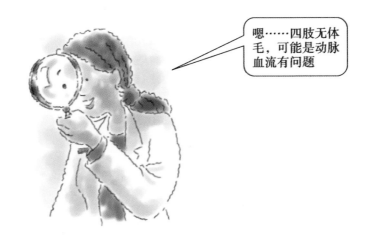

水肿

肿胀或水肿提示有心力衰竭或静脉功能不全，也可由静脉曲张或血栓性静脉炎引起。

慢性右心衰竭可引起腹腔积液和全身水肿。如患者某一部位静脉受压，就可能出现沿受压静脉分布的局部水肿。右心衰竭可引起下肢水肿。

异常搏动

心尖搏动移位提示有左心室增大，可能是由心力衰竭或高血压引起的。心尖搏动强有力，若持续时间超过 1/3 心动周期，提示心输出量增加。如果在主动脉瓣区、肺动脉瓣区或三尖瓣区发现搏动，提示患者有心腔增大或心脏瓣膜病。

其他部位的搏动

心输出量增加或主动脉瘤也可在主动脉瓣区产生搏动。上腹部搏动可见于早期心力衰竭或主动脉瘤患者。胸锁区搏动提示有主动脉瘤。如患者有贫血、焦虑、心输出量增加或胸壁单薄，胸骨两侧可能会有微弱搏动。

搏动减弱，搏动增强

搏动减弱提示有心输出量降低，或外周血管阻力增加。这两种情况都提示有动脉粥样硬化性疾病。许多老年患者足背动脉搏动减弱。

搏动增强常发生在心输出量增加的患者，如高血压、缺氧、贫血、甲状腺功能亢进或焦虑的患者（详见"脉搏波形"）[2]。

脉搏波形

对比下列各图，看患者外周动脉搏动与哪条相似，以辨别异常的动脉搏动。

弱脉

弱脉的振幅降低，伴波幅上升和下降速度减慢。可能原因有外周血管阻力增加（如在天气变凉时或严重心力衰竭时），以及每搏输出量降低（如低血容量或主动脉瓣狭窄）。

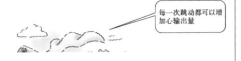

每一次跳动都可以增加心输出量

水冲脉

水冲脉的升支和降支都很陡峭，波峰尖，振幅增大。可能原因有每搏输出量增加（主动脉瓣关闭不全），或动脉壁硬化（如高龄）。

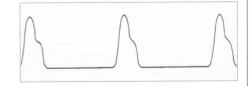

交替脉

交替脉是指有规律的、强弱交替的脉搏，与左心衰竭有关。

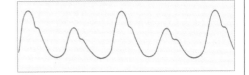

二联脉

二联脉和交替脉相似，但间隔时间不规律，由房性或室性期前收缩引起。

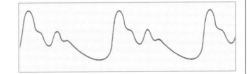

奇脉

奇脉振幅的增高与降低与呼吸有关，吸气时振幅显著降低。奇脉与心包填塞、晚期心力衰竭以及缩窄性心包炎有关。

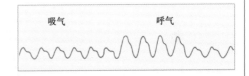

吸气　　　呼气

双波脉

双波脉波形开始向上，然后向下，在此收缩期内紧接着再向上，见于主动脉瓣狭窄和主动脉瓣关闭不全。

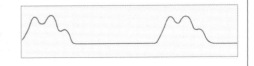

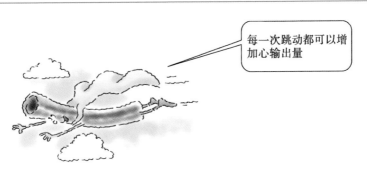

每一次跳动都可以增加心输出量

抬举！震颤！

沿胸骨左缘触诊时，感觉到胸壁向上抬举，提示可能有右心室肥大；在左心室区，提示有室壁瘤。触诊到震颤，通常提示有心脏瓣膜功能不全。

异常的听诊表现

异常的听诊表现包括异常心音（见前文）、心脏和血管杂音（详见表 2-2，"识别异常心音"）。

表 2-2 识别异常心音

当听诊到异常心音时，需分辨其强度以及处在心动周期中的时相。了解这些特征有助于判断异常心音产生的原因。运用表中的内容综合分析。

异常心音	时相	可能的原因
S_1 心音逐渐增强	收缩期开始	二尖瓣狭窄 发热
S_1 心音逐渐减弱	收缩期开始	二尖瓣关闭不全 心脏传导阻滞 严重的二尖瓣关闭不全伴钙化、瓣膜活动性差
S_1 心音分裂	收缩期开始	右束支传导阻滞 室性期前收缩
S_2 心音逐渐加重	收缩末期	肺高压或体循环高压
S_2 心音逐渐减弱或消失	收缩末期	主动脉瓣或肺动脉瓣狭窄
S_2 心音持续分裂	收缩末期	肺动脉瓣闭合延迟，通常是由右心室充盈过度导致收缩射血时间延长而引起的
S_2 心音逆分裂或反常分裂，呼气时出现，吸气时消失	收缩末期	心室激动延迟 左束支传导阻滞 左心室射血时间延长
S_3 心音（室性奔马律）	舒张早期	舒张期快速充盈相心室充盈过度或二尖瓣关闭不全引起的室性心力衰竭（在儿童或年轻成人属正常现象）
S_4 心音（房性或收缩期前奔马律）	舒张晚期	肺动脉瓣狭窄 高血压 冠心病 主动脉瓣狭窄 左心室肥厚时，舒张末期，心房收缩加强才能克服阻力使心室充盈
心包摩擦音（在胸骨左缘，呈摩擦样或搔抓样音，遥远、高调、短暂）	贯穿整个收缩期和舒张期	心包炎

心脏杂音

心脏杂音可以由多种原因引起并且具有不同的特征。下面就来概述一些常见杂音。

低调杂音

主动脉瓣狭窄，是一种由于主动脉瓣钙化导致血流受阻的疾病，引起收缩中期、低调、粗糙的杂音从瓣膜处辐射至颈动脉。杂音逐渐增强，而后逐渐减弱。

递增型杂音是指杂音的强度逐渐增强，递减型杂音是指杂音的强度逐渐减弱。主动脉瓣狭窄引起的渐强或渐弱的杂音主要是由无序的高压血流从硬化后狭窄的瓣叶开口处通过引起的。

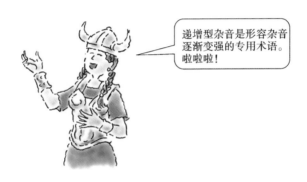

> 递增型杂音是形容杂音逐渐变强的专用术语。啦啦啦！

中调杂音

如在肺动脉瓣区闻及中调杂音，提示肺动脉瓣狭窄。肺动脉瓣钙化引起狭窄，阻碍血流从右心室流出。这种杂音是收缩期、中调、粗糙的杂音，由强变弱然后由弱变强，是由无序的血流通过变硬的狭窄的瓣膜而产生的。

高调杂音

主动脉瓣关闭不全的患者，反流血液到达主动脉瓣并引起高调的、吹风样、渐弱的舒张期杂音。该杂音可从主动脉瓣区放射到胸骨左缘。

在肺动脉瓣关闭不全的患者中，血液反流到肺动脉瓣时，在欧勃氏点（在胸骨左缘第三肋间）引起舒张期递减型吹风样杂音。如果患者存在异常肺高压，杂音呈高调。如果没有，则杂音呈低调。

高调的吹风样杂音

二尖瓣关闭不全的患者，血液反流入左心房。这种反流会在整个心脏收缩期（全收缩期）引起高亢的吹风样杂音，这种杂音可以从二尖瓣区辐射至左腋线。在心尖区可以听得最清楚。

三尖瓣关闭不全的患者，血液反流入右心房，这种通过瓣膜的血液反流同样会引起高调的、全收缩期吹风样杂音。当患者吸气时这种杂音会更响亮。

低调的隆隆样杂音

二尖瓣狭窄的患者，二尖瓣瓣膜钙化而使左心房的血液流出受阻，在二尖瓣瓣膜区可以听到低调的、隆隆样的、渐强渐弱的杂音。这种杂音是由无序的血流通过僵硬、狭窄的瓣叶所致。

三尖瓣狭窄的患者，三尖瓣瓣膜钙化而使右心房的血液流出受阻，在三尖瓣瓣膜区可以听到低调的、隆隆样的、渐强渐弱的杂音。这种杂音是由无序的血流通过僵硬、狭窄的瓣叶所致。

血管杂音

发生在血管内（不是心脏）的类似杂音的声音称血管杂音。如果在动脉听诊时听到血管杂音，患者可能有动脉闭塞症或动静脉瘘。各种心输出量增加的情况，如贫血、甲状腺功能亢进（简称甲亢）和嗜铬细胞瘤都有可能会引起血管杂音。

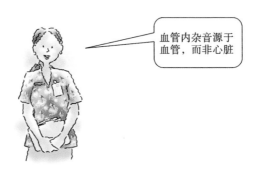

血管内杂音源于血管，而非心脏

参考文献

1. Peterson, G., & Narayana, A. (2012). Costochondritis: When chest pain in the elderly may not be cardiac. *Australian Pharmacist*, 31(5), 372–373.
2. Anderson, J. L., Adams, C. D., Antman, E. M., Bridges, C. R., Califf, R. M., Casey, D. E., Jr., et al. (2011). 2011 ACCF/AHA Focused update incorporated into the ACC/AHA 2007 Guidelines for the management of patients with unstable angina/non-ST-elevation myocardial infarction: A report of the American College of Cardiology Foundation/American Heart Association Task Force on Practice Guidelines. *Circulation*, 123(18), e426–e579.

3. Seidel, H., Ball, J., Dains, J., Flynn, J., Solomon, B., & Stewart, R. (2011). *Mosby's guide to physical examination* (7th ed). Maryland Heights, MO: Mosby.

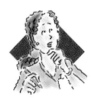

小测验

1. 听诊心音时，S_1 心音听诊最清晰的部位是（　　）。

A. 心底部

B. 心尖部

C. 主动脉瓣区

D. 胸骨右缘第 2 肋间

答案：B。S_1 心音在心尖部听诊最清晰。

2. 你听诊一个 3 岁小女孩的心音时，听到 S_3 心音。此现象（　　）。

A. 正常

B. 可能是心力衰竭的体征

C. 可能是房间隔缺损的体征

D. 可能是二尖瓣狭窄的体征

答案：A。尽管 S_3 心音提示成人心力衰竭，但对于儿童来说是正常现象。

3. 动脉搏动分级，1+ 级表示（　　）。

A. 水冲脉

B. 脉搏增强

C. 脉搏减弱

D. 无搏动

答案：C。1+ 表示脉搏减弱，与心脏灌注降低有关。

4. 评估患者颈静脉怒张，患者需采取什么体位？（　　）

A. 端坐位

B. 平卧位

C. 半卧位，头抬高 30° ～ 45°

D. 左侧卧位

答案：C。评估颈静脉怒张应采取半卧位（头抬高 30°～ 45°）。如患者平卧，静脉将会更加充盈；如患者取端坐位，静脉会塌陷。

5. 毛细血管充盈的正常时间为（　　　）。
A. 小于 15s
B. 7 ～ 10s
C. 4 ～ 6s
D. 1 ～ 3s

答案：D。毛细血管充盈时间超过 3 s 提示有延迟，表明灌注减少。

评分

☆☆☆　5 题全正确，你对该章掌握极好！

☆☆　4 题正确，不错，通过！

☆　少于 4 题正确，别泄气！记住，要想评估做得好，就得不断练习再练习！

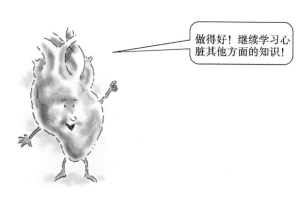

做得好！继续学习心脏其他方面的知识！

（曾珠 译）

3

预防和风险控制

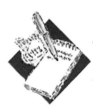

要点

在本章中，你将学到：
- 美国心血管疾病的发病率
- 可控制和不可控制的心血管疾病危险因素
- 心血管疾病的预防策略

心血管疾病概述

心血管疾病（CVD）是各种影响心脏和血管结构、功能的疾病的统称。常见疾病种类如下：

- 冠心病
- 心力衰竭
- 脑血管疾病
- 外周动脉疾病
- 缺血性心脏病
- 风湿性心脏病
- 先天性心脏病

令人揪心的数据

- 心血管疾病是美国男性和女性发病率和死亡率最高的疾病。据估计，美国有超过5800万人患有心血管疾病，全国每年在服务、药品及生产力方面消耗超过1089亿美元。

- 美国疾病控制与预防中心(CDC)估计美国每年有60万人死于冠状动脉相关疾病。
- 每年93.5万人遭遇心肌梗死（其中1/4的人死亡）。

焦点问题

心血管疾病的预防和危险控制重点在动脉粥样硬化性疾病上，动脉粥样硬化是由脂质沉积、血栓形成或钙化，引起炎症和动脉管壁变性而导致的。

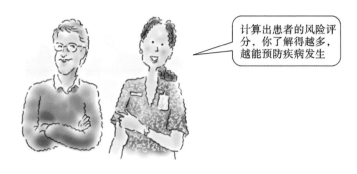

> 计算出患者的风险评分，你了解得越多，越能预防疾病发生

风 险 评 估

包括冠心病（CAD）在内的动脉粥样硬化性疾病，过去被认为是正常的、衰老不可避免的过程。然而，弗雷明汉（Framingham）心脏研究花费了数年的时间跟踪随访了5209名健康男性和女性，找出了最终患冠心病的人群的共同特征，确定了罹患冠心病的危险因素。现在，Framingham风险评分已经是诊疗冠心病或冠心病高危人群的重要组成部分。了解患者的风险高低有助于指导医务人员制订干预计划，从而帮助患者预防动脉粥样硬化性疾病的发生或降低发病的风险。

Framingham 风险评分

Framingham风险评分通过计算患者在以下各因素中的得分来评估该患者发生冠心病的风险：

- 年龄
- 总胆固醇水平
- 高密度脂蛋白（HDL）水平
- 低密度脂蛋白（LDL）水平
- 血压

- 有无糖尿病
- 吸烟状况

以总胆固醇水平或低密度脂蛋白胆固醇水平为基础，男性和女性个体危险因素评分是不同的。患者的总分（各项危险因素评分之和）决定了他未来 10 年间患冠心病的风险程度（参见表 3-1，冠心病风险评估量表）。患者可以通过将得分与其同性别、同年龄且患冠心病的风险在平均水平及以下的个体的总分比较，以获得其发生冠心病的相对危险因素。

表 3-1　冠心病风险评估量表

表 3-1 来自美国国家心肺血液研究所（NHLBI），以一位 55 岁男性为例，该患者总胆固醇水平是 250 mg/dL，高密度脂蛋白胆固醇水平是 39 mg/dL，血压为 146/88 mmHg，有糖尿病，不吸烟。

NHLBI 规定，在总胆固醇和高密度脂蛋白胆固醇水平都已知的情况下，评估者应该使用总胆固醇量表来判断患者发生冠心病的风险；而在低密度脂蛋白胆固醇和高密度脂蛋白胆固醇水平都已知的情况下，应该使用低密度脂蛋白胆固醇量表来判断其风险[1]。

步骤	因素	分值
1	年龄=55岁	4
2	*总胆固醇=250 mg/dL	2
3	高密度脂蛋白胆固醇=39 mg/dL	1
4	血压=146/88 mmHg	2
5	糖尿病=是	2
6	吸烟=否	0
7	总分	11
8	10年内患冠心病的风险	31%
9	低危组10年内患冠心病的风险	7%
	相对危险度（第8项除以第9项）31÷7=4.4	

*当可以评估到空腹低密度脂蛋白胆固醇水平时，采用低密度脂蛋白胆固醇量表较合适，这种方法与总胆固醇分类方法类似

此分值为患者10年内进展为冠心病的风险程度

此分值代表的是与该患者同年龄的一位健康状况良好的男性患冠心病的风险程度

此分值是该患者的相对危险度，意味着该患者患冠心病的危险性是男性同龄低危组的4倍多

资料来源：美国国家心肺血液研究所，美国国家健康研究所。冠心病风险评估量表。网址：http://www.nhlbi.nih.gov/about/framingham/risksamp.htm

---

其他应用

研究者们希望正在进行的研究可以为使用 Framingham 风险评分表评估其他动脉粥样硬化性疾病提供依据，如外周动脉疾病（可能导致截肢）和脑血管疾病。

危 险 因 素

了解心血管疾病的危险因素可以帮助患者和医务人员制订预防疾病和降低风险的策略，有的危险因素是可以改变的（可控制的），有的是不可改变的（不可控制的）。

不可控的危险因素

不可控的心血管疾病危险因素包括：

- 高龄
- 性别
- 遗传

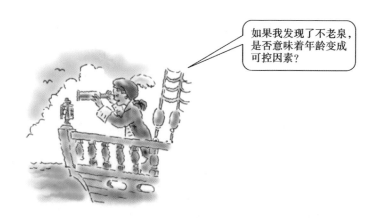

> 如果我发现了不老泉，是否意味着年龄变成可控因素？

高龄

尽管具体的老化改变会因人而异，但是一般来说，随着年龄的增长，个体会越来越容易罹患心血管疾病。年老后复杂的器官系统开始衰退，其他系统被迫进行代偿。

年龄相关的心脏改变包括

- 左心室肥厚和硬化
- 心脏瓣膜纤维化
- 心脏瓣膜钙化
- 心房收缩力量增强以维持心输出量
- 对血容量不足的敏感性增加
- 束支纤维化改变（65 岁以上人群发生束支传导阻滞的主要原因）

血管变化

年龄相关的血管系统改变包括：
- 动脉内膜层和中间层增厚
- 动脉直径变小
- 钙质和脂质沉积导致动脉管壁变硬、缺乏弹性

性别

研究显示年轻男性比年轻女性患冠心病的危险性大得多。男性从 45 岁开始，患冠心病危险性增加，而女性是从绝经期后（55 岁左右）开始增加。另外，人一生中患冠心病的风险，男性是 1/2，女性是 1/3。

激素：有益还是有害？

人们曾经认为激素替代治疗可以帮助绝经后妇女预防心血管疾病的发生，然而研究证明激素替代治疗会增加卒中、心肌梗死和深静脉血栓的患病风险。

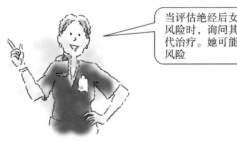

当评估绝经后女性心血管疾病患病风险时，询问其是否接受过激素替代治疗。她可能有发生心肌梗死的风险

遗传

研究者对基因、环境因素与心血管疾病发生之间复杂联系的了解还处于起步阶段。但是，很多研究者相信一半的心血管疾病的发生与遗传有关。

基因

基因在高血压、心脏病和其他血管疾病中扮演了重要的角色。

例如，一些患有家族性高胆固醇血症（一种遗传性代谢障碍疾病，累及低密度脂蛋白受体）的患者就携带有突变的基因，导致他们体内的细胞难以将低密度脂蛋白从血液中清除。这类患者血胆固醇水平很高，患动脉粥样硬化的风险也很高。

家族史

获取患者的家族史可以帮助我们鉴别早期心血管疾病的模式和家族性危险因素。例

如，患者的一级男性亲属在 55 岁前或者一级女性亲属在 65 岁以前诊断出心血管疾病，那么该患者就是早发心血管疾病的高危个体。当然，也有可能是有心脏病家族史的人具有共同的生活环境和危险因素，所以才增加了患病风险。

可控制的危险因素

不幸的是，心血管疾病的早期发展常因患者的生活方式所致，包括那些可控制的危险因素。采取危险控制策略的目的就是降低或消除这些因素的影响。

可控制的危险因素包括：

- 吸烟
- 血脂异常
- 高血压
- 糖尿病
- 肥胖 / 饮食
- 久坐不动的生活方式
- 酒精（乙醇）摄入过量 [2]

吸烟

吸烟是心血管疾病最常见的可控制的危险因素。在美国，吸烟引起的心脏病死亡人数和它引起的肺癌死亡人数几乎相当。患者吸烟越多、越久，患心血管疾病的风险就越高。

尼古丁的危害

尼古丁刺激交感神经系统引起动脉血管收缩和血压升高，损伤动脉管壁。这种损伤可以促进动脉粥样硬化斑块的形成，导致组织缺氧。非吸烟者吸入二手烟同样会增加患心脏病的危险性。

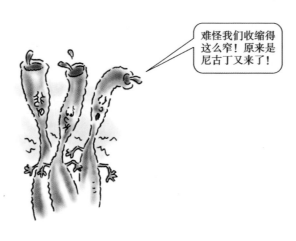

难怪我们收缩得这么窄！原来是尼古丁又来了！

粘连

吸烟还可以导致血小板黏稠，从而更容易附着在动脉管壁上。

戒烟

应该鼓励所有的患者戒烟，医务人员应该对患者进行吸烟危害知识的教育，并且帮助他们制订戒烟的行动计划。最正规的戒烟计划包括：

- 改变行为疗法
- 药物治疗，如抗抑郁药
- 尼古丁替代疗法，如尼古丁贴片或口香糖

血脂异常

血脂异常指的是血液中脂蛋白水平异常。脂蛋白是一种复合物，蛋白质在其表面，脂质（脂肪）在其内部，其功能是运输血液中的胆固醇。

胆固醇：蜡状、脂样的物质，存在于人体和多种食物当中。过多的胆固醇会聚集在动脉管壁上，慢慢地使血管腔变窄，血液流通不畅。

好胆固醇，坏胆固醇

脂蛋白有如下类型：

- 低密度脂蛋白（LDL）——称为"坏胆固醇"，因为它将胆固醇运输到组织当中。
- 高密度脂蛋白（HDL）——称为"好胆固醇"，因为它将胆固醇从组织当中清除，并且送回肝脏。

因此，有如下情况的患者患心血管疾病的风险会增加：

- LDL 水平升高
- HDL 水平降低
- 脂质代谢异常

甘油三酯

甘油三酯是在肝脏里产生的脂质，也存在于食物里。甘油三酯水平升高会增加患心血管疾病的风险，也可以导致胰腺炎。可以使甘油三酯升高的因素包括：

- 肥胖
- 吸烟
- 过量饮酒

降低 LDL 水平

通过降低血清中 LDL 水平来解决血脂障碍的问题，可以帮助我们预防或延缓动脉粥样硬化性疾病的发展，具体措施包括：

- 饮食调节，例如，采取地中海式饮食方式，用不饱和脂肪酸（特别是 ω-3 脂肪酸）代替饱和脂肪酸，避免反式脂肪酸的摄入，因为反式脂肪酸会增高 LDL 水平。
- 必要时使用药物（见下方"降低胆固醇的药物"介绍）。

降低胆固醇的药物

降低胆固醇的药物如下：他汀类、依泽替米贝、胆汁酸树脂类、烟酸和贝特类。

他汀类　他汀类药物有洛伐他汀（复合制剂）、普伐他汀、辛伐他汀、氟伐他汀、阿托伐他汀和瑞舒伐他汀等，这些药物可抑制一种酶的活性，而这种酶的功能是控制身体产生胆固醇的速度。这些药物还可以降低甘油三酯水平，并且提高 HDL 水平，在降低 LDL 水平方面也比其他种类药物更有效。

依泽替米贝　依泽替米贝可减少机体对胆固醇的吸收量，有时会和他汀类药物联合使用进一步降低 LDL 的水平。

胆汁酸树脂类　胆汁酸树脂类在肠道内与胆固醇胆汁酸结合，当药物随粪便排出时，胆固醇也被排出体外。

烟酸　烟酸也称烟碱，是水溶性的 B 族维生素，如果摄入量超过每日推荐量，可降低体内总胆固醇、LDL 和甘油三酯水平，升高 HDL 水平。

贝特类　贝特类药物可降低甘油三酯水平，轻微升高 HDL 水平，在降低 LDL 水平方面效果甚微。

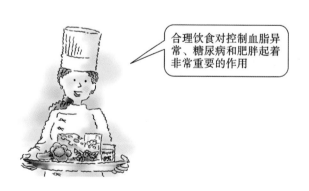

合理饮食对控制血脂异常、糖尿病和肥胖起着非常重要的作用

随访观察

美国国家胆固醇项目组建议，年满 20 岁者，每 5 年测一次血脂水平。

高血压

高血压（血压升高）通常是偶然发现的，因为患者往往没有明显症状。两次或两次以上不同时机测量血压均增高，可确诊为高血压（参见表3-2，血压的分类）。

表 3-2 血压的分类

美国高血压预防、检测、评估与治疗联合委员会第七次报告对血压做了如下分类。

分类	收缩压 /mmHg		舒张压 /mmHg
正常	＜ 120	和	＜ 80
高血压前期	120 ～ 139	或	80 ～ 89
高血压 Ⅰ 期	140 ～ 159	或	90 ～ 99
高血压 Ⅱ 期	≥ 160	或	≥ 100

资料来源：*Seventh Report of the Joint National Committee on Prevention, Detection, Evaluation, and Treatment of High Blood Pressure*. NIH Publication No. 03-5231. Bethesda,Md. National Institutes of Health; National Heart, Lung, and Blood Institute; National High Blood Pressure Education Program, May 2003.

危害

高血压会引起炎症，并导致动脉血管内壁发生损伤，增加脂肪沉积，进而引起动脉粥样硬化。另外，不稳定斑块可导致血栓形成和栓塞。器官内小而脆弱的动脉损伤可以引发心脏病、视网膜疾病、卒中、外周动脉疾病和肾衰竭。

治疗

治疗高血压的措施包括：
- 改变生活方式，如戒烟和改变饮食结构。
- 药物控制血压，如 β 受体阻滞剂、钙通道阻滞剂、血管紧张素受体拮抗剂（ARBs）和噻嗪类利尿剂。

合理饮食

采用 DASH（饮食疗法防治高血压）中的饮食计划能够显著改善血压情况，要求低钠饮食（钠摄入量每天不超过 2300 mg，51 岁以上人群、非裔美国人或已有高血压、糖尿病或慢性肾脏疾病者每天 1500 mg）[3]，多食水果、蔬菜和低脂奶（详见"低钠饮食小贴士"）。

家庭护理

低钠饮食小贴士

食物中只有少量自然存在的钠，大部分的钠是在加工过程中添加进去的，以下建议可以帮助患者减少钠的摄入量。

看标签
- 看食物标签了解钠的含量。
- 食用低钠或未添加盐的食品。
- 要清楚酱油、肉汤、酱汁、腌菜或泡菜都是高钠食物。

如：冷盘、奶酪、汤、快餐、比萨和酱碟。

烹饪时做到
- 用草药、香料、料酒、柠檬汁、酸橙汁或醋代替盐来调味。
- 做意大利面和米饭时不用盐。
- 冲洗罐头食品，如金枪鱼罐头，以除掉一些钠盐。
- 避免向食物中加盐，特别是在餐桌上。
- 避免使用酱油、日式照烧酱和味精等调料，或者使用低钠类调料。
- 事实上，一餐勺（15 mL）酱油，大约含 1000 mg 的钠盐。

吃什么？
- 吃新鲜的禽肉、鱼肉和瘦肉，不吃罐头、熏肉或加工肉制品（含大量钠盐）。
- 无论何时，只要可能，尽量吃新鲜食物而不是罐头或方便食品。
- 限制腌制食品（如培根和火腿）、泡菜和调料（芥末、番茄酱、山葵酱和油醋汁）的摄入。
- 在外面用餐时，询问食物是怎么制作的，可要求自己的食物中不要加盐或味精。

降压药

降压药物包括（但不仅限于）：
- 噻嗪类利尿剂，如氢氯噻嗪，可以促进肾对钠、氯和水的排出。
- 阿替洛尔，可降低心脏兴奋性、心输出量和耗氧量，减少肾脏释放的肾素。
- 血管紧张素转换酶抑制剂，如赖诺普利，可阻止血管紧张素 I 转化为血管紧张素 II（一种强效的血管收缩剂）。

服药依从

患者可能会因为感觉不到高血压的症状，而难以理解药物治疗的必要性，要向他们强调坚持药物治疗以控制高血压的重要性，还应建议他们及时报告药物副作用，如疲乏等。

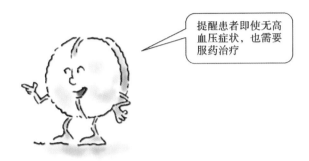

提醒患者即使无高血压症状，也需要服药治疗

糖尿病

糖尿病是一种机体分泌或利用胰岛素（一种使机体能够利用血糖的激素）缺陷的慢性疾病。

糖尿病的类型

1 型糖尿病患者，机体不能产生足够的胰岛素。2 型糖尿病患者，机体不能有效利用胰岛素。2 型糖尿病患者占糖尿病患者总数的 90%。

糖尿病的危害

糖尿病会引起蛋白质和脂肪代谢紊乱，导致体重问题。因此，多数 2 型糖尿病患者超重或肥胖。通过饮食调节、锻炼和药物治疗来维持正常体重，是有效控制血糖的关键。

糖尿病还会损伤中小动脉，导致心脏病、卒中、肾衰竭和外周动脉疾病。糖尿病可促进动脉粥样硬化的发展。50% 的心脏病发作与糖尿病有关。

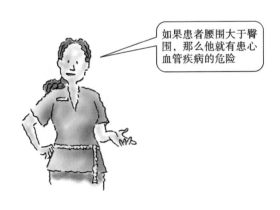

如果患者腰围大于臀围，那么他就有患心血管疾病的危险

肥胖

体重指数（BMI）≥ 30 为肥胖。从某种程度上说，肥胖是因饮食习惯和久坐不动的生活方式导致的。通常，如果个体摄入的热量超过身体的消耗量，超出的热量就会以脂肪的形式储存起来。腰围超过臀围的患者是心血管疾病的好发人群。

BMI 与寿命

按照研究者的预测，一个刚进入成年时期 BMI 就高达 45 的男性，预期寿命会减少 13 年；一个刚进入成年时期 BMI 就高达 45 的女性，预期寿命会减少 8 年。

肥胖的危害

肥胖者心脏负荷增加，患心血管疾病的风险也随之增加，同时血压升高。肥胖还会导致 LDL 水平升高，HDL 水平降低。

打鼾

肥胖还是导致睡眠呼吸暂停的主要病因，睡眠呼吸暂停会对心脏造成不良影响。睡眠呼吸暂停的患者在睡眠期间会反复循环经历呼吸停止、半睡半醒、再恢复呼吸的过程。呼吸暂停时血氧水平下降，心脏高度紧张，这种紧张可导致右心衰竭和肺动脉高压。

久坐不动的生活方式

经常久坐不动的人往往会超重或肥胖。鼓励人们进行身体锻炼可以帮助他们达到并维持目标体重，从而降低心血管疾病的患病风险。推荐运动量为每天进行 30 min 的中等强度体育活动，每周至少坚持 4 天。

为什么要运动

运动对心血管的益处包括：
- 促进脂质代谢
- 降低血压
- 增强胰岛素敏感性
- 消耗过量的热量，防止其转化为脂肪组织

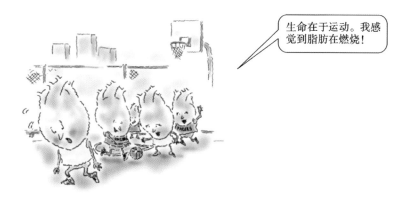

生命在于运动。我感觉到脂肪在燃烧！

参考文献

1. National Heart,Lung,and Blood Institute, National Institutes of Health .(n.d.). *Sample score sheet for estimating cornory heart disease risk.* Retrieved from http://www.nhlbi.nih.gov/about/framingham/risksamp.htm.
2. CDC.gov.
3. Mayo Clinic,2010 Dietary Guidelines.

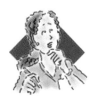

小测验

1.高血压前期的收缩压范围是（　　　）。

A. 100 ～ 120 mmHg

B. 110 ～ 130 mmHg

C. 120 ～ 139 mmHg

D. 140 ～ 159 mmHg

答案：C。根据美国高血压预防、检测、评估与治疗联合委员会第七次报告，高血压前期是指收缩压 120 ～ 139 mmHg，或舒张压 80 ～ 89 mmHg。

2.钠盐最大推荐摄入量为（　　　）。

A. 2300 mg/d

B. 3300 mg/d

C. 4000 mg/d

D. 5000 mg/d

答案：A。钠盐摄入量应该不超过 2300 mg/d。

3. 哪些危险因素被用来计算 Framingham 风险评分？（　　　）
A. 种族、年龄、体重、吸烟状况和 LDL 水平
B. 性别、年龄、LDL 水平、HDL 水平、吸烟状况和糖尿病状况
C. 性别、体重、种族、年龄、吸烟状况和糖尿病状况
D. 种族、年龄、吸烟状况、糖尿病状况和 HDL 水平

答案：B。Framingham 风险评分是基于性别、年龄、LDL 水平、HDL 水平、吸烟状况和是否有糖尿病来计算的。

4. 降低心血管疾病的推荐运动量为（　　　）。
A. 每周 1 天，30 min 中等强度运动
B. 每周 2 天，每次 1 h 低强度运动
C. 每周 3 天，每次 30 min 中等强度运动
D. 每周至少坚持 4 天，每次 30 min 中等强度运动

答案：D。每周至少坚持 4 天，每次至少 30 min 的中等强度锻炼，可降低患心血管疾病、高血压和糖尿病的风险。

5. 美国国家胆固醇项目组建议常规筛查血脂异常应（　　　）。
A. 从 40 岁开始，每 5 年一次
B. 从 20 岁开始，每 5 年一次
C. 从 30 岁开始，每 10 年一次
D. 从 20 岁开始，每 10 年一次

答案：B。美国国家胆固醇项目组建议，常规筛查血脂异常应从 20 岁开始，每 5 年一次。

评分

☆☆☆　如果你 5 题全对，太棒了！你非常认真地学习了本章内容。

☆☆　如果你答对 4 题，很好！没有什么可以阻止你降低患心血管疾病的风险了。

☆　如果你答对少于 4 题，不要担心，现在你已经评估了自身风险，你可以再复习复习。

（罗金凤　曾珠　译）

4

诊断检查及步骤

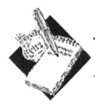

要点

在本章中，你将学到：
- 实验室指标的正常值和异常值
- 用于诊断心血管疾病的检查
- 心血管疾病的护理程序
- 用于心血管疾病患者的监测技术

诊断检查及步骤概述

　　诊断检查技术的发展使得心血管疾病能够得到及早的诊断和治疗。例如，对某些患者而言，超声心动图（一种无创、无风险的检查）能够像心导管术（一种有创、高风险的检查）一样，提供关于心脏瓣膜病的诊断信息。监测和检查既能够指导和评价治疗，又能识别并发症。在患者接受检查之前，应用患者易于理解的语言解释检查步骤。如有必要，让患者在知情同意书上签字。这些检查可能引起焦虑，因此一定要给予患者情感支持。

　　心脏的检查有相对简单的（心肌酶、蛋白质和凝血时间），也有非常复杂的（影像学和放射线检查）。其他心脏检查包括不同类型的心电图和血流动力学监测。

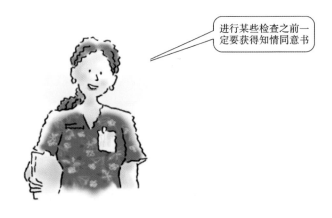

进行某些检查之前一定要获得知情同意书

心肌酶和蛋白质

心肌酶和蛋白质（标志物）检测是诊断急性心肌梗死和评估其他心脏病的重要环节。发生心肌梗死后，受损的心肌组织释放大量酶和蛋白质进入血液。发生心绞痛引起的胸痛、肺栓塞（PE）或急性充血性心力衰竭（CHF）时，CK-2 水平并不一定会升高[1,2]。特异性的血液检测有助于揭示心肌受损的程度和监测愈合过程（详见"心肌酶和蛋白质图谱"）。

需监测的心肌标志物包括：

- 肌酸激酶（CK）
- 肌红蛋白
- 肌钙蛋白 I 和肌钙蛋白 T
- 同型半胱氨酸
- C- 反应蛋白（CRP）
- B 型钠尿肽（BNP）

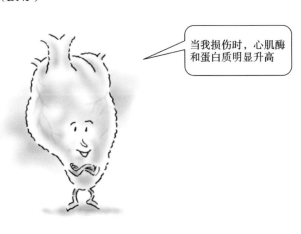

当我损伤时，心肌酶和蛋白质明显升高

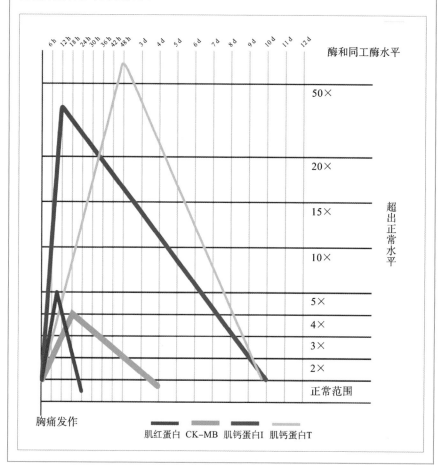

心肌酶和蛋白质图谱

因为由受损的组织释放，血清蛋白和同工酶（不同器官催化蛋白的浓度差异很大）能帮助识别受损器官并评估受损的程度。急性心肌梗死发生后，心肌酶和蛋白质的升高和下降有其特异性，如下图所示：

肌红蛋白 CK-MB 肌钙蛋白I 肌钙蛋白T

肌酸激酶（CK）

CK 存在于心肌、骨骼肌和脑组织中，其同工酶（CK-MB）只存在于心肌细胞中。

陈旧却可靠的指标

CK-MB 升高可明确提示急性心肌梗死。一般情况下，CK-MB 水平于急性心肌梗死发作后 3 ～ 6 h 升高，12 ～ 18 h 后达到高峰，且持续升高至 72 h。CK 正常值为 38 ～ 190 U/L（男性），10 ～ 150 U/L（女性）。注意，不同的实验室 CK 正常范围存在差异。

护理要点

- 向患者解释这一检查用于确诊或排除心肌梗死。
- 告知患者抽取血液标本有时间间隔。注意肌内注射引起的肌肉损伤可能导致 CK 水平升高。可能导致 CK 升高的其他原因包括电击伤、电除颤、心脏损伤（如车祸所致），由病毒引起的心肌炎症（心肌炎）或心内直视术。
- 手持试管缓慢地上下翻转 5 ~ 10 次，使血液与添加剂充分混合。过度摇晃可引起溶血，标本需及时送检。
- 如果患者静脉穿刺部位出现血肿，可湿热敷以帮助其减轻不适。

肌红蛋白

肌红蛋白是一种氧结合肌蛋白，主要存在骨骼肌和心肌中，用于给肌肉供氧，使其长时间保持高活力状态。肌红蛋白在缺血、损伤和肌肉炎症时被释放入血，并随肾脏代谢进入尿液，而大量的肌红蛋白进入尿液会损伤肾脏。肌红蛋白正常值为 0 ~ 0.09 μg/mL[4]。

首要指标，但不可靠

急性心肌梗死后首先出现的心肌受损标志是肌红蛋白水平升高，肌红蛋白在 30 min 至 4 h 升高，6 ~ 7 h 达到高峰，24 h 回至基线水平。骨骼肌受损也可导致肌红蛋白水平升高，因此需检测其他指标 (如 CK-MB 或肌钙蛋白) 以确诊心肌损伤[3]。

护理要点

- 肌内注射、近期心绞痛发作或心脏电复律均能引起肌红蛋白水平升高。进行肌红蛋白检测时，手持试管缓慢地上下翻转 5 ~ 10 次使标本充分混合，不要过度摇晃以免引起溶血，标本须及时送检。
- 如果患者穿刺部位发生血肿，湿热敷以帮助其减轻不适。

肌钙蛋白 I 和肌钙蛋白 T

肌钙蛋白存在于骨骼肌和心肌中，肌钙蛋白 I 和肌钙蛋白 T 是心肌中肌钙蛋白的两种亚型。肌钙蛋白 T 也存在于骨骼肌中，而肌钙蛋白 I 只存在于心肌中。事实上，该指标对于诊断心肌损伤比 CK、CK-MB 和肌红蛋白更具特异性。因为肌钙蛋白 T 水平在某些肌肉病变或肾衰竭时也能发生改变，与肌红蛋白 I 相比，它对诊断心肌损伤缺乏特异性[5]。

正常肌钙蛋白 I 水平小于 0.4 μg/mL，肌钙蛋白 T 水平小于 0.1 μg/mL。

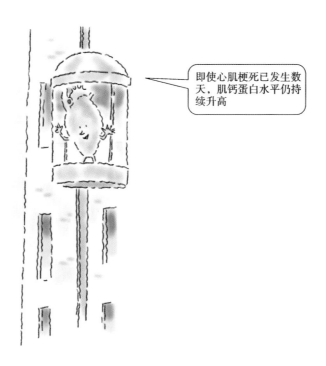

即使心肌梗死已发生数天，肌钙蛋白水平仍持续升高

持续时间

肌钙蛋白在心肌受损后 3～6 h 开始升高，肌钙蛋白 I 在 14～20 h 达到高峰，5～7 天回到基线水平。肌钙蛋白 T 在 12～24 h 达到高峰，10～15 天回到基线水平。肌钙蛋白水平升高持续时间较长，因此能够确诊数天前发生的心肌梗死。在床边检测肌钙蛋白 T 仅需数分钟，因此肌钙蛋白是急性心肌梗死治疗决策的重要指标。

护理要点

· 告知患者在检查前不需要禁食水。
· 告知患者可能要抽取多个血液标本。
· 持续进行剧烈运动、服用心脏毒性药物如多柔比星（阿霉素）、患肾脏疾病和做某些外科操作可能导致肌钙蛋白 T 水平升高。
· 手持试管缓慢地上下翻转 5～10 次使血液与添加剂充分混合，不要过度摇晃以免引起溶血。标本须及时送检。
· 如果患者穿刺部位发生血肿，湿热敷以帮助其减轻不适。

同型半胱氨酸

同型半胱氨酸是一种在人体内产生的氨基酸。高浓度的同型半胱氨酸可刺激血管，导致动脉粥样硬化。高水平时也可使 LDL 升高和促进凝血，增加血管堵塞的危险。同型半胱氨酸水平过高的患者可以通过服用叶酸、维生素 B_6 和维生素 B_{12} 来缓解。对于高风险患者，最好进行同型半胱氨酸检测，其正常水平 $\leq$ 13 μmol/L。

护理要点

- 穿刺静脉，用 5 mL 的含有 EDTA 的试管采集标本。
- 将试管用装有干冰的塑料容器冷藏保存，并及时送检。
- 如果患者穿刺部位发生血肿，湿热敷以帮助其减轻不适。

C- 反应蛋白

C- 反应蛋白是由肝脏合成的一种物质，其水平升高表明身体的某处有炎症存在，需要进行其他检查以明确炎症部位和原因。C- 反应蛋白升高提示可能存在心肌梗死、心绞痛、系统性红斑狼疮、术后感染、创伤和中暑。高敏 C- 反应蛋白（hs-CRP）测定用于评估心脏病的风险，许多人认为 C- 反应蛋白升高是心脏病的危险因素。最近的研究显示 C- 反应蛋白与冠心病（CAD）有关[3]。

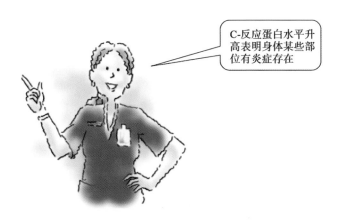

> C-反应蛋白水平升高表明身体某些部位有炎症存在

护理要点

- 进行静脉穿刺，用 5 mL 的无抗凝剂试管采集血液标本。
- 如果患者穿刺部位发生血肿，湿热敷以帮助其减轻不适。

B 型钠尿肽

B 型钠尿肽（BNP）是一种由心室组织分泌的多肽激素。当患者出现心力衰竭（简称心衰）时，心室的容量和压力增加，导致 BNP 分泌。

心衰的分级

BNP 检测有助于进行心衰诊断和严重程度分级。对于存在呼吸困难的心衰患者，为了及时治疗，需进行快速诊断。

BNP 水平大于 100 pg/mL 即为异常，其水平越高，表示心衰的患病风险和严重程度越高。正在进行透析或即将进行透析的肾衰竭患者，无论是否存在心衰，都有可能出现 BNP 升高。因此，BNP 检测并不适用于肾衰竭患者，右心衰竭（源于肺动脉高压、肺心病或肺栓塞）患者也可能出现 BNP 水平升高（通常为 300 ~ 400 pg/mL）[1, 6]。

护理要点

- 穿刺静脉，用 5 mL 含有 EDTA 的试管采集血液标本。
- 如果患者穿刺部位发生血肿，湿热敷以帮助其减轻不适。

血 脂 分 析

血脂分析包括测定甘油三酯、总胆固醇和脂蛋白，通过测定体内的血脂水平来评估冠心病的患病风险。

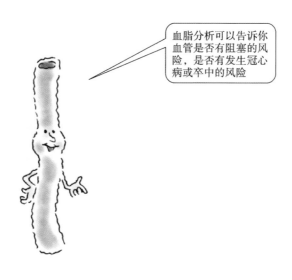

血脂分析可以告诉你血管是否有阻塞的风险，是否有发生冠心病或卒中的风险

甘油三酯

甘油三酯是脂类的主要储存形式，占脂肪组织的 95%。进行甘油三酯检测有助于早期诊断高脂血症和评估冠状动脉疾病的患病风险[7]。

正常值

甘油三酯的正常值低于 150 mg/dL。

异常值

甘油三酯的临界高值为 150 ～ 199 mg/dL，200 ～ 499 mg/dL 为升高，大于 500 mg/dL 为重度升高。

其他

由于胆固醇与甘油三酯是相互独立的指标，因此也需检测胆固醇水平。如果甘油三酯和胆固醇水平均偏高，则患者有患冠心病的危险。

护理要点

· 甘油三酯水平极易受脂类饮食的影响，在进餐后 4 h，其水平升高并达到高峰，因此需要告诉患者要在检查前 9 ～ 12 h 禁食，在检查前 24 h 内不饮酒。患者可以饮水。

· 穿刺静脉，用 7 mL 含有 EDTA 的试管采集血液标本，并立即送至检验科。

· 避免长时间压迫血管，需在 1 min 内松止血带。

总胆固醇

血清总胆固醇测定是指检测体内的两种胆固醇（游离胆固醇和胆固醇酯）的水平。

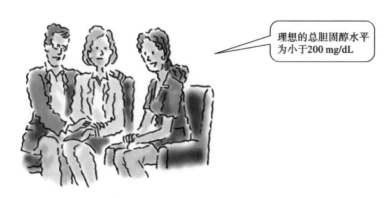

理想的总胆固醇水平为小于200 mg/dL

总胆固醇水平

对于成人而言，理想的总胆固醇水平为小于 200 mg/dL，200 ～ 240 mg/dL 为临界高值，总胆固醇水平大于 240 mg/dL 为高胆固醇血症[7]。

对于 12 ～ 18 岁的青少年，理想的总胆固醇水平为小于 170 mg/dL，如果总胆固醇水平大于 200 mg/dL 则可认为是高胆固醇血症。

护理要点

- 单纯进行总胆固醇检测不需要禁食，如果总胆固醇检测是血脂检查的一部分则需要禁食。若需要禁食，指导患者在检查前 12 h 禁食水。
- 穿刺静脉，用 7mL 含有 EDTA 的试管采集血液标本，患者在抽血前需要静坐 5 min。当使用自动分析仪时，指尖血也可用于初筛检查。
- 记录患者服用的各种药物。
- 立即将标本送至检验科。

脂蛋白胆固醇

脂蛋白检测用于分离和测定血液中两种类型的胆固醇：高密度脂蛋白（HDL）和低密度脂蛋白（LDL）。

好胆固醇

HDL 与冠心病的发生率呈负相关——HDL 水平越高，发生冠心病的危险越低。男性 HDL 范围为 37 ～ 70 mg/dL，女性为 40 ～ 85 mg/dL。

坏胆固醇

LDL 水平越高，冠心病的发生率也越高。对于没有冠心病的人来说，理想的 LDL 水平为小于 130 mg/dL，临界高水平为 130 ～ 159 mg/dL，高水平为大于 160 mg/dL。对于有冠心病的人来说，其理想水平为小于 100 mg/dL，大于 100 mg/dL 则高于理想水平。

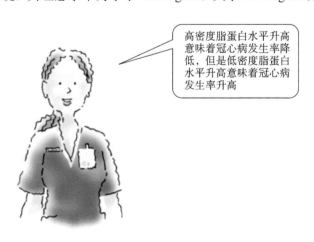

护理要点

- 告知患者在检查前 2 周保持正常饮食。
- 告诉患者检查前 24 h 禁酒。
- 遵医嘱，告诉患者停用甲状腺激素、激素性避孕药和降血脂药物直到检测结束，因为这些药物可以影响检验结果。
- 穿刺静脉，用 7 mL 含有 EDTA 的试管采集血液样本。
- 立即将标本送至检验科，以免脂蛋白发生再分布，如果标本不能及时送检，则需冷藏保存，但不能冷冻。

（潘悦 译）

凝 血 检 查

凝血时间检测包括部分凝血活酶时间（PTT）、凝血酶原时间（PT）和活化凝血时间（ACT），用于评估治疗效果和筛查凝血性疾病。

部分凝血活酶时间 (PTT)

PTT 试验用于评估除血小板外的所有内源性凝血因子。具体方法是在血浆样本中加入钙离子和磷脂乳剂后测定凝血时间。正常情况下，加入试剂 21 ～ 35 s 血液凝固。

PTT 试验还可用于帮助监测患者肝素治疗的效果，对于一个正在接受抗凝治疗的患者，PTT 试验有助于医生判断抗凝治疗是否达到了预期的效果。

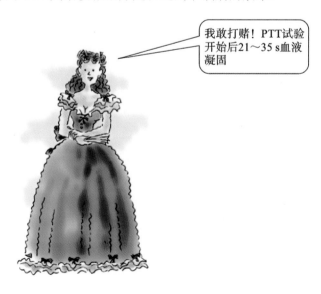

我敢打赌！PTT试验开始后21～35 s血液凝固

护理要点

- 告诉正在接受肝素治疗的患者该试验可能需要定期复查，以评估治疗的效果。
- 穿刺静脉，并且用 7 mL 的含枸橼酸钠的试管收集血液标本。
- 将血液标本注满试管，轻轻地将试管颠倒数次，冷冻、保存并及时送检。
- 对于正在进行抗凝治疗的患者，静脉穿刺部位需加压止血。

凝血酶原时间 (PT)

凝血酶原，也称第 II 因子，是一种由肝脏合成的血浆蛋白。凝血酶原时间试验（PT 试验），是指在含有枸橼酸钠的血浆样本中加入钙离子和组织凝血酶原（凝血因子 III），检测血液凝固所需要的时间。

常用指标

PT 试验是一项非常好的能全面评估外源性凝血因子 V、VII、X 和凝血酶原及纤维蛋白原的筛查试验，也可作为口服抗凝治疗的监测指标。

正常范围

PT 值正常范围为 10 ～ 14 s。对于接受华法林治疗的患者，治疗目标是使 PT 值达到正常值的 1.5 ～ 2 倍，如 15 ～ 20 s（详见"理解 INR"）。

专家建议

理解 INR

国际标准化比值（INR）是将凝血酶原时间标准化，以监测口服抗凝治疗效果的最常用的方法。

指南建议正在接受华法林治疗患者的 INR 值保持在 2.0 ～ 3.0。对于机械瓣膜置换术后的患者，建议 INR 值保持在 2.5 ～ 3.5（译者注：我国抗凝强度低于此标准）。

临床意义

INR 值增大表明可能存在弥散性血管内凝血、肝硬化、肝炎、维生素 K 缺乏，或见于水杨酸中毒、口服抗凝药过量或大量输血。

富含维生素 K 的食物有牛肝、西蓝花、抱子甘蓝、结球甘蓝、羽衣甘蓝、莴苣、生菜、芥菜、香芹菜、大豆、菠菜、瑞士甜菜、豆瓣菜和其他绿叶蔬菜。其他食物中同样也含有中等量至大量的维生素 K，如芦笋、鳄梨、加了茴香的泡菜、青豆、绿茶、菜籽油、人造黄油、蛋黄酱、橄榄油和豆油。要保持良好的饮食习惯。有些食物的维生素 K 含量很少甚至为零，如芒果和豆奶，可与华法林发生相互作用。患者还应该考虑不摄入或少摄入蔓越莓汁、石榴汁、黑加仑汁和黑加仑籽油。

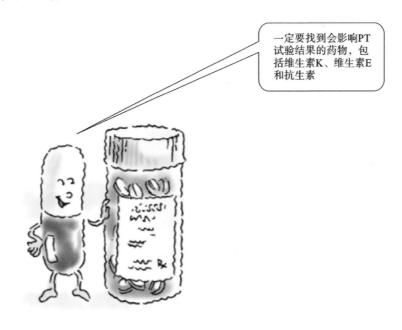

护理要点

- 询问患者是否使用了影响检测结果的药物，如维生素 K 或抗生素。
- 穿刺静脉，用 7 mL 含硅酮的试管采集血液标本。
- 将采血管全部充满，轻轻地颠倒数次以充分混合血液和抗凝剂，如果试管没有足够充盈，则标本中的枸橼酸量偏多。

活化凝血时间（ACT）

活化凝血时间，或称自发凝血时间，测量的是全血凝固的时间。

体外循环的监测

ACT 测定通常在体外循环时进行，如超滤、血液透析和体外膜肺氧合，也常用于心脏的放射性侵入操作，如支架成形术或消融术。

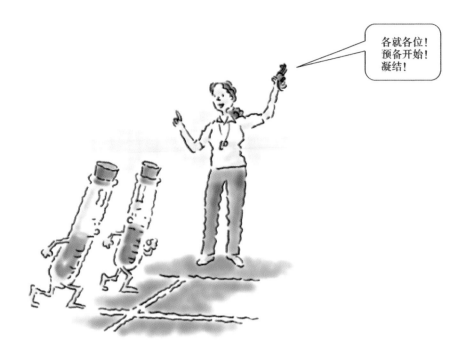

各就各位！
预备开始！
凝结！

护理要点

· 向患者解释该试验的血液标本通常从现有的静脉通道抽取，因此不需要静脉穿刺。

· 解释将抽取两次血液标本，第一次抽取的血液标本将弃之不用以免试管中的肝素干扰结果。

· 如果血液标本是从持续输液的通道抽取的，在抽取标本前应停止输液。

· 打开 ACT 检测仪，放入玻璃小管，等候加血提示。

· 先从静脉通道中抽取 5 ～ 10 mL 血液并弃之不用。

· 再次抽取不含肝素的血液样本，注入检测仪的玻璃小管中。

· 根据常规冲洗静脉通道。

心 电 图

记录心脏电活动的方式很多，最常见的是 12 导联心电图 (ECG)、持续心电监护、运动心电图、Holter 心电图和电生理检查（EPS）（详见"如何阅读心电图：八步指南"）。

如何阅读心电图：八步指南

一个心电图波形由 3 个基本元素组成：P 波、QRS 波群和 T 波，这些波形由 5 个有诊断价值的要素连接：PR 间期、U 波、ST 段、J 点和 QT 间期。右侧图显示出了这些因素的关联。

逐步阅读

八步指南使你能够阅读任何心电图。

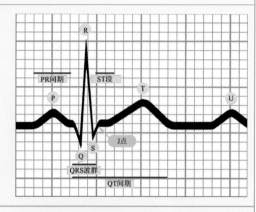

第一步：评估 P 波

观察 P 波的大小、形态和在整个波形中的位置。如果 P 波始终位于 QRS 波群之前，那么冲动是从窦房结（SA）开始的，即正常窦性心律。

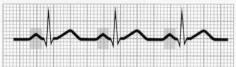

第二步：评估心房律

P 波在规律间期发生，仅有与呼吸相关的微小变化，使用卡钳很容易测量两个 P 波之间的间期——PP 间期，比较数个心动周期中的 PP 间期。测量时要确保卡钳在相同的点上——在波形起始点或顶点。不要抬起卡钳，只需转动卡钳一只脚到下一个 P 波以保证测量精确。

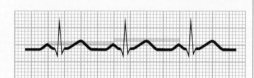

第三步：确定心房率

为快速确定心房率，计算两个 3 s 内的 P 波数，P 波数乘以 10 即为心率。为更加精确地测定心房率，计算两个 P 波之间的小方格数，取波形的顶点或者波形向上的起始点进行测量，每一个小方格等于 0.04 s，1500 个小方格等于 1 min（0.04×1500=60 s），因此，用 1500 除以两个 P 波之间的小方格数，就得到了心房率——每分钟的收缩次数。

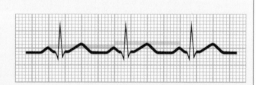

第四步：计算 PR 间期

计数 P 波起始点和 QRS 波群起始点之间的小方格数，小方格总数乘以 0.04 s 即为 PR 间期。正常值为 0.12～0.20 s，或者为 3～5 个小方格，PR 间期延长表示从房室结到心室的冲动传导延迟，又称心脏传导阻滞。PR 间期缩短表明冲动起源于窦房结以外的其他区域。

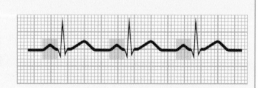

第五步：评估心室律 使用卡钳测量 RR 间期，记住卡钳应放在 QRS 波群的相同点上，如果 RR 间期保持一致，则心室律是规则的。	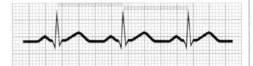
第六步：确定心室率 使用和第三步相同的方法测定心室率，用两个 R 波之间的小方格进行计算，而且应检查相应导联上的 QRS 波群的形态是否正常。	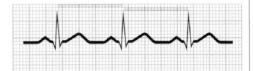
第七步：计算 QRS 波群时限 计数 QRS 波群起始点和结束点之间的小方格数，并乘以 0.04 s。正常 QRS 波群时间 <0.12 s 或小于 3 个小方格，正常 QRS 波群持续时间的参考范围为 0.06 ～ 0.10 s。	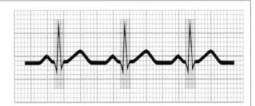
第八步：计算 QT 间期 计算从 QRS 波群起始点到 T 波结束点的小方格数，并乘以 0.04 s，正常范围为 0.36 ～ 0.44 s 或 9 ～ 11 个小方格。 QT 间期和校正的 QT 间期，在长 QT 间期综合征和短 QT 间期综合征的诊断中具有重要作用。QT 间期与心率相关，各种计算方法被用来根据心率校正 QT 间期。最常用的校正方法是 Bazett 提出的，并于 1920 年出版[8]。	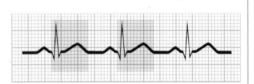

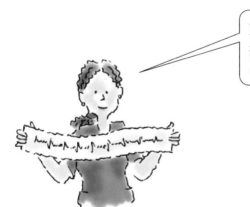

心电图是一种有价值的、普遍应用的工具，因此通过采取系统的方法，可寻找出与患者先前心电图结果不同的地方

12 导联心电图

12 导联心电图可用于测量心脏的电活动，并以波形的方式记录下来，是最有价值和应用最普遍的诊疗手段[3]。

12 导联

标准的 12 导联心电图将一组电极放置在患者的肢端和胸壁，以便从 12 个不同的角度评价心脏。12 导联包括：3 个双极肢体导联（Ⅰ、Ⅱ和Ⅲ）、3 个单极放大肢体导联（aV$_R$、aV$_L$、aV$_F$）和 6 个单极心前导联（V$_1$ 至 V$_6$）。肢体导联和放大肢体导联从冠状面显示心脏，心前导联从水平面显示心脏。

心电图可用于鉴别心肌缺血和心肌梗死、心律失常、传导紊乱、心腔扩大、电解质失衡和药物中毒。

护理要点

用系统探讨的方式向患者解释心电图报告（详见"正常心电图波形"）。如果可能，将现有的心电图和患者以前的心电图进行比较，将有助于观察心电图变化。

正常心电图波形

每一个标准的 12 导联心电图从不同的角度记录心脏活动，每一个导联记录的心电图均有其特异性。这些图形从 12 导联再现了正常的心脏节律。记住：
- 向上的波形表示除极波指向正极。
- 向下的波形表示除极波背向正极。
- 正负极相等的波形（双相）提示除极波垂直于正极。

每一个导联均代表了不同的解剖学部位，当发现异常图形时，比较不同导联的信息以确定心脏损伤的部位。

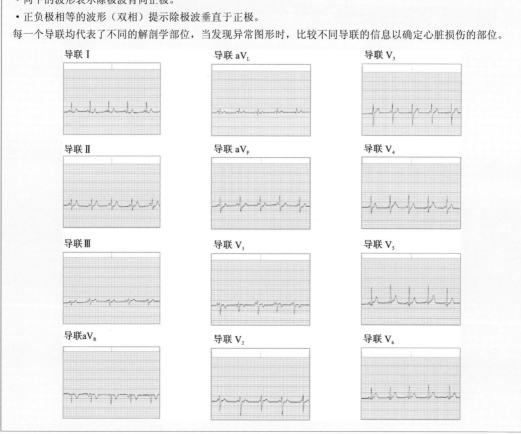

波形

- P 波应该是直立的，但在 aV_R 导联可倒置或呈双向，在Ⅲ、aV_L 和 V_1 导联也可倒置。
- 和 QRS 波群持续时间一样，PR 间期常固定不变。
- QRS 波群的图形在不同导联中变化很大。观察有无病理性 Q 波，病理性 Q 波为 R 波的 1/3 高，并且必须出现在连续或成组的代表不同心脏壁的导联中。
- ST 段应该位于等电位线上或仅有微小的偏移。
- ST 段较基线抬高大于 1 mm 和较基线压低 0.5 mm，且在连续导联中出现是异常的。面向损伤区域的导联 ST 段抬高，背向损伤区域的导联 ST 段压低。

敲警钟

- 正常时，在Ⅰ、Ⅱ和 $V_3 \sim V_6$ 导联 T 波向上，在 aV_R 导联 T 波倒置，在其他导联各异。许多原因可以引起 T 波改变，并且不是所有的改变都要引起注意。伴有症状 (如胸痛) 的过高、低平或倒置的 T 波均提示有心肌缺血。
- 正常的 Q 波时限常小于 0.04 s，异常的 Q 波时限大于等于 0.04 s，深度大于 4 mm 或大于 R 波的 1/4。异常 Q 波提示心肌坏死，因心肌损伤区域的组织不能正常除极故而出现。
- 切记正常时 aV_R 导联有一大 Q 波，不要把此 Q 波误认为异常。

 轻松记忆

　　为帮助记忆 5 个电极的具体位置，记住"白色在右上"，而后是"雪在草上"（白色电极在绿色电极上方）和"烟在火上"（黑色电极在红色电极上方）。最后是巧克力色（棕色电极）紧靠心脏。

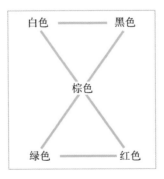

持续心电监护

心电监护可用于连续观察患者的心电活动，故常用于有危及生命的心律失常的患者，如其他心电图一样，心电监护也将电极放在患者胸部以传导电信号，电信号在示波器上转化为心电节律轨迹（详见"监护导联的位置"）。

关键技术

监护导联的位置

最常用的一些监护导联的正确位置如图所示,字母缩写代表如下: RA右上肢,LA左上肢,RL右下肢,LL左下肢,C胸部,G地线。五导联和三导联心电监护中每个电极片对应的位置如下图所示。

一对一

在五导联心电监护中，一个导联中电极片的位置根据另一个导联中电极片的位置而确定。为了得到相应导联的监测图形，只需简单地调整旋钮。但有时需要更换电极片的位置。

二对三

在三导联心电监护中，除接地电极外，可用任何两个电极组合进行监测。

五导联心电监护

三导联心电监护

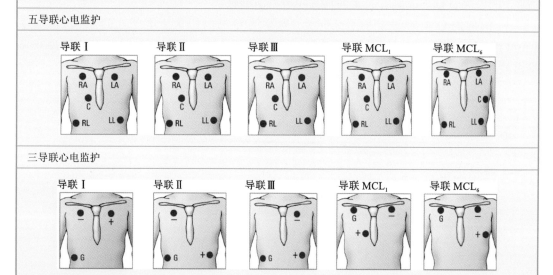

有线监护和无线监护

心电监护包括有线和无线两种。在有线监护中，患者与床旁的监护仪相连，电信号在床旁显示或传输到远处的控制台上显示。无线监护是在可以走动的患者身上安置发射装置，将电信号发送到远处的接收装置上并在监护仪上显示。

监护内容

无论哪种类型的心电监护，均能显示患者的心率和心律，并可将心律情况打印记录。

当心率超出或低于规定范围时会报警。监护仪还可以识别和计数异常的心跳和改变（详见"识别心电监护问题"）。

表 4-1 识别心电监护问题		
问题	可能的原因	解决办法
伪心率过高报警	监护仪把高大的 T 波识别为 QRS 波群，显示的心率值为实际的双倍	• 选择 QRS 波群大于 T 波的导联进行监测
	骨骼肌运动	• 将电极远离大肌群
伪心率过低报警	因患者移动导致电轴偏移，使 QRS 波群太小以致不能被识别	• 更换电极，以使 QRS 波群振幅 >1 mV
	低振幅的 QRS 波群	• 增加振幅
	电极和皮肤接触不好	• 更换电极
人为干扰	患者抽搐、寒战或焦虑	• 通知医生并按医嘱处理 • 保暖，安抚患者
	患者活动	• 帮助患者放松
	不正确使用电极片	• 检查电极片，如需要可更换电极片
	电极太干或者凝胶不够	• 确保缆线和电极妥善连接，不要暴露连接处
	静电	• 更换引起静电的床上用品
	导联线或电缆线短路	• 更换损坏的设备，用导联线时使用加压环
	房间湿度下降	• 调节湿度至 40%

护理要点

• 确保所有的电器设备和电源插座接有地线，以避免触电和干扰（伪差），并保证患者皮肤清洁、干燥以防触电。

• 如果患者的皮肤有油垢、鳞屑或出汗，在使用电极前将 4 英寸 ×4 英寸（1 英寸 ＝ 2.54 cm）的干纱布垫在清洁电极部位，以减少干扰。

• 评估皮肤的完整性，每 24 h 或按需更换电极。

• 至少每 8 h 记录一次心律，有变化应随时记录 (也可根据医院的具体规定记录)。

运动心电图

运动心电图是一项无创性的检查，可用于协助评估心血管系统对负荷增加的反应，一般称为负荷试验。它能提供静息心电图所不能提供的诊断信息，也被用于评估治疗效果。在检测前 24 h 应避免摄入含咖啡因的物品，包括：

• 茶和咖啡

• 所有碳酸饮料，包括那些声称不含咖啡因的

• 巧克力

• 一些含有咖啡因的止痛药

立即停止

如果患者运动时出现胸痛、疲劳或其他不能耐受的症状和体征，应立即停止检查。这些表现包括：严重呼吸困难、跛行、虚弱或头晕、低血压、皮肤苍白或血管收缩、定向障碍、运动失调、缺血性心电图改变（伴或不伴胸痛）、心律失常或传导阻滞，以及室性传导异常。

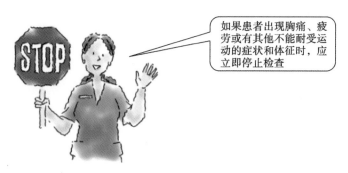

如果患者出现胸痛、疲劳或有其他不能耐受运动的症状和体征时，应立即停止检查

心脏负荷试验

如果患者不能进行运动心电图检查，则可通过静脉注射冠状动脉扩张药（如双嘧达莫或腺苷）来完成心脏负荷试验，这是一种药物诱导的负荷试验。心脏负荷试验的其他方法包括给予多巴酚丁胺和起搏（安装有起搏器或埋藏式心律转复除颤器（ICD）者）。在实施心脏负荷试验期间，可进行心脏核素扫描或超声心动图检查（详见"药物诱导的负荷试验"）。

我掌握了

药物诱导的负荷试验

如果患者不能耐受或进行体力活动，可做药物诱导的负荷试验，以便医生能观察心脏对负荷的反应。

不需要用力的运动

给予患者药物（如双嘧达莫或多巴酚丁胺），在休息状态下，这些药物可引起类似于运动时的心脏反应。

不需要抽血、不需要描记心电图

这些药物扩张冠状动脉（双嘧达莫）或增加心率（多巴酚丁胺）。通过静脉通道给予铊或锝（一种放射性示踪剂）。这些物质通过血液流到心脏，并被心肌细胞摄取。缺血部位的心肌摄取示踪物质的速度非常慢或者根本不能摄取。

首先记录一组图像，3～4 h 记录第二组图像。由心脏科医生阅读这些扫描结果，以确定是否有因心脏病发作引起的心肌缺血，或永久性损伤。如有心肌缺血，需进一步检查和用药。

护理要点

- 告诉患者在检查前 4 h 不要进食、饮水、喝含咖啡因的饮料或吸烟。
- 向患者说明应穿宽松、轻便的衣服和运动鞋。向患者强调一旦出现胸痛、腿部不适、呼吸困难或疲劳等症状应立即报告。
- 核对医生的医嘱以确定试验前给予或停用哪些药物，如 β 受体阻滞剂有抑制患者心率增加的能力，常于检查当日停用。
- 告知患者在检查期间要接受铊注射，以便于医生能评估冠状动脉血流。并请患者放心，注射剂量很小，不会产生危害。
- 告诉患者检查后将监测 10 ～ 15 min 的血压和心电图情况。

Holter 心电图

Holter 心电图也称为便携式动态心电图，记录日常活动情况下的心脏电活动。和运动心电图一样，它能提供较标准静息心电图更多的诊断信息。此外，Holter 心电图可记录间断发生的心律失常。

检查需要 24 h（大约 100000 个心动周期）。患者携带一个小记录器，记录器与胸部的双电极相连，患者保持日常活动，并记录活动内容和相关症状。

记录下每日进行的活动，用于比较分析患者的症状和活动的联系。

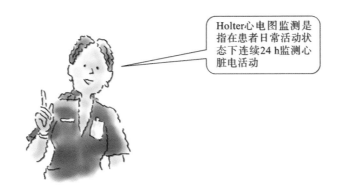

Holter心电图监测是指在患者日常活动状态下连续24 h监测心脏电活动

护理要点

- 告知患者切莫损坏记录器，不要断开导联线或拿掉电极。向患者演示正确检查记录器的方法。
- 告知患者进行 Holter 心电图监测期间不能洗澡或淋浴。还应避免使用电器，以免干扰监测结果。
- 向患者强调记录日常活动的重要性，无论是否存在异常症状。
- 评估心脏电活动情况将有助于进一步的治疗。

电生理检查

心脏电生理检查（EPS）常用于诊断异常心脏节律。该过程包括将 2 ～ 4 根临时电极导管送至右心腔。电极导管通常置于右心房上部、希氏束区、右心室顶部和右心室血液流出口区域（在肺动脉瓣下方），电极刺激（起搏）心脏并记录心脏传导和反应。

成人正常传导间期如下：HV 间期 35 ～ 55 ms、AH 间期 55 ～ 130 ms、PA 间期 20 ～ 50 ms。

护理要点

· 向患者说明电生理检查的目的是评估心脏的传导系统。指导患者在检查前至少 6 h 禁食水，告知患者这项检查需 1 ～ 3 h。

· 在检查前让患者排便。

· 常规监测患者的生命体征。如果生命体征不稳定，每 15 min 测量一次并告知医生。观察有无气短、胸痛、皮肤苍白，以及是否存在脉率、心律及血压的变化，绝对卧床休息 4 ～ 6 h。

· 检查穿刺部位有无出血。如有出血，则用手按压出血部位直至止血，再用绷带包扎，也常用透明敷贴覆盖。也可采用沙袋压迫，并告知患者穿刺点结痂前穿刺部位不要动。

· 加压绷带包扎并不适用于所有患者，沙袋现已不常使用，只是用来提示患者不要移动患侧而已。记住，穿刺时使用的是静脉通道，不是动脉通道。

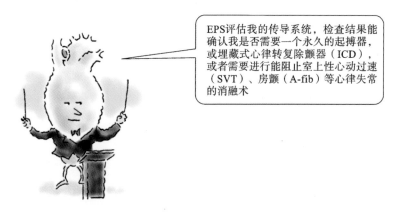

EPS评估我的传导系统，检查结果能确认我是否需要一个永久的起搏器，或埋藏式心律转复除颤器（ICD），或者需要进行能阻止室上性心动过速（SVT）、房颤（A-fib）等心律失常的消融术

（邓永鸿　译）

血流动力学监测

血流动力学监测用于评估心脏功能和确定治疗效果[10]。方法包括动脉血压监测、肺

动脉压（PAP）监测、心输出量监测和心导管检查。

动脉血压监测

在监测动脉血压时，导管经桡动脉或股动脉送入，以测量血压或抽取血样进行动脉血气分析。

显示波形

通过传感器将收缩和舒张期间的血流转换成波形，显示在示波器上。

护理要点

- 向患者和家属解释操作步骤，包括监测动脉血压的目的。
- 送入导管后，观察压力波形以评估动脉血压。导管连接压力传感器，将压力波形显示在监视器上。
- 评估穿刺部位有无红肿等感染的征象。如有，立即通知医生。
- 认真观察穿刺部位远端的神经血管情况，如有脉搏减弱、皮肤苍白发凉和运动障碍，应立即通知医生。如果患者主诉穿刺部位远端麻木和有刺痛感也应通知医生。
- 记录日期、时间、穿刺部位、使用的冲洗液类型、应用的敷料类型和患者对操作的耐受情况。

肺动脉压监测

持续肺动脉压（PAP）和间歇肺动脉楔压（PAWP）监测可提供有关左心室功能和前负荷的重要信息。这些信息有助于监测和辅助诊断、再评估、指导治疗和预测转归。

多腔，多功能

肺动脉压监测需使用肺动脉导管，又称 Swan-Ganz 导管，该导管包含多个腔：
- 气囊充气腔为导管末端的气囊充气，以测量 PAWP。
- 远端的腔与传感器连通时测量 PAP，气囊充气时测量 PAWP，还可以用于抽取混合静脉血标本。
- 近端的腔用于测量右心房压（中心静脉压）。
- 热敏电阻连接腔含有温度感受器，它能向计算机提供信息以计算心输出量。
- 另一个腔开口在右心室，为起搏器电极提供通路或用于测量混合静脉血氧饱和度（详见"正常肺动脉波形"）。

我掌握了

正常肺动脉波形

在肺动脉导管送入期间，监护仪上的波形随着导管通过心脏的不同部位而变化。

右心房

当导管尖进入右心房，即导管走行进入的第一个心腔时，监护仪上的显示如右图所示。注意两个小的向上的波形，a 波代表右心室舒张末压；v 波代表右心房充盈压。

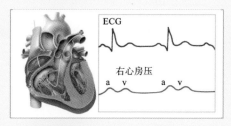

肺动脉压

导管漂浮进入肺动脉，产生的肺动脉压（PAP）波形如右图所示。注意向上的波形较右心室压力波形平缓，重搏波切迹代表肺动脉瓣闭合。

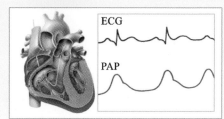

右心室

导管尖端到达右心室时，可看到一个尖的向上的收缩期波和低的负向舒张波，如右图所示。

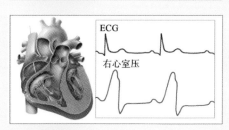

肺动脉楔压

导管继续漂浮进入肺动脉远支，球囊在血管细小至不能通过处楔住。监护仪显示肺动脉楔压（PAWP）波形为 2 个小的向上的波，如右图所示。a 波代表左心室舒张末压，v 波代表左心房充盈压。测压完成后放掉气囊内的气体，导管撤出肺动脉。

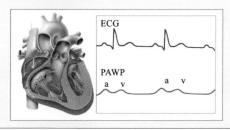

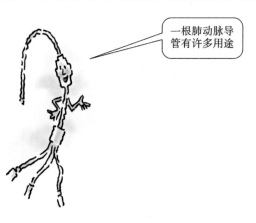

一根肺动脉导管有许多用途

正常值

PAP 监测的正常值如下：

- 右心房压——1 ~ 6 mmHg
- 右心室收缩压——20 ~ 30 mmHg
- 右心室舒张末压——<5 mmHg
- 肺动脉收缩压——20 ~ 30 mmHg
- 肺动脉舒张压——10 ~ 15 mmHg
- 平均肺动脉压——<20 mmHg
- 肺动脉楔压——6 ~ 12 mmHg
- 左心房压—— 约 10 mmHg

肺动脉压监测的适用范围

肺动脉压监测适用于血流动力学不稳定，需要补充液体或持续心肺评估，正在接受多种或频繁使用心脏活性药物的患者[11]。

肺动脉压监测对于休克、创伤、心肺疾病或多器官功能障碍的患者也有重要意义[11]。

护理要点

- 告诉患者此项检查是在清醒状态下进行的，由于局部麻醉（简称局麻），患者可能感觉到局部暂时的不适。送入导管约需要 30 min。肺动脉导管通过较粗的中心静脉置入，如颈内静脉、锁骨下静脉或股静脉（较少）。

- 送入导管后，用注射器给气囊充气以测量 PAWP。注意气囊充气不能大于 1.5 mL，因为过度充气可使肺动脉扩张导致血管破裂。气囊充气时间不能过长，否则可导致肺栓塞、缺血或破裂（少见）[10]。

- 记录 PAWP 后，冲洗管道，如果遇到困难应通知医生。

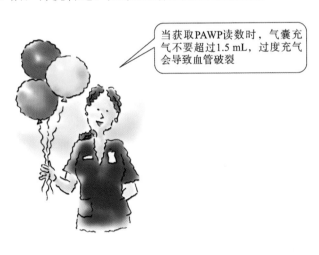

当获取PAWP读数时，气囊充气不要超过1.5 mL，过度充气会导致血管破裂

- 保持压力包 300 mmHg 的压力，以保证每小时 3 ~ 6 mL 的冲洗液流量。
- 如患者在导管置入期间出现发热，应通知医生，医生可能拔除导管并将其尖端送检验科做细菌培养。

操作要点

- 要确保三通连接正确、紧密。连接不紧可使气体进入系统或导致血液回流、静脉血漏出或压力读数不准。要确保血管径与导管的直径匹配（详见"识别血流动力学监测中的问题"）。
- 因为导管能够滑回进入右心室并刺激右心室，观察监护仪是否显示右心室压力波，以便及时发现问题。
- 为最大限度地减小心脏瓣膜损伤，将导管从肺动脉撤出到右心室或者从右心室撤出到右心房前，一定要将气囊放气。
- 敷料、管道、导管和冲洗方法可依据设备的使用情况进行规定。
- 记录日期、时间、穿刺部位、操作医生姓名、各心腔的压力波形和数值、测量 PAWP 时气囊充气量、在操作期间或操作后发生的心律失常情况、所使用冲洗液的类型和肝素浓度（如果有）、使用的敷料类型以及患者对操作的耐受情况。

表 4-2　识别血流动力学监测中的问题

以下为常见的血流动力学监测中的问题、可能的原因和处理方法[9, 12]。

问题	可能的原因	处理方法
无法冲管	三通位置不正确	确保三通在正确的位置
	压力包内压力低	确保压力包内压力在 300 mmHg
	压力管路扭曲	检查压力管路是否扭曲
	导管内有血凝块	尝试用注射器抽吸血块，如果管路仍不能冲开，通知医生，如果有必要，可准备更换管路。注意：千万不要用注射器去冲洗管路
波形衰减	气泡	使所有的管路紧密连接 清除管路或传感器中的气泡 检查并更换破损的设备
	导管内有血凝块	参考上面提及的"无法冲管"中的处理方法
	管路中有回血	确保三通位置正确；紧密连接各接口，更换破损的设备；提起快速冲洗瓣冲洗管路；如果血液回流入传感器，应更换传感器
	传感器位置不正确	始终让传感器保持在右心房水平，否则压力读数可能过高或过低
	动脉导管从血管中脱出或顶在血管壁上	如果顶在血管壁上，应转动导管。 尝试抽吸血液以判断导管在血管中的位置，如果抽不出血液，通知医生并准备更换管路。注意：在穿刺部位有血性渗出物表明可能存在导管脱位，应立即通知医生
	压力包内压力低	确保压力内压力在 300 mmHg

续表

问题	可能的原因	处理方法
不能获取肺动脉楔压（PAWP）图形	气囊破裂	如果注入空气时没有感觉到阻力，或者看到气囊充气腔有血液漏出，停止充气，并通知医生；如果导管仍在血管内，在充气腔上贴上"不要充气"的标识
	气囊内的气体量不对	使气囊放气，检查导管上正确容量的标记，用正确的容量慢慢地重新充气，为避免气囊破裂，气囊内的气体量千万不要大于标准容量
	导管异位	通知医生，拍胸片

心输出量监测

　　监测心输出量，即测定每分钟由心脏射出的血量，以评估心脏功能。心输出量的正常范围是 4 ～ 8 L/min。

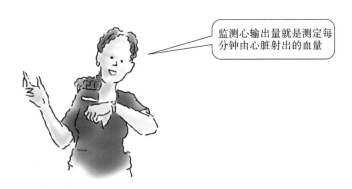

监测心输出量就是测定每分钟由心脏射出的血量

　　监测心输出量最常用的方法是热稀释法[10]，其他的方法包括菲克法（详见"计算心输出量"）和染色稀释试验。

　　专家建议

计算心输出量

　　计算心输出量（CO）的方法之一是菲克（Fick）法：该方法是通过测定流经肺脏前（静脉血）后（动脉血）的血氧含量计算心输出量。首先从肺动脉远端抽取静脉血，从桡动脉或股动脉抽取动脉血，测定血氧含量。然后使用特殊的肺活量测试计测量氧消耗量（每分钟进入肺的空气量）。

如果已经测量了氧消耗量，使用下面的公式计算 CO：

$$CO(L/min) = \frac{氧消耗量\ (mL/min)}{动脉血氧含量 - 静脉血氧含量}$$

如果没有测量氧消耗量，使用下面的公式计算 CO（必须输入当前的血红蛋白含量）（菲克法）：

$$CO(L/min) = \frac{135\ mL\ O_2/(min \cdot m^2(\ 或者\ BSA))}{13 \times Hgb \times [SaO_2 - SvO_2]}$$

低温或室温注射

运用热稀释法测定心输出量，通过肺动脉导管的近端将一定量的液体（通常为 $5 \sim 10\ mL$）注入右心房，液体的温度是冰点还是室温依赖于科室常规和患者的状况[10, 11]。

当指示液混合血液，通过右心室进入肺动脉时，导管上的热敏电阻将记录血流的温度变化。然后，计算机绘出随时间变化的温度曲线，并依据曲线下面积计算血流（详见"多普勒血流动力学监测"）。

多普勒血流动力学监测

经食管多普勒超声心动图是新近提出的一种非侵入性测量心输出量的方法。它通过插入患者食管的一个探针，测量经过心脏瓣膜或心室流出道的血流计算心输出量。

该方法不推荐给正在使用主动脉内球囊反搏，有严重主动脉狭窄，咽、食管或胃部疾病，或有出血问题的患者。

优点

该监测方法有几个优点：第一，该方法是非侵入性的。第二，该方法可在医生办公室、急诊科或手术室实时评估患者的血流动力学情况。最后，在检查期间可以活动或锻炼，而没有置入管道脱位的危险。

缺点

使用该方法很难使超声束和血流相匹配。如果超声束角度不正确，结果就会受到影响。图像的质量是另一种限制。由于探针的硬度原因，患者需要服用镇静药物。

心脏指数：更好的评估指标

考虑到患者的体型，心脏指数能更好地评估心输出量，用患者的心输出量除以体表面积（通过身高和体重计算）即得心脏指数。成人的心脏指数正常值为 2.2 ～ 4.2 L/(min · m²)，妊娠妇女为 3.5 ～ 6.5 L/(min · m²)。

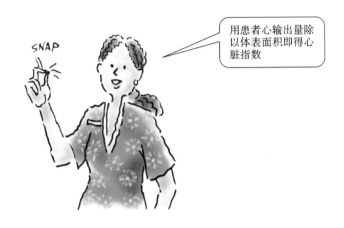

用患者心输出量除以体表面积即得心脏指数

护理要点

· 确保患者在测量期间不要移动，因为移动能导致测量上的误差。每一次测量时，不管是采用仰卧位还是半坐卧位，都需用同样的体位。每次更换体位，请患者休息 5 ～ 15 min，再进行测量[11, 13]。

· 至少每 2 h 测量一次心输出量并持续进行监测，特别是当患者正在接受血管活性药物、正性肌力药物治疗，增加或限制液体入量时。监控变化。

· 当患者血流动力学指标稳定，停用血管活性药物和正性肌力药物时，停止测量心输出量。

· 观察患者有无灌注不足的症状和体征，包括烦躁、疲劳、意识状态的改变、毛细血管充盈时间下降、外周脉搏减弱、少尿、皮肤苍白和湿冷。

· 为测定心输出量而注入的液体应计入患者的总摄入量。如果压力包保持 300 mmHg 的压力，动脉压力传感系统会以 3 mL/h 的流速滴注液体，这部分量同样也要计入总摄入量。

· 记录患者的心输出量、心脏指数和其他的血流动力学指标值，以及在测量期间患者的生命体征情况，还需记录在测量期间患者的体位。同样还要注意穿刺部位导管的长度，并进行标记，记录导管长度需精确到厘米（根据同样的标记可以帮助评估导管的位置）。

心导管检查

心导管检查时需将导管送入右侧、左侧或双侧心腔。

检查的目的

心导管检查可以测量心脏各腔内的血压和血流，也可用于确定心脏瓣膜功能、心壁收缩和心内分流情况，还可用于血液标本的采集和获得心室（心室造影）和血管（冠状动脉造影或血管造影）的诊断性影像资料。

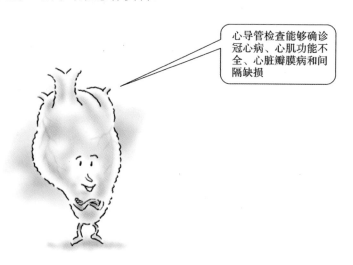

心导管检查能够确诊冠心病、心肌功能不全、心脏瓣膜病和间隔缺损

计算心输出量

应用热稀释法可以计算心输出量。这些数值可用于评估心脏瓣膜关闭不全或狭窄、间隔缺损、先天畸形、心肌的功能、血供，以及心壁运动。

常见诊断

心导管检查可确诊的常见病包括冠心病、心肌病、心脏瓣膜病和间隔缺损。

护理要点

护理接受心导管检查的患者时，应向患者讲清术中和术后的操作步骤，采取措施预防并发症的发生。

操作前

• 向患者解释该检查用于评估心脏和血管的功能。指导患者在操作前至少 6 h 禁食水。该检查一般需要 1 ～ 2 h，告知患者在操作期间可能会给予少量镇静剂。

• 告诉患者导管经上肢或下肢的动脉或静脉送入，在对穿刺部位进行局麻时，患者可能有一过性刺痛感。

• 告知患者通过导管注射造影剂时会产生一种潮热或恶心的感觉，但很快消失。按医嘱咳嗽或深呼吸。如果在操作期间发生胸痛会给予药物治疗。向患者说明会间断给予硝酸甘油以扩张冠状动脉和帮助显影。如有头痛，需告知工作人员。告知患者该检查的并发症如心肌梗死、血栓栓塞是非常少见的。

- 确认患者或家属已在知情同意书上签字。
- 询问患者是否对贝壳类、碘或其他诊断检查中使用的造影剂过敏并告知医生。接下来患者可能需要预防性使用药物，如苯海拉明和类固醇。
- 遵医嘱停用抗凝剂以减少出血的危险。
- 告知患者观察术后限制活动的情况和应采取的体位，如下肢伸直平卧 4～6 h。使用沙袋作为提示，提醒患者不要移动做检查的腿。
- 记录术前外周脉搏情况，注意其强度，标记外周脉搏位置以便术后检查。

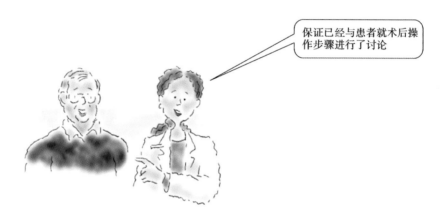

保证已经与患者就术后操作步骤进行了讨论

操作后

- 确定是否采用止血装置（如胶原塞或缝合器）闭合穿刺血管，如果使用了止血装置，应检查穿刺部位有无出血或渗血，红、肿或血肿形成。患者卧床休息 1～2 h。
- 如果未使用止血装置，应强制患者卧床休息 4～8 h。如果导管经股动脉穿刺，让患者下肢伸直 4～8 h；如果采用肘窝穿刺，保持上肢伸直至少 3 h；如果导管经桡动脉穿刺，24 h 内限制腕部活动。
- 前 2 h 每 15 min 监测生命体征 1 次，之后 2 h 每 30 min 监测 1 次，最后 2 h 每小时监测 1 次。如果没有血肿或其他问题，每 4 h 监测 1 次。如果体征不稳定，每 5 min 监测 1 次并通知医生。
- 连续观察穿刺部位有无血肿和失血，必要时加压包扎。如果是经桡动脉穿刺，在患侧肢体上包扎一个醒目的限制活动的标识至少 24 h。
- 检查患者穿刺部位远端的皮肤颜色、皮肤温度和外周脉搏。
- 遵医嘱给予静脉输液（输液速度通常为 100 mL/h）以促进造影剂排泄，监测有无液体过量的体征。
- 观察有无胸痛、气短、心律失常、头晕、出汗、恶心、呕吐或过度疲劳，如果有这些症状立即通知医生。

影像学检查

影像学和放射性检查可提供详尽的心脏影像和功能的信息，包括超声心动图、心脏MRI、心脏PET、心血池显像、^{99m}Tc焦磷酸扫描、铊扫描、多普勒超声和下肢静脉造影术。

超声心动图

超声心动图用于观察心脏结构的大小、形状和心脏运动。具体方法如下：将换能器放在声波窗口，置于患者胸部声波窗口（无骨骼和肺组织的区域）上，如剑突下切面。超声心动图亦称经胸超声心动图（TTE）。换能器向心脏发射声波，心脏结构反射这些声波。

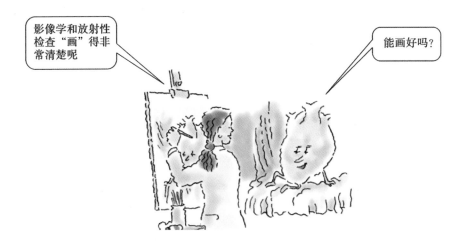

回声

换能器接收反射的声波，将它转化成电脉冲，重现在超声心动图仪的显示屏上，并记录在磁带或录像带上，最常用的超声心动图检查技术是 M 型（动态模式）超声心动图检查和二维超声心动图检查。

成像原理

在 M 型超声心动图检查中，单束铅笔样的超声波传向心脏，形成冰锥样垂直的心脏结构图像，这种方式对于准确观察心脏结构尤为重要。

扇形二维超声成像

在二维超声心动图检查中，超声束快速地弧形扫描，产生一个横截面呈扇形的心脏结构图像。这种技术可用于记录心壁运动和提供正确的心脏立体结构。在许多情况下，两种技术互为补充。

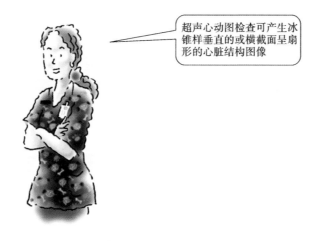

超声心动图检查可产生冰锥样垂直的或横截面呈扇形的心脏结构图像

经食管超声心动图 (TEE) 检查

在经食管超声心动图检查中，超声检查与内镜检查相结合可以提供更好的心脏结构图像（详见"TEE 详解"）。

TEE 详解

在 TEE 中，超声检查和内镜检查相结合可以提供更好的心脏结构图像。

如何做？

在内镜末端安装一小的换能器并送入食管，以便从心脏的后面获得心脏结构图像。因该检查无须穿透较深的组织，来自胸壁结构的干扰较少，故可以获得高质量的胸主动脉图像（被气管遮挡的升主动脉上端除外）。通常患者要采用局麻以防止呕吐反射，由于探针尺寸原因，患者还需注射镇静剂。

为什么要做？

TEE 被用于评估心脏瓣膜病变或修复的心脏瓣膜情况，也可用于诊断：

- 胸部和主动脉疾病
- 心内膜炎
- 先天性心脏病
- 心内血栓（一般在心脏复律前做）
- 肿瘤

在运动超声心动图检查和多巴酚丁胺负荷超声心动图检查中，二维超声心动图记录运动时或注射多巴酚丁胺时的心壁运动情况（详见"心脏负荷试验"）。

心脏负荷试验

运动超声心动图检查和多巴酚丁胺负荷超声心动图检查属于心脏负荷试验，能在运动或注射多巴酚丁胺期间通过二维超声心动图观察心壁运动的变化，并记录试验前后影像。心脏负荷试验常用于：

- 识别胸痛的原因
- 发现心脏畸形、梗阻或损伤
- 判定心肌梗死或评估心脏手术后心脏的功能
- 评估心肌灌注情况
- 测量心脏各腔
- 确定运动计划的极限

患者准备

患者准备做这些检查时，医护人员应做到以下几点：

- 向患者解释，该项试验可评估在压力下心脏的结构和功能。
- 告知患者在检查开始前至少 4 h 不要进食、吸烟或饮用酒和含咖啡因的饮料。
- 建议患者向其医生询问，检查前是否停用目前服用的药物。
- 告诉患者穿上下分体式病员服，因为检查时患者将脱掉腰以上所有衣服。
- 向患者说明，将在胸部和上肢放置电极片以记录检查前的心电图，用酒精清洁皮肤，以保证电极与皮肤紧密连接。
- 告诉患者平卧后记录第一份心电图，将在胸部涂抹传导凝胶，然后将一个特殊的换能器以不同的角度放置在胸部以获取不同部位的心脏影像。强调必须保持安静以免干扰图像。
- 告知患者完成试验需 60~90 min，医生将分析这些超声心动图以判断其心脏情况。

运动超声心动图检查

完成初始超声心动图检查后，如果要做运动超声心动图检查，医护人员要做到以下几点：

- 告诉患者应按指定的节奏在踏车上行走，以在预定时间内提高心率，达到预期心率后，躺下再行第二次超声心动图检查。
- 向患者解释在试验期间可感到劳累、出汗、轻度气短。如果症状严重或出现胸痛，检查须停止。

> - 告知患者检查期间将监测血压，检查完成后 10 min 内将继续监测血压、心电图。
>
> **多巴酚丁胺负荷超声心动图检查**
> 如果完成初始超声心动图检查之后要行多巴酚丁胺负荷超声心动图检查，医护人员要做到以下几点：
> - 向患者说明要建立静脉通道以注入多巴酚丁胺，告诉患者不需要运动而是通过注入药物来增加心率，当开始静脉穿刺时有些不适，在注入药物期间会感到心悸、气短和疲劳。
> - 告诉患者在注入多巴酚丁胺期间行第二次超声心动图检查，在达到预期心率后，行第三次超声心动图检查。
> - 告知患者检查期间将监测血压。

超声心动图异常

超声心动图检查可确诊二尖瓣狭窄、二尖瓣脱垂、主动脉瓣关闭不全、室壁运动异常和心包填塞（心包积液）。

护理要点

- 向患者说明操作步骤，让患者在检查期间保持静止，因为活动会干扰结果。告知患者要在胸部涂抹传导凝胶，并将换能器放置在传导凝胶上。因为需要施加压力以保持换能器与皮肤接触，患者可能会略感不适。
- 操作后，擦去皮肤上的传导凝胶。

心脏磁共振成像

心脏磁共振成像（MRI）又称心脏核磁共振成像，MRI 能够产生身体断层的高分辨率三维结构图像。它利用射频传输之后的核磁排列，从人体获得电磁信号。MRI 扫描仪记录电磁信号，并重构成详细的人体结构图。成像不受肺部或骨骼的干扰。

心脏瓣叶

MRI 可显示心脏瓣膜结构、心包畸形及进展、心室肥厚、心脏肿瘤、梗死组织、解剖和结构畸形。由于 MRI 不显影冠状动脉，故可用于监测缺血性心脏病的进展和治疗的效果。

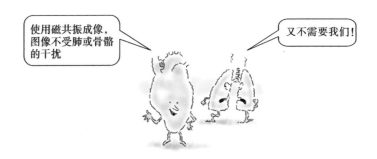

护理要点

- 告知患者在检查期间静卧不动。
- 告知患者，他将会听到巨大的噪声。
- 有任何问题，患者都可通过呼叫按钮通知工作人员。

取下首饰

- 嘱患者在检查前取下所有的贵重物品和其他的金属物品，携带外科手术夹、头皮静脉针头、起搏器、金属填充物、人工心脏瓣膜或其他金属物品的患者不能进行 MRI 检查。
- 允许患者进行适当活动。

心脏正电子发射断层成像（PET）

心脏正电子发射断层成像（PET）将 CT 和传统的放射性核素成像相结合。其工作原理是给患者注射放射性同位素，这些同位素放射出被称为"正电子"的粒子，PET 扫描器可探测到正电子并重建成图像。PET 的一个特殊优点是发射正电子的核素可通过化学方法标记在有生物活性的分子（如葡萄糖）上，以便观察组织对其摄取和在组织中的分布情况。

心脏 PET 被用于诊断冠状动脉疾病，评估心肌代谢和收缩功能，监测坏死心肌和存活心肌，特别是心肌梗死的早期。血流减少、糖消耗增加表明心肌缺血。血流减少、糖消耗降低表明心肌坏死、有瘢痕组织。正常情况下，缺血组织不能成像。

护理要点

- 警告患者在检查前需禁止吸烟和服用药物。
- 确认患者已在知情同意书上签字。
- 询问患者过敏史并报告。
- 告诉患者将为其连接监护仪。

- 告知患者在检查期间应安静平卧。
- 向患者说明，可能将通过注射、吸入或静脉输注的方法给予放射性药物。
- 告诉患者该检查常是无痛的。如果采用静脉输注方法，患者可能会因针头穿刺和止血带感到轻微不适。如通过吸入方法给予放射性核素，则是无痛的。

心血池显像

心血池显像（多门电路探测（MUGA）扫描）用于评估局部和整体的心室活动。在MUGA扫描期间，每一心动周期拍摄 14 ～ 64 张图像，产生连续的图像，像动态的视频图像一样评估局部的室壁运动和射血分数及其他心功能指标。

多种方法

MUGA扫描有多种方法。负荷MUGA试验在休息和运动后进行扫描，以确定射血分数和心输出量的变化。硝酸甘油MUGA试验用闪烁计数成像拍摄舌下给予硝酸甘油后的心动周期情况，以评估药物对心室功能的影响。

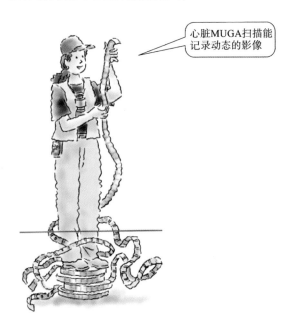

心脏MUGA扫描能记录动态的影像

护理要点

- 进行MUGA扫描的同时需监测心电图，将信号传输给计算机和照相机，确定心动周期。
- 如果心律失常引起心电图紊乱，应推迟检查。

^{99m} 锝（^{99m}Tc）焦磷酸扫描

^{99m}Tc 焦磷酸扫描，也称为热区显像或 PYP 扫描，通过显示新的心肌损伤的部位和大小来帮助诊断急性心肌损伤，尤其对透壁性心肌梗死有诊断价值。该检查最好在症状发作后 12 h 至 6 天进行。其还能帮助诊断右心室梗死，定位后壁心肌梗死，评估创伤、室壁瘤和心脏肿瘤，发现新近电休克如电除颤引起的心肌损伤。

热点扫描

检查时，给患者注入 ^{99m}Tc 焦磷酸（一种能被损伤细胞吸收的放射性物质），闪烁计数成像扫描心脏并显示受损伤的"热点"区域或明亮区域。热点的范围常与损伤区域相同。

护理要点

- 告诉患者，医生将在检查前 3 h 经手臂静脉注射 ^{99m}Tc 焦磷酸，该检查需要 45 min。告知患者此次放射性物质注射只引起短暂的不适感，放射性危害可以忽略不计。
- 告知患者在检查期间保持安静。
- 遵医嘱指导患者活动。

铊扫描

铊扫描也称为"冷点成像"，用于评估心肌血流和心肌细胞状况。该检查有助于确定心肌的缺血范围和梗死组织。也可评估冠状动脉、心室功能及心包填塞情况，可在发病数小时内发现梗死心肌（详见"理解铊扫描"）。

我掌握了

理解铊扫描

在铊扫描中，低灌注区域和缺血的细胞不能摄取同位素（^{201} 铊或 Cardiolite），故在扫描中显示冷点。正常铊扫描显示同位素在左心室均匀分布无缺损区（冷点）。

静息扫描的意义

为从梗死心肌中鉴别出正常组织，可遵医嘱在静息灌注扫描后行运动铊扫描。静息灌注扫描可区别心肌梗死后缺血区域、梗死区域或瘢痕区域。缺血心肌显示为可逆性缺损（冷点消失）。梗死心肌显示为不可逆的缺损（冷点持续存在）。

冷点成像

该检查使用 ^{201} 铊，一种与钾类似的放射性同位素，能放射 γ 射线。静脉注射后，同位素快速进入健康心肌组织，但进入低灌注区和受损细胞时非常缓慢。照相机计数 γ 射线并转换成图像。摄取同位素多的区域明亮，摄取少的区域暗淡称为冷点，冷点代表心肌灌注减少的区域。

护理要点

- 告诉患者在检查前 24 h，避免饮食过多、吸烟和剧烈活动。
- 如果准备行运动铊扫描检查，建议患者穿舒适的衣服或睡衣，鞋要松紧适宜或穿拖鞋。
- 检查完后，遵医嘱指导患者活动。

多普勒超声

多普勒超声检查是一种非侵入性操作，用于评估上肢、下肢、腹部大血管和颅外脑血管系统的血流。其原理是通过手持式换能器向动脉或静脉以及周围组织发射高频率声波。

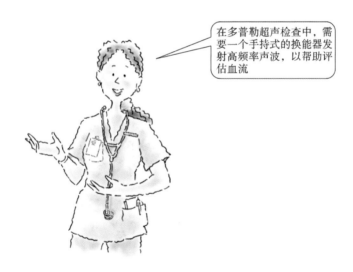

在多普勒超声检查中，需要一个手持式的换能器发射高频率声波，以帮助评估血流

两个步骤

首先，声波经血管和周围组织反射，在显示器上显示出相应的图像。其余的声波特异性地直接进入血管内进行分析。这些声波以一个频率碰到移动的红细胞后，以另一个频率反射回换能器。频率的变化即形成与血流速度相关的多普勒信号。血流的速度、方向和血流模式以光谱波形呈现在显示器上，血管的大小和形状也同样可以被测量。

多普勒诊断

多普勒超声检查可用于动脉和静脉疾病的诊断，如动脉粥样硬化性阻塞、动脉血栓或栓塞、动脉瘤、假动脉瘤、动脉夹层、先天性血管畸形、动静脉瘘、血栓性静脉炎和静脉功能不全。也可用于显示搭桥术前患者的动静脉图像，或用于评估和监测经股动脉或股静脉行侵入性检查后的并发症情况。

动脉分析

脉搏容积检测可与动脉多普勒超声检查协同进行。该检测可定量记录上、下肢各部分的动脉血流差异。将几个血压袖带绑在四肢，手持多普勒装置记录各袖带处血管收缩压和光谱波形，通过比较各血管段的不同，可判断是否存在外周血管阻塞，并明确阻塞的部位和程度。

护理要点

- 向患者解释该项检查，强调其为非侵入性操作，不会让人感到不适。
- 告诉患者，为了使声波传入身体组织，将在皮肤上涂抹水溶性凝胶。
- 核对相关检查以确定是否需用特殊指导或准备，告诉患者有些检查前需禁食。

下肢静脉造影术

下肢静脉造影术是一种下肢静脉的 X 线影像检查技术，通过注入造影剂评估下肢深静脉的情况。

适应证

该检查需患者暴露于相对高剂量的放射环境中，可能会导致患者出现一些并发症，如静脉炎、局部组织损伤和偶发性深静脉血栓形成（DVT），故不适用于常规筛查。常用于多普勒超声检查不能明确诊断的患者。

护理要点

- 确保患者已在知情同意书上签字。
- 询问患者过敏史并告知医生。
- 了解患者是否存在对碘、含碘食物或造影剂过敏。
- 告知患者造影剂相关的并发症极少发生，但如有恶心、严重烧灼感或瘙痒、咽喉或胸部发紧、呼吸困难等症状应立即报告。
- 遵医嘱中止抗凝治疗。

- 遵医嘱给予镇静剂。
- 告知患者禁食，检查前 4 h 只能饮水。
- 告知患者在注射造影剂时腿部可能会有烧灼感，在操作过程中也可能出现其他不适症状。
- 如果发现深静脉血栓形成，遵医嘱给予处理（行抗凝治疗，让患者卧床休息、双腿抬高或使用托架）。

参考文献

1. Jessup, M., Abraham, W. T., Casey, D. E., Feldman, A. M., Francis, G. S.,Ganiats, T. G., et al. (2009). Focused update: ACCF/AHA guidelines for the diagnosis and management of heart failure in adults: A report of the American College of Cardiology Foundation/American Heart Association Task Force on Practice Guidelines: Developed in collaboration with the International Society for Heart and Lung Transplantation. *Circulation*, 119(14), 1977–2016.

2. Sabatine, M. S., & Cannon, C. C. (2011). Approach to the patient with chest pain. In R. O. Bonow, D. L. Mann, D. P. Zipes, & P. Libby (Eds.). *Braunwald's heart disease*: *A textbook of cardiovascular medicine* (9th ed.). Philadelphia, PA: Saunders.

3. Braunwald, E., Antman, E. M., Beasley, J. W., Califf, R. M., Cheitlin, M.D., Hochman, J. S., et al. (2000). ACC/AHA Guidelines for the management of patients with unstable angina and non-ST-segment elevation myocardial infarction. A report of the American College of Cardiology/American Heart Association Task Force on Practice Guidelines. *Journal of the American College of Cardiology*, 36(3), 970–1062.

4. Barohn, R. J. (2007). Muscle diseases. In L. Goldman & D. Ausiello(Eds.), Cecil medicine (23rd ed.). Philadelphia, PA: Saunders Elsevier.

5. Patil, H., Vaidya, O., & Bogart, D. (2011). A review of causes and systemic approach to cardiac troponin elevation. *Clinical Cardiology*, 34(12), 723–728.

6. Lindenfeld, J., Albert, N. M., Boehmer, J. P., Collins, S. P., Ezekowitz, J.A., Givertz, M. M., et al. (2010). Executive summary: HFSA 2010 comprehensive heart failure practice guideline. *Journal of Cardiac Failure*, 16, 475–539.

7. Ryan, T. J., Antman, E. M., Brooks, N. H., Califf, R. M., Hillis, L. D.,Hiratzka, L. F., et al. (1999). 1999 update: ACC/AHA guidelines for the management of patients with acute myocardial infarction. A report of the American College of Cardiology/American Heart Association Task Force on Practice Guidelines. *Journal of the American College of Cardiology*, 34(3), 890–911.

8. Al-Khatib, S. M., LaPointe, N. M., Kramer, J. M., & Califf, R. M. (2003).What clinicians

should know about the QT interval. *Journal of the American Medical Association*, 289(16), 2120–2127.

9. Diehl, T. S., et al. (2007). *Hemodynamic monitoring made incrediblyvisual*. Philadelphia, PA: Lippincott Williams and Wilkins.

10. Doering, L. V. (1993). The effect of positioning on hemodynamics and gas exchange in the critically ill: A review. *American Journal of Critical Care*, 2, 208–216.

11. Bridges, E. J. (2006). Pulmonary artery pressure monitoring: When, how,and what else to use. *AACN Advanced Critical Care*, 17, 286–303.

12. Darovic, G. O. (2004). *Handbook of hemodynamic monitoring* (2nd ed.).Philadelphia, PA: Saunders Elsevier.

13. American Association of Critical Care Nurses. (2009). *AACN PracticeAlert: Pulmonary artery/central venous pressure measurement*. Retrieved from http://www.aacn.org/wd/practice/docs/pap-measurement.pdf.

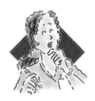

小测验

1. 为监测口服抗凝治疗，下列哪项检查是凝血酶原时间（PT）的标准化比值？（　　）

A. 血浆凝血酶时间

B. 国际标准化比值（INR）

C. 部分凝血活酶时间（PTT）

D. 活化的出血时间

答案：B。INR 是标准化测量 PT 的最佳方法，以监测抗凝治疗效果。

2. 对诊断心肌损伤最具特异性的检查是（　　）。

A. CK

B. CK-MB

C. 肌钙蛋白 I

D. 肌红蛋白

答案：C。肌钙蛋白 I 只存在于心肌中，对于诊断心肌损伤较其他检查更具有特异性。

3. 为什么要监测胸痛患者的心肌酶水平？（　　）

A.连续监测心肌酶水平可揭示心肌损伤的程度，有助于监测愈合过程

B.检测心肌酶有助于发现心肌损伤的部位

C.心肌酶水平下降有助于估计心肌损伤患者的康复时间

D.心肌酶结果将揭示患者是否真的胸痛

答案：A。连续测定心肌酶水平可明确是否有心肌损伤。

4.经食管超声心动图（TEE）检查是超声检查与下列哪种检查结合而成的？（　　）

A.心电图

B.经内镜下逆行胰胆管造影

C.内镜检查

D.乙状结肠镜检查

答案：C。在TEE检查中，超声检查和内镜检查相结合，可提供更佳的心脏结构图像。

5.评估血流的非侵入性方法是（　　）。

A.多普勒超声检查

B.静脉造影术

C.血管造影术

D.心导管检查

答案：A。多普勒超声检查通过高频率声波和换能器评估上肢、下肢、腹部大血管和颅外脑血管系统的血流。

评分

★★★　如果你5题全对，太棒了！测试结果为优秀。

★★　如果你答对4题，好。你的诊断水平一般。

★　如果你答对少于4题，不需要再次测试，重新学习下本章内容。

（胡德英　译）

5

治 疗

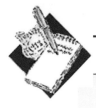

要点

在本章中，你将学到：
- 心血管疾病的治疗方法
- 心血管疾病患者特殊治疗前的准备
- 患者出院后的监测及家庭照护

心血管疾病的治疗方法概述

心血管疾病的治疗方法很多，一些引人注目的治疗方法如心脏移植和人工心脏植入已得到广泛关注。然而，应用更多的是一些常规治疗方法，包括药物治疗、手术治疗、球囊导管治疗、电除颤、同步电复律和起搏器植入。

药 物 治 疗

治疗心血管疾病的关键几类药物包括：
- 肾上腺素能药物
- 抗心绞痛药
- 抗心律失常药

- 抗凝剂
- 降压药
- 降血脂药物
- 利尿剂
- 溶栓剂

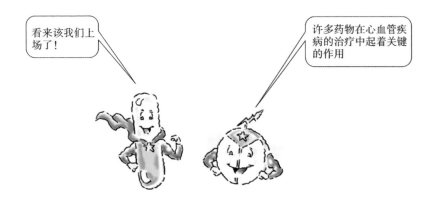

手 术 治 疗

尽管单器官移植和多器官移植已取得巨大的成功，免疫抑制治疗和心室辅助装置（VAD）也得到了很好的发展，但绝大多数患者还是接受了传统的手术治疗。心血管疾病的手术治疗包括冠状动脉旁路移植术（CABG）、微创冠状动脉旁路移植术（MIDCAB）、心脏移植、血管修复、瓣膜手术和心室辅助装置植入术。

冠状动脉旁路移植术（CABG）

CABG 是用自体移植物（通常使用大隐静脉或乳内动脉的一段）替代阻塞的冠状动脉，以恢复心肌供血，胸内动脉和桡动脉也常使用。CABG 的方法因患者的自身条件以及桥血管数量的不同而异。

旁路选择

最常用的旁路是主动脉 - 冠状动脉旁路，即将桥血管的一端缝合到升主动脉上，将另一端缝合在阻塞点的远端（详见"冠状动脉旁路移植术"）。

冠状动脉旁路移植术

患者接受全麻和机械通气后，旁路手术从桥血管的获取开始。手术医生在患者的大腿或腓肠肌处做一连串的切口，取出一段大隐静脉作为桥血管。很多医生喜欢用乳内动脉。

暴露心脏

一旦自体桥血管被获取，手术医生行胸骨切开术暴露心脏，然后开始体外循环。有时也可采取多个小切口代替传统的胸骨正中切口。

为了减少术中心肌耗氧量和保护心脏，手术医生向主动脉根部注射低温心脏麻醉液（高钾盐水溶液）诱导心脏低温和停搏。

精心缝合

当患者准备好后，手术医生将静脉桥血管的一端缝合到升主动脉上，将另一端缝合在阻塞血管的远端。静脉桥血管反方向缝合，以促进血液流动。手术医生按同一方法为每一段阻塞血管进行旁路移植。

下图显示闭塞的冠状动脉由大隐静脉进行旁路连接。

手术结束

当血管移植完成后，手术医生冲洗心脏上的心脏麻醉液，终止体外循环。然后，手术医生植入心外膜起搏器电极，留置胸腔引流管，关胸并使用无菌敷料覆盖。

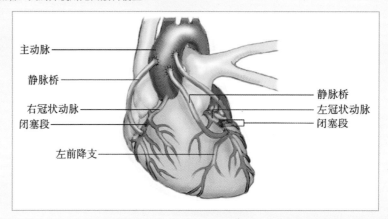

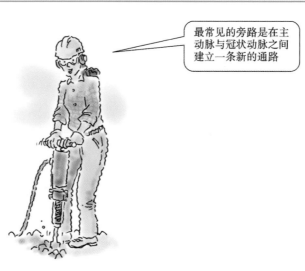

最常见的旁路是在主动脉与冠状动脉之间建立一条新的通路

CABG 的适应证

每年有超过 20 万的美国人（大部分为男性）接受 CABG 手术，它已成为心脏外科常见的手术之一。主要适用对象包括因动脉粥样硬化而引起严重心绞痛的患者和有心肌梗死高风险的冠状动脉疾病患者。成功的 CABG 手术能缓解心绞痛，改善心功能，提高患者的生活质量，使其恢复正常生活。

CABG 的局限性

尽管 CABG 可使约 90% 的患者疼痛缓解，但其长期效果不明确（详见"增强型体外反搏缓解心绞痛"）。桥血管闭塞和其他冠状动脉粥样硬化者可能需要再次手术。此外，因为 CABG 不能解决引起动脉阻塞的基础疾病，所以手术可能不能降低心肌梗死复发的风险。

增强型体外反搏缓解心绞痛

对常规治疗无效的反复发作的稳定型心绞痛患者，增强型体外反搏（EECP）可缓解疼痛，减轻冠状动脉缺血，提高活动耐量，促进侧支循环的建立。

EECP 的适应证

下列情况可考虑行 EECP：

- 不接受血管重建术或血管重建手术风险过高者。
- 经药物治疗或血管重建术后仍发生心绞痛的患者。
- 拒绝介入治疗者。

糖尿病患者适合 EECP，因其患心血管疾病的危险性增加，且血管重建术的疗效欠佳。

EECP 的工作原理

在 EECP 中，充气袖带被缠绕在患者的腓肠肌部，大腿和臀部下方。在舒张期袖带开始依次充气，从腓肠肌部开始，沿腿部向上，压缩腿部的动脉促进血液回流及冠状动脉灌注，类似于主动脉内球囊反搏（IABP）。在舒张末期，袖带压迅速降低，以降低血管的阻力，减轻心脏的负荷。EECP 还能够刺激狭窄或阻塞的冠状动脉的侧支循环建立。

与主动脉内球囊反搏相比，EECP 增加了静脉回流，增加了心脏的充盈压力，最终增加了心输出量。

EECP 的副作用

尽管少见，但是患者可能会经历腿部不适、挫伤、水疱以及频繁的袖带充气造成的皮肤破损。因为 EECP 增加了静脉回流，所以左心室射血分数低以及心力衰竭的患者在操作期间或之后应被密切监测有无肺充血或肺水肿的发生。

> **EECP 的其他用途**
>
> EECP 可用于其他心血管疾病的治疗。目前正在研究 EECP 用于治疗中至重度左心功能不全和心肌病的效果。也在观察其用于急性冠脉综合征和急性心肌梗死，直至血管再通的疗效。

患者准备

- 医生加强对手术的解释工作。
- 解释在重症监护室（ICU）或麻醉复苏室（PACU）可能会用到的复杂的设备和操作。
- 向患者解释，术后苏醒时是带着气管插管（ET），并且连接了呼吸机的。患者连接心电监护，并连接鼻胃管、胸腔引流管、留置导尿管、动脉测压管、心外膜起搏导线，也可能有肺动脉导管。告诉患者会有轻微的不适，并且这些设备将会尽快撤走。
- 与患者一起复习增加肺活量的方法，进行全范围关节活动训练；并教他们固定伤口。如果可能，患者宣教应在手术之前进行。
- 确保患者或者有责任能力的家庭成员签署了手术同意书。
- 术前，按医嘱为患者备皮。
- 临手术前，开始心电监护并协助置入肺动脉导管和建立动脉通道。一些医院习惯术前在手术室为患者置入肺动脉导管和建立动脉通道。

监护和术后护理

- CABG 后，监测有无血流动力学受损的表现，如严重的低血压、心输出量降低和休克。
- 按照病房常规要求开始复温。

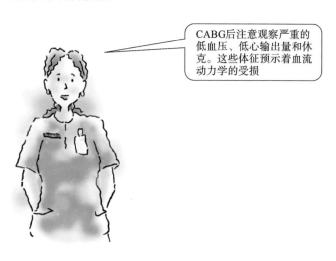

CABG后注意观察严重的低血压、低心输出量和休克。这些体征预示着血流动力学的受损

• 每 5 ～ 15 min 检测并记录患者的生命体征和血流动力学参数直到患者的情况稳定。根据医嘱使用药物，并依据患者反应调节滴速。

• 连续监测心电图，观察心率和心律有无紊乱。如果发现严重的心律失常，应立即通知医生并准备心外膜起搏器，如有必要，进行心脏电复律或电除颤。

观察各种参数

• 保证充足的心肌灌注，保持动脉血压在医生设定的范围内。通常平均动脉压（MAP）小于 70mmHg 提示组织灌注不足；MAP 大于 110mmHg 可能引起出血和桥血管破裂。遵医嘱监测肺动脉压（PAP）、中心静脉压（CVP）、左房压和心输出量。

• 经常检查患者的外周脉搏、毛细血管充盈时间、皮肤温度和颜色，并听诊心音，发现异常及时报告。

• 通过检查呼吸音、胸廓运动幅度和胸廓扩张是否对称来评估组织氧合情况。每 2 ～ 4 h 监测动脉血气，并调整呼吸机参数使动脉血气维持在规定范围内。

• 维持胸腔引流管在规定的负压范围（通常是 $-10 \sim -40$ cmH_2O）内，定期检查有无出血、引流过多（超过 200mL/h）、引流突然减少或中断。

记录液体出入量

• 监测患者的液体入量与出量，评估有无电解质失衡，尤其是有无低钾血症和低镁血症。术后每小时观察患者的尿量，病情稳定后可减少监测频率。

• 如果患者伤口疼痛严重，遵医嘱给予止痛药或其他药物。

• 在整个术后恢复期间，观察有无卒中、肺栓塞、肺炎和肾灌注受损的症状和体征。

• 在患者脱离呼吸机和拔除气管插管后，开始进行肺部理疗。锻炼肺活量，鼓励患者固定伤口、咳嗽、勤翻身以及深呼吸。遵医嘱进行全范围关节活动来改善末梢血液循环情况及预防血栓形成。

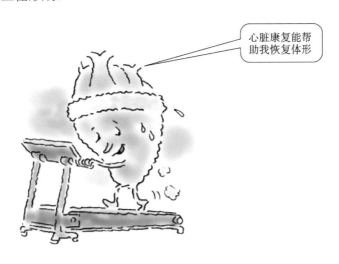

心脏康复能帮助我恢复体形

术后问题

- 向患者解释在开胸手术后，常有心包切开术后综合征出现。告知患者各种症状和体征，如发热、肌肉和关节疼痛、乏力及胸部不适。术后短暂的轻度体温上升是正常的生理反应。但是，一旦降温药物对患者不起作用时，就需要严密监测体温并及时报告。

- 做好术后患者出现抑郁症状的准备，抑郁也可能在出院几周后才会发生。告知患者这种抑郁是正常的且很快会过去。

- 恢复肠鸣音后才能经口进食。从流质饮食开始，然后根据耐受情况，遵医嘱增加饮食。告诉患者应限制钠盐和胆固醇的摄入，并解释这种饮食能够降低动脉再阻塞的风险。

- 监测术后并发症，如卒中、肺栓塞、肺炎和肾灌注受损。

- 允许患者逐步增加活动量（详见"心脏康复"）。

- 观察伤口有无感染和渗液。

- 为患者及其家庭提供支持，以适应康复过程和生活习惯的变化（详见"CABG术后宣教"）。

- 监测心电图的波形，评估心律失常，如低镁血症引起的尖端扭转型室性心动过速和低钾血症引起的的室性期前收缩。

心脏康复

心脏康复是一种旨在监测和提高心血管的状态，并帮助患者学习如何处理心脏病的训练项目。

心脏康复的项目包括：

- 个体化的锻炼方案
- 饮食、营养和体重控制
- 压力管理
- 降低危险因素
- 控制血脂

根据患者的需要及耐受能力，每周对心脏康复项目进行调整。康复期内连续监测心率、血压和症状。根据患者的个体需求提供宣教。

家庭护理

CABG 术后宣教

患者出院前指导他们：

- 出现任何感染（发红、肿胀、腿部或胸部伤口渗液、发热或喉咙痛）或者冠状动脉再阻塞症状（心绞痛、头晕、呼吸困难、脉搏过速或不规则，或者运动恢复时间延长），立即告知医生。

- 每周体重增加超过 3 磅（1.4 kg）时立即告知医生，患者有可能进展为充血性心力衰竭。
- 控制饮食，尤其是钠盐和胆固醇的摄入。
- 保持运动和休息的平衡，每晚至少有 8 h 的睡眠时间，每天午后安排短暂的休息时间，每次体力活动劳累后也需经常休息。
- 遵医嘱参加一种运动项目或者心脏康复项目。
- 适应生活方式的改变（戒烟、改善饮食结构、规律锻炼）来减慢动脉粥样硬化的进展。
- 联系社区心脏康复俱乐部和美国心脏协会来获取信息和帮助。
- 确保患者了解药物的剂量、服用方法以及可能存在的副作用。
- 指导患者找心脏病医生、外科医生和初级保健医生复诊。

微创冠状动脉旁路移植术

不久前，实施心脏手术前需要心脏停搏，并使用体外循环来供氧、使血液循环。但是现在，微创冠状动脉旁路移植术（MIDCAB）可以通过小切口入路，在跳动的心脏上进行手术。患者只需要右肺通气，辅以少量药物，如使用 β 受体阻滞剂来减慢心率，减少手术期间心脏的活动。

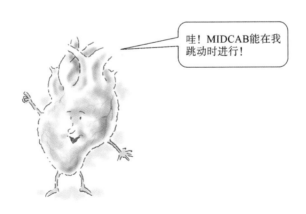

MIDCAB 的优点

MIDCAB 的优点包括住院时间、麻醉时间短，术后并发症（如感染）少，拔管早，费用少，创口小，能更早地返回工作岗位。适合 MIDCAB 的患者包括左前降支近端病变、右冠状动脉以及旋支病变者。

患者准备

· 告诉患者手术过程并回答他们的问题，告诉他们将在手术室或者在术后 2 ～ 4 h 拔出气管插管。

· 指导患者固定伤口、咳嗽和深呼吸，并使用肺活量计测定肺活量。

· 解释术后止痛药的应用，并尽可能使用非药物方法来控制疼痛。

· 告知患者术后第一天可在帮助下走路，并可在术后 48 h 内出院。

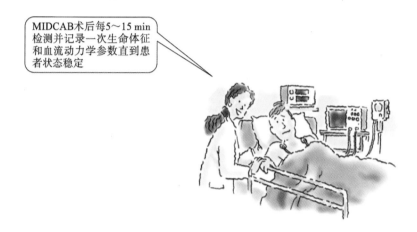

MIDCAB术后每5～15 min 检测并记录一次生命体征和血流动力学参数直到患者状态稳定

监测和术后护理

· MIDCAB 术后，监测有无血流动力学受损的体征，如严重的低血压、心输出量下降和休克。

· 每 5 ～ 15 min 监测并记录患者的生命体征和血流动力学参数，直到患者的状态稳定。遵医嘱用药并根据患者反应调节滴速。

· 连续监测心电图以发现心率和心律的异常。一旦发现严重的异常，应立即通知医生并准备心外膜起搏器，如有必要，进行心脏电复律或电除颤，因为最常见的心律失常是房颤。

· 保证充足的心肌灌注，保持动脉压在医生设定的范围内。通常，平均动脉压（MAP）小于 70mmHg 提示组织灌注不足；MAP 大于 110mmHg 可能引起出血及桥血管破裂。如果有肺动脉导管植入，则监测 PAP、CVP、左房压和心输出量。

· 经常评估患者的四肢脉搏、毛细血管充盈时间、皮肤温度和颜色，并听诊心音，记录任何异常情况。

· 通过检查呼吸音、胸廓运动幅度和胸廓运动是否对称来评估组织氧合情况。

· 监测患者的液体出入量，评估有无电解质失衡，尤其是低钾血症和低镁血症。

术后每小时评估患者的尿量，病情稳定后可减少监测频率。

· 给予止痛药，如果合适应鼓励患者使用自行控制的镇痛泵。

· 在整个术后恢复期间，观察有无卒中、肺栓塞和肾灌注受损的症状。

· 进行肺部理疗和肺活量锻炼，鼓励患者固定伤口、咳嗽、勤翻身以及深呼吸。遵医嘱协助其进行全范围关节活动训练来改善末梢循环情况及预防血栓形成。

· 向患者解释在心内直视术后常有心包切开术后综合征出现。告知患者各种症状和体征，如发热、肌肉和关节疼痛、乏力以及胸部不适等。

· 做好术后患者出现抑郁症状的准备，抑郁也可能在出院几周后才会发生。告知患者这种抑郁是正常的且很快会过去。

· 直到肠鸣音恢复才能经口进食。从流质饮食开始，然后根据耐受情况，遵医嘱增加饮食。告诉患者应限制钠盐和胆固醇的摄入，并解释这样能够降低动脉再阻塞的风险。

· 监测术后并发症，如卒中、肺栓塞、肺炎和肾灌注受损。

· 遵医嘱允许患者逐渐增加活动量。

· 观察伤口有无感染和渗液。

· 为患者及其家庭提供支持，以帮助他们应对康复和生活方式的改变（详见"MIDCAB 术后患者的宣教"）。

家庭护理

MIDCAB 术后患者的宣教

对 MIDCAB 术后准备出院的患者，给予下列指导：

· 继续坚持住院期间开始的训练，并逐渐增加训练强度。

· 做咳嗽和深呼吸锻炼（用枕头固定伤口来减轻疼痛），使用肺活量计监测肺部并发症的发生情况。

· 避免在接下来的 4 ~ 6 周提超过 10 磅（4.5 kg）的物品。

· 2 ~ 4 周后再恢复性生活。

· 每天检查伤口，如果有感染体征（发红、引流物发臭、肿胀）或者桥血管闭塞（慢速、快速或者不规则脉搏，心绞痛，眩晕，呼吸困难），立刻告诉医生。

· 进行必要的伤口护理。

· 适应生活方式的改变。

· 遵医嘱服药，并向医生报告药物副作用。

· 考虑参加心脏康复项目。

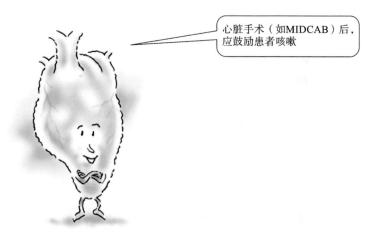

心脏手术（如MIDCAB）后，应鼓励患者咳嗽

心脏移植

心脏移植是用供者的心脏来替换受者的心脏，用于治疗预后不良，预计存活时间为6～12个月，且生活质量差的终末期心脏病患者。典型的心脏移植对象是症状无法控制，且无法手术治疗的患者。

并发症

心脏移植不能保证治愈。严重的术后并发症包括感染和组织排斥。大多数患者在术后经历了这其中一种或两种并发症。

排斥与感染

排斥反应通常发生在术后6周内，但是在这之后仍有可能发生（直到术后1年）。患者需要接受单克隆抗体以及免疫抑制剂治疗。免疫抑制剂的应用使患者处于致命的感染风险中。

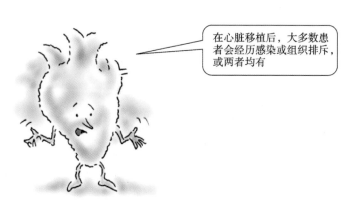

在心脏移植后，大多数患者会经历感染或组织排斥，或两者均有

患者的准备

- 再次向患者强调医生关于手术的解释。
- 解释在 ICU 或 PACU 可能会用到的复杂的设备和操作。
- 向患者解释，术后苏醒时是带着气管插管，并且连接了呼吸机的。患者将连接心电监护，并连接鼻胃管、胸腔引流管、留置导尿管、动脉测压管和心外膜起搏导线，也可能有肺动脉导管。告诉患者可能会有轻微的不适，且这些设备将会尽快拔除。
- 让患者复习肺活量计的使用和关节锻炼的方法。
- 确保患者或有责任能力的家庭成员签署了知情同意书。
- 术前遵医嘱为患者备皮。
- 临手术前，开始心电监护并协助置入肺动脉导管和建立动脉通道。一些医院习惯术前在手术室为患者置入肺动脉导管和建立动脉通道。

监测和术后护理

- 给予患者及家属精神上的支持。通过讨论手术过程、可能的并发症、移植后的影响，以及移植后需长时间康复等问题来缓解他们的恐惧。
- 术后保持相对隔离。
- 给予免疫抑制剂治疗，严密监测患者有无感染的体征。由于使用免疫抑制剂能掩盖感染的体征，患者感染后可能只有轻微症状。
- 每 15 min 记录生命体征直至病情稳定，并评估患者有无血流动力学的损害，如低血压、心输出量减少及休克。
- 如有必要，术后 24 ~ 48 h 使用硝普钠来控制血压。多巴胺能增加心肌收缩力和肾灌注。
- 可能需要生理盐水、代血浆或血液制品补充血容量以维持 CVP。监测患者容量负荷过重的症状和体征，如水肿、颈静脉怒张及肺动脉压升高。
- 肺动脉压升高的患者可以使用前列腺素 E 来舒张肺血管及降低右心室后负荷。
- 监测心电图来观察心律失常。
- 保持胸腔引流管在指定的负压范围内，定时观察有无出血或引流中断的情况。

观察身体其他异常情况

- 密切观察患者有无组织排异反应的体征（心电图显示电活动减弱、电轴右偏、房性心律失常、传导阻滞，体重增加、嗜睡、心室衰竭、颈静脉怒张以及 T 细胞计数增加）。
- 牢记去神经心肌或者去神经化的影响（心脏移植中迷走神经被切断），会使药物依酚氯铵（腾喜龙）和抗胆碱能药（阿托品）失效（详见"心脏移植后患者的健康教育"）。

家庭护理

心脏移植后患者的健康教育

在心脏移植患者出院之前，应指导其：

- 继续坚持住院期间开始的训练，并逐渐增加训练强度。
- 做咳嗽和深呼吸锻炼（用枕头固定伤口来减少疼痛），并且使用肺活量计监测肺部并发症的发生情况。
- 避免在接下来的 4 ~ 6 周提超过 4.5 kg 的物品。
- 2 ~ 4 周后再恢复性生活。
- 每天检查伤口，如果有感染体征（发红、发臭、肿胀、发热或者极度疼痛），立刻告诉医生。
- 进行必要的伤口护理。
- 适应生活习惯的改变。
- 按医嘱服药（这将是终生的），并将出现的药物副作用告知医生。
- 按指导参加心脏康复训练。
- 有胸痛或者气促立即报告医生。
- 避免到人群拥挤的地方，避免与任何有感染性疾病的人接触。
- 按要求定时复诊。
- 接种流感疫苗。
- 接种肺炎疫苗。
- 勤洗手。

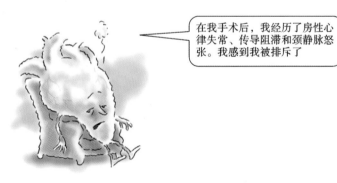

在我手术后，我经历了房性心律失常、传导阻滞和颈静脉怒张。我感到我被排斥了

血管修复

血管修复包括动脉瘤切除术、动脉瘤腔内隔绝术、移植术、球囊取栓、腔静脉滤器

置入术、动脉内膜切除术、静脉剥离以及静脉消融。手术的类型取决于血管闭塞或损伤的类型、位置和范围（详见"血管修复的类型"）。

血管修复的类型

修复损伤或病变血管有几种方案，包括主动脉瘤修复术、腔静脉滤器置入术、球囊取栓术以及旁路移植术。

主动脉瘤修复术

主动脉瘤修复术包括切除或隔绝主动脉的动脉瘤部分。外科医生首先做一个切口暴露动脉瘤部位。如有需要，患者需要体外循环支持。接着，外科医生夹闭主动脉，切除动脉瘤，并且修复损伤部位的主动脉。可能会使用人造血管。

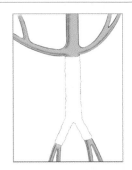

腔静脉滤器置入术

腔静脉滤器可捕获腔静脉里面的血栓，阻止它们到达肺血管。通过导管经皮置入的腔静脉滤器（滤网或滤伞），在捕获血栓的同时不影响静脉血流过。

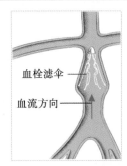

血栓滤伞

血流方向

球囊取栓术

为了将血栓从动脉移除，需要行球囊取栓。在手术过程中，外科医生将尖端带着气囊的留置导管插入动脉中，并穿过血栓（如左图所示）。然后将气囊充气并撤回导管来移除血栓（如右图所示）。

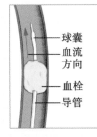
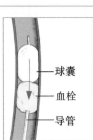

球囊
血流方向
血栓
导管

球囊
血栓
导管

旁路移植术

旁路移植术可为粥样硬化所致的阻塞动脉建立旁路。在暴露病变血管后，外科医生将人造血管或者自体桥血管绕过阻塞的动脉段来转移血流。自体桥血管可以是从患者体内获取的一条动脉或者静脉。右图展示的是股 - 腘动脉分流术。

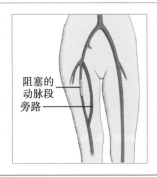

阻塞的动脉段旁路

挽救肢体

血管修复可以用来治疗：
- 动脉粥样硬化或血栓栓塞症（如主动脉瘤或动脉闭塞性疾病）、外伤、感染或者先天性缺陷导致的血管损伤。
- 严重危及循环的血管阻塞。
- 对药物治疗或者非外科手术治疗（如球囊导管）无效的血管性疾病。
- 危及生命的主动脉夹层或主动脉瘤破裂。
- 危及肢体的急性动脉闭塞。

血管修复的并发症

所有血管手术都有发生血管损伤、栓塞、出血、感染以及其他并发症的可能性。血管旁路移植术风险更高，因桥血管会发生阻塞、狭窄、扩张以及破裂。

患者的准备

- 确保患者及其家属了解医生关于手术的说明以及可能的并发症。
- 确保知情同意书已签署。
- 告知患者将接受全身麻醉，醒后来会发现自己在 ICU 或 PACU。告知患者将有静脉置管，有用于持续心电监护的电极片，还可能有动脉穿刺置管和肺动脉导管来持续监测压力，以及留置导尿管来精确记录尿量。必要时，会使用气管插管以及呼吸机辅助呼吸。

检查血流

- 术前对血管进行全面的评估，确定一个生命体征的基线。评估血流的强度和声音，脉搏的对称性，注意杂音。记录患者手脚的温度，以及对运动和感官刺激的敏感性，观察皮肤是否苍白、发绀或发红。以 0（无脉搏）～ 4 级（洪脉）记录周围脉搏的容积和强度。通过按压指（趾）甲使其变白的方式检查毛细血管充盈时间，正常的毛细血管充盈时间应该少于 3 s。
- 遵医嘱指导患者术前 12 h 禁食水。

保持警惕

- 如果患者在等待进行主动脉瘤修复术，对急性主动脉夹层和主动脉瘤破裂的症状和体征应保持警惕。特别是在突然出现胸部、腹部及下背部剧烈撕裂样疼痛、极度虚弱、出汗、心动过速或者血压急剧下降时。如果有任何这样的症状和体征发生，立即通知医生。

监护与术后护理

· 每隔 15 min 监测和记录患者的生命体征直到病情稳定，然后每隔 30 min 监测记录 1 h，之后的 2 ～ 4 h 每小时监测记录。有血压增高或者血压降低时应立即汇报。

· 听诊心音、呼吸音以及肠鸣音，汇报异常发现。监测心电图有无心率、心律的异常。同时也监测其他测压读数，并仔细记录液体出入量。

· 定期检查患者衣服，观察有无过多的渗血。

· 评估患者的神经系统和肾功能，报告异常情况。

· 如有伤口疼痛，按医嘱给予止痛药。

· 经常评估外周血管脉搏，如果触诊困难可应用多普勒超声仪。在多普勒超声仪检测出信号的皮肤表面做上标记。检查双侧肢体的肌力、活动度、颜色、温度以及毛细血管充盈时间。

· 更换病员服并遵医嘱进行伤口护理。调整体位以避免压迫桥血管，减轻水肿。遵医嘱给予抗血栓治疗，监测相关实验室指标评估效果。

· 评估并发症，及时上报相关的症状和体征（详见表 5-1 "血管修复的并发症"）。

表 5-1 血管修复的并发症	
在患者进行血管修复后，监测这些潜在并发症。	
并发症	症状和体征
肺部感染	· 发热
	· 咳嗽
	· 肺淤血
	· 呼吸困难
	· 异常的肺部呼吸音
	· 疲劳
	· 不安
感染	· 发红
	· 局部发热
	· 渗液
	· 疼痛
	· 发热
	· 心率增快
	· 高血压或低血压
	· 不安
	· 微量白蛋白尿
肾功能不全	· 少尿
	· 血尿素氮和肌酐水平升高
闭塞	· 周围动脉搏动减弱或消失

并发症	症状和体征
	·感觉异常
	·严重疼痛
	·发绀
	·桥血管的多普勒信号消失
出血	·低血压
	·心动过速
	·坐立不安和意识模糊
	·浅呼吸
	·腹痛
	·腹围增加
	·昏睡

·随着患者病情好转，如情况允许，可逐步脱离呼吸机。为了防止肺部感染，鼓励患者多咳嗽、翻身以及深呼吸。

·遵医嘱协助患者做全范围关节活动锻炼来防止血栓形成。帮助患者尽早下床活动，以预防久卧导致的并发症。

·为患者及其家庭提供支持，以帮助他们应对康复和生活方式的改变（详见"血管修复后患者的宣教"）。

家庭护理

血管修复后患者的宣教

在出院之前，指导患者：

·每天早上起床之前检查患肢的脉搏（或由家庭成员来做），如果不能感受到脉搏或者患者四肢寒冷、苍白、麻木、刺痛或者疼痛，立即通知医生。

·坚持住院期间开始的训练，并逐渐增加训练强度。

·做咳嗽和深呼吸锻炼（用枕头固定伤口来减轻疼痛），并且使用肺活量计监测肺部并发症的发生情况。

·避免在接下来的 4～6 周提超过 4.5 kg 的物品。

·每天检查伤口，有任何感染的症状和体征立即通知医生。

·遵医嘱服药，有不良反应报告医生。

·如果患者接受华法林（香豆素）治疗，则需遵守实验室常规，监测国际标准化比值 (INR)。

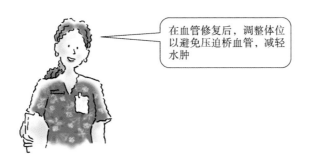

在血管修复后，调整体位以避免压迫桥血管，减轻水肿

瓣膜手术

瓣膜手术的类型包括瓣膜成形术（瓣膜修复）、交界切开术（分离粘连增厚的二尖瓣瓣叶）和瓣膜置换术（机械瓣或生物瓣）。

预防

瓣膜手术主要用于预防瓣膜狭窄或关闭不全且症状严重不能控制的患者心力衰竭的发生。

压力点

由于在收缩期间，左心室的压力增高，瓣膜狭窄和关闭不全通常会影响二尖瓣和主动脉瓣。其他瓣膜手术的适应证取决于患者的症状和瓣膜被影响的程度：

• 主动脉瓣关闭不全——出现心悸、头晕、劳累后呼吸困难、心绞痛和杂音等症状或胸部 X 线检查和心电图显示左心室肥大，可行瓣膜置换术。

• 主动脉瓣狭窄——可能没有任何症状；心导管检查显示瓣膜显著狭窄，可行瓣膜置换术 (或球囊瓣膜成形术)。

• 二尖瓣狭窄——如果出现疲劳、呼吸困难、咯血、心律失常、肺动脉高压或右心室肥大，可行瓣膜成形术或交界切开术。

• 二尖瓣关闭不全——当出现呼吸困难、疲劳、心悸等症状，且影响患者正常活动，或出现急性功能不全（如乳头肌破裂）时，可行瓣膜成形术或瓣膜置换术。

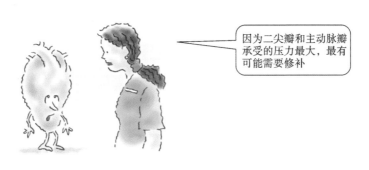

因为二尖瓣和主动脉瓣承受的压力最大，最有可能需要修补

并发症

　　虽然瓣膜手术的死亡率低,但可以引起严重的并发症。出血,可能由未被结扎的血管、抗凝治疗或体外循环引起的凝血障碍造成。卒中,可由紊乱的血流通过人工瓣膜时形成的血栓,或在体外循环时大脑灌注不足而引起。细菌性心内膜炎,可能在瓣膜置换术后几天或几个月内出现。瓣膜功能障碍或失功,可在人工瓣膜破损时出现。

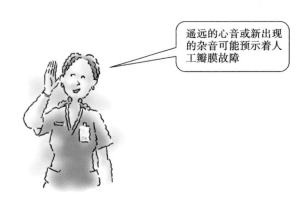

遥远的心音或新出现的杂音可能预示着人工瓣膜故障

患者准备

- 必要时,加强和补充医生对手术过程的解释。
- 确保患者已签署知情同意书。
- 告诉患者,他会在 ICU 或 PACU 醒来,并连接有心电监护、静脉通道、动脉置管,还可能有肺动脉导管或者左心房测压管。
- 向患者解释,他将会通过气管插管由呼吸机辅助呼吸,并留置胸腔引流管。

监控和术后护理

- 密切监测患者有无血流动力学异常。尤其需要观察是否有严重低血压、心输出量下降和休克。每 15 min 检查和记录生命体征,直到病情稳定。经常听诊心音,如出现遥远的心音或新的杂音,提示可能是人工瓣膜故障。
- 持续心电监护,观察有无心率或心律失常,如心动过缓、室性心动过速和传导阻滞,这种异常表明可能有传导系统的损伤,可发生在距离心房较近的置换瓣膜,或距离房室结较近的置换的二尖瓣。心律失常也可能由心肌兴奋或缺血,水、电解质失衡,低氧血症或体温过低引起。如果发现严重异常,通知医生,准备好临时心外膜起搏器。

循环系统监测

- 采取措施使患者的血压维持在 70 ~ 100mmHg,遵医嘱监测 PAP 和左心房压。
- 经常评估患者周围血管搏动、毛细血管充盈时间、皮肤温度和颜色,并听诊心音。

通过检查呼吸音、胸廓运动幅度和胸部扩张的对称性，来评估组织氧合情况。如有异常通知医生。

呼吸功能检查

- 每 2 ～ 4 h 查动脉血气，按需调整呼吸机设置。
- 维持胸腔引流管在规定的负压范围（成人通常为 − 10 ～ − 40 cmH$_2$O）内。经常评估胸腔引流管是否引流出血性液体，是否引流过多（大于 200 mL/h）、引流突然减少或中断。

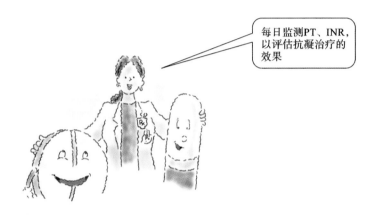

每日监测PT、INR，以评估抗凝治疗的效果

观察要点

- 根据医嘱使用镇痛剂、抗凝剂、抗生素、抗心律失常药、正性肌力药、升压药，同时给予静脉输液和血液制品。监控液体出入量，评估有无电解质失衡，尤其是低血钾。抗凝治疗开始时，通过每天评估凝血酶原时间(PT)与国际标准化比值(INR)来评估疗效。
- 在停用呼吸机、拔出气管插管后，进行胸部物理治疗。使用肺活量计测定肺活量，并鼓励患者固定伤口、咳嗽、勤翻身和深呼吸。
- 在整个恢复期，都要严密观察有无并发症（详见"瓣膜手术后患者的宣教"）。

家庭护理

瓣膜手术后患者的宣教

出院前，指导患者：

- 出现胸痛、发热、发红、肿胀或伤口渗液，立即报告。
- 如果有心力衰竭的症状或体征（体重增加、呼吸困难或水肿），立即通知医生。

- 如果有心包切开后综合征的症状或体征（发热、肌肉和关节疼痛、虚弱或胸部不适），通知医生。
- 遵医嘱服药并报告副作用。
- 控制饮食，尤其要限制钠盐和脂肪的摄入。
- 保持运动和休息的平衡。
- 遵医嘱执行运动或康复计划。
- 在进行手术或牙科操作前，告知牙医及其他医生有人工瓣膜手术史，并预防性使用抗生素。
- 定期复诊。

心室辅助装置植入术

心室辅助装置（VAD）是植入性的辅助衰竭心脏的设备。它由血泵、管路及充气式或电驱动装置组成。

增加心输出量，减少做功

VAD 可为心力衰竭的患者减轻心脏负荷和增加心输出量。

临时的装置

VAD 通常用于等待心脏移植的患者。通过外科手术，心室的血液被分流到人造泵。这个泵与患者的心电图同步，功能相当于心室（详见"VAD：辅助衰竭的心脏"）。

VAD：辅助衰竭的心脏

心室辅助装置（VAD）通常被称为"移植的桥梁"，是一个用于缓解心脏负荷的机械泵，可令心脏恢复，或用于心脏移植前的桥接。

可植入的

VAD 通常被植入上腹壁，血液从左心室流入管道，到达泵内，然后 VAD 经流出管道将血液泵入主动脉。

泵的选择

VAD 泵分为连续流动泵或搏动泵。连续流动泵持续充盈着血液，并以恒定速率将血液泵回到主动脉。搏动泵有两种工作方式：一种在心脏收缩期充盈，在舒张期将血液泵入主动脉；另一种不考虑患者的心动周期。

有多种类型的 VAD 可供选择。下图所示为一个植入患者左腹壁的 VAD，并由一条经皮导线与外部电池相连。

潜在并发症

即使使用了抗凝剂，VAD 仍旧可能引起血栓形成，导致肺栓塞或卒中。其他并发症可能包括心力衰竭、出血、心包填塞或感染。

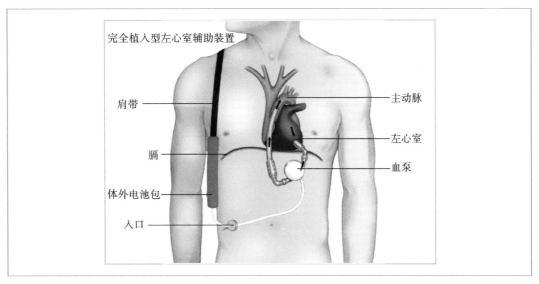

完全植入型左心室辅助装置

肩带 —— 主动脉

膈 —— 左心室

体外电池包 —— 血泵

入口

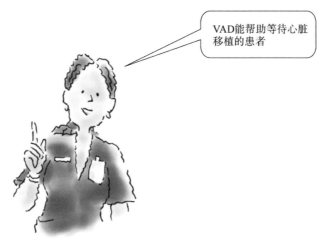

VAD能帮助等待心脏移植的患者

心室辅助装置的选择

VAD 可用来支持体循环或肺循环，或为两者都提供支持：

· 右心室辅助装置（RVAD）支持肺循环，将衰竭的右心室的血液分流到辅助装置，然后通过 VAD 与肺动脉的连接管将血液泵到肺循环。

· 左心室辅助装置（LVAD）将血液由左心室分流到 VAD，然后通过 VAD 与主动脉的连接管，将血液泵到全身各处。

· 当左、右心室都需要支持时，可同时使用 RVAD 和 LVAD。

患者的准备

· 让患者和家属做好植入 VAD 的准备。解释装置的工作原理、植入的目的和植入后的预期效果。

- 确保已签署知情同意书。
- 持续密切监测患者，包括持续心电监护、肺动脉状况和血流动力学监测、液体出入量监测。

监护和术后护理

- 每 15 min 评估患者的心血管参数直到病情稳定，然后每小时评估一次。监测血压和血流动力学参数，包括心输出量、心脏指数、心电图和四肢动脉搏动。
- 最初至少每小时检查伤口和敷料，然后根据患者的情况每 2 ~ 4 h 检查一次。
- 监测每小时尿量，遵医嘱维持静脉输液治疗。观察容量负荷过重或尿量减少的体征。
- 经常评估胸腔引流管的引流量及功能情况，如果 2 h 引流量大于 150 mL，通知医生。听诊肺部以发现异常呼吸音。评估氧饱和度或混合静脉血氧饱和度水平，根据需要给予氧气吸入。
- 监测血红蛋白水平、血细胞比容和凝血结果。按医嘱或指征给予成分输血。
- 评估出血的症状和体征。
- 每 2 h 翻身一次，当病情稳定后，让患者进行全范围关节活动锻炼。
- 遵医嘱预防性使用抗生素 (详见 "VAD 植入患者的健康宣教")。

家庭护理

VAD 植入患者的健康宣教

在 VAD 植入患者出院前指导患者：
- 出现发红、肿胀、伤口处渗液、胸痛或发热，应立即报告。
- 如果有心力衰竭的症状或体征 (体重增加、呼吸困难或水肿)，立即通知医生。
- 遵处方服药，并报告副作用。
- 控制饮食，尤其要限制钠盐和脂肪的摄入。
- 保持运动和休息的平衡。
- 遵医嘱执行运动或康复计划。
- 如果患者服用华法林（香豆素），定期行实验室检查，监测 INR。

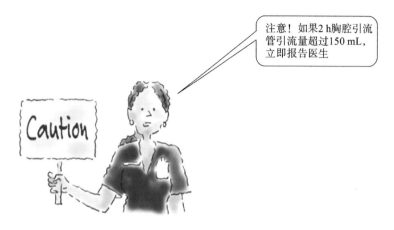

（曾珠 译）

球囊导管治疗

可用于治疗心血管疾病的球囊导管治疗方式，主要包括经皮球囊瓣膜成形术、经皮冠状动脉腔内成形术（PTCA）和主动脉内球囊反搏（IABP）。

经皮球囊瓣膜成形术

经皮球囊瓣膜成形术可在心导管室内进行。旨在通过扩大由先天缺陷、钙化、风湿热或老龄化引起的瓣膜狭窄，来提高瓣膜功能。球囊瓣膜成形导管经皮由股静脉植入。

尽管手术一直是心脏瓣膜病的常见治疗方式，但对于那些不适合手术的患者，经皮球囊瓣膜成形术提供了另一种选择。

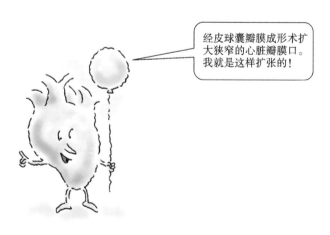

球囊治疗的并发症

遗憾的是，患有主动脉疾病的老年患者在经皮球囊瓣膜成形术后的 1～2 年常出现再狭窄。此外，尽管经皮球囊瓣膜成形术减少了侵入性操作的风险，但是它也会导致并发症，包括：

- 由于瓣膜变形导致瓣膜关闭不全加剧。
- 钙化瓣膜的碎片可能经血流到达脑部或肺部，引起栓塞（少见）。
- 脆弱的瓣叶严重受损时，需要立即手术换瓣。
- 动脉穿刺点出血或血肿。
- 心肌梗死（罕见）、心律失常，心肌缺血和导管穿刺部位远端循环障碍。

患者准备

- 向患者和家属解释手术过程，手术需要 1～4 h 完成。
- 告知患者，导管将由腹股沟动脉或静脉植入，当导管沿血管送入时，可能有压迫感。
- 让患者放心，尽管在操作过程中他是清醒的，但也会使用镇静剂。告知患者，在操作过程中有任何心绞痛症状应立即报告。
- 核对患者的过敏史，如果他对贝壳类食物、碘剂或对比剂过敏，应告知医生。
- 确保患者已签署知情同意书。
- 操作前 6 h 禁食水。
- 确保凝血功能、全血细胞计数、血清电解质检测，血型和交叉配血试验，尿素氮和血清肌酐检查已完成。
- 测量生命体征和评估外周血管的搏动情况。
- 连接心电监护，建立静脉通道。
- 通过鼻氧管给氧。
- 按规定备皮。
- 遵医嘱给予患者镇静剂。

监护和术后护理

- 最初 1 h 内每 15 min 评估患者的生命体征和血氧饱和度，之后 4 h 每 30 min 评估一次，如有需要可增加频率。观察输液情况，如有指征，给予肝素或者硝酸甘油。
- 观察穿刺部位远端肢体脉搏，以及皮肤颜色、感觉、温度、活动情况和毛细血管充盈时间。
- 持续观察心律，密切关注血流动力学参数的变化。
- 指导患者至少卧床 8 h，并保持患侧肢体伸直。如果需要对导管穿刺点加压，则保持沙袋不移位。抬高床头 15°～30°。如果在穿刺点使用了止血装置，患者可在几个小时内下床活动。

· 评估导管穿刺点有无血肿、淤斑和出血。如果发生出血，找到出血的动脉且徒手加压，并通知医生。

· 遵医嘱给予静脉输液（输液速度通常是 100 mL/h）来促进对比剂排泄。严密观察容量负荷过重的体征。

· 记录患者手术过程中的耐受情况和术后状态，包括生命体征、血流动力学参数、导管穿刺点的外观、心电图结果、穿刺点远端的肢体状况、并发症和必要的干预情况（详见"经皮球囊瓣膜成形术后患者的宣教"）。

家庭护理

经皮球囊瓣膜成形术后患者的宣教

在出院前指导患者：

· 保持正常的日常活动。

· 如果有穿刺点出血或淤斑扩大，或瓣膜关闭不全的症状（如呼吸困难或活动耐力下降）复发，应立即通知医生。

· 定期复查。

经皮冠状动脉腔内成形术（PTCA）

PTCA 为需要冠状动脉旁路手术的患者提供了非手术治疗的选择。医生用一根尖端带球囊的导管来扩张由动脉粥样硬化斑块引起狭窄的冠状动脉（详见"认识PTCA"）。

认识 PTCA

PTCA 能够在不开胸的情况下撑开阻塞的冠状动脉。步骤如下：

🖋 首先，医生将导管送入动脉，下图显示导管进入冠状动脉的情况。

🖋 然后，当血管显影引导导管到达阻塞部位时，医生通过导管缓慢送入一根细小的双腔球囊导管置于狭窄部位。

🖋 最后，如下图所示，医生给球囊充气，使动脉扩张，斑块破裂。球囊可能需要充气和放气数次，直到动脉成功扩张。

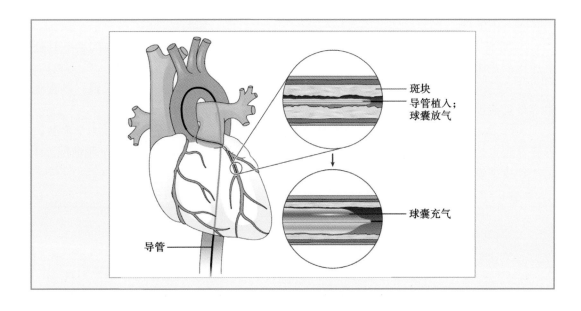

更短的住院时间，更少的花费

　　PTCA 操作在心导管室进行，由于不需要开胸，在局麻下进行，所以花费少，住院时间短。患者在第 2 天即可下床行走，2 周后返回工作岗位。

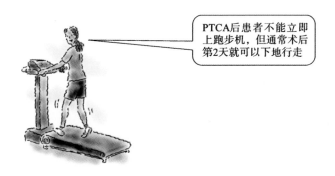

最佳适应证

　　导管可及、无钙化、直径小于 10mm、同心型、离散的以及逐渐变窄的病变部位，是 PTCA 的最佳适应证。心绞痛病史小于 1 年的患者最适宜做 PTCA，因为病变部位更柔软且更有弹性。

并发症

　　PTCA 的并发症包括急性血管闭塞和迟发再狭窄。为了预防血管再狭窄的发生，可置入支架，行经皮腔内斑块旋切术和激光血管成形术。同时，行血管内近距离放射治疗和置入新的冠状动脉药物洗脱支架可降低再狭窄的风险（详见"预防再狭窄"）。

我掌握了！

预防再狭窄

标准的血管成形术可消除冠状动脉中堵塞的斑块。然而，血管再狭窄是其常见并发症，通常是由瘢痕组织形成而不是新生斑块所致。

血管内近距离放射治疗

血管内近距离放射治疗是在冠状动脉血管内进行放射治疗，以抑制瘢痕形成，从而预防血管再狭窄的治疗方法。具体操作如下：在实施血管成形术后，将一根特殊的放射导管插到治疗部位，用 β 射线直接照射数分钟，然后移除放射源和导管，体内不留放射源。

冠状动脉药物洗脱支架

支架被用来扩张动脉，营养心脏，从而增加心肌组织的供血。置入支架的一个并发症是血管再狭窄。药物洗脱支架在扩张动脉时释放一种药物到植入部位，可减少血管再狭窄的发生。这种药物通过阻止平滑肌细胞的增殖而发挥作用。

在做心导管或血管成形术的同时放入药物洗脱支架，操作过程和放入普通支架的过程一样。术后护理也相同。

患者准备

- 向患者和家属讲述手术过程，手术需要 1～4 h。
- 告知患者，导管将由腹股沟动脉或静脉植入，当导管沿血管送入时，可能有压迫感。
- 让患者放心，尽管在操作过程中他是清醒的，但也会使用镇静剂。告知患者，在操作过程中有任何心绞痛症状应立即报告。
- 解释医生将注入对比剂来显示病变情况，提醒患者在注射过程中可能会有潮热感或短暂恶心感。
- 核对患者的过敏史，如果他对贝壳类食物、碘剂或对比剂过敏，应告知医生。
- 遵医嘱在操作前一晚给予患者 650 mg 阿司匹林口服，以预防血小板凝集。
- 确保患者已签署知情同意书。
- 操作前 6 h 禁食水。
- 确保凝血功能、全血细胞计数、血清电解质检测，血型和交叉配血试验，尿素氮和血清肌酐检查已完成。

- 测量生命体征，评估外周血管的搏动情况。
- 连接心电监护，建立静脉通道。
- 通过鼻氧管给氧。
- 按规定备皮。
- 遵医嘱给予患者镇静剂。

监护和术后护理

- 最初 1 h 内每 15 min 评估患者的生命体征和血氧饱和度，之后 4 h 每 30 min 评估一次，如有需要可增加频率。观察输液情况，如有指征，给予肝素或者硝酸甘油。
- 观察穿刺部位远端肢体脉搏，以及皮肤颜色、感觉、温度、活动情况和毛细血管充盈时间。
- 持续观察心律，密切关注血流动力学参数的变化。对监控警报迅速做出反应。
- 指导患者至少卧床 8 h，并保持患侧肢体伸直。如果需要对导管穿刺点加压，则保持沙袋不移位。抬高床头 15°～30°。如果在穿刺点使用了止血装置，患者可在几个小时内下床活动。
- 遵医嘱给予静脉输液（输液速度通常是 100 mL/h）来促进对比剂排泄。严密观察容量负荷过重的体征。
- 评估导管穿刺点有无血肿、淤斑和出血。如果发生出血，找到出血的动脉并徒手加压，通知医生。
- 在医生拔出导管后，直接加压至少 10 min，经常评估穿刺点。
- 记录患者手术过程中的耐受情况和术后状态，包括生命体征、血流动力学参数、导管穿刺点的外观、心电图结果、穿刺点远端的肢体状况、并发症和必要的干预情况（详见"PTCA 后患者的宣教"）。

家庭护理

PTCA 后患者的宣教

如果患者没有出现 PTCA 的并发症，他可以在 6～12 h 回家。出院前指导患者：
- 如果穿刺点有任何出血或淤斑，应通知医生。
- 根据医生的建议，进行铊心肌灌注成像负荷试验，并复查血管造影。
- 因 PTCA 后可能发生血管再狭窄，如有胸痛及时报告医生。

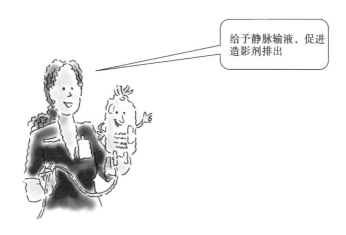

给予静脉输液，促进造影剂排出

主动脉内球囊反搏（IABP）

IABP 能暂时减轻左心室的负荷，增加冠状动脉的灌注（详见"了解球囊泵"）。

我掌握了！

了解球囊泵

主动脉内球囊由一个 PU 球囊通过大口径导管连接到外部泵箱。它经皮由股动脉插入，放置在降主动脉段，左锁骨下动脉开口以下，肾动脉以上。

推

外部泵的运行与左心室精确同步，在舒张早期用氦气充盈球囊，在收缩期前放气。当球囊充气时，推动血液流向主动脉瓣，提高了主动脉根部的压力，并增加了舒张压，以此增加了冠状动脉的灌注。同时，它也促进血液向主动脉干发出的头臂干、颈总动脉和锁骨下动脉流出，增强了末梢血液循环。

拉

在舒张末期，球囊快速放气，在主动脉内产生了负压。这个负压减轻了主动脉的容积和压力，从而降低了左心室射血的阻力（后负荷）。减轻了工作量，反过来减少了心脏的需氧量，增加了心肌的灌注，预防和减轻了心肌缺血。

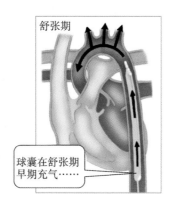

舒张期

球囊在舒张期早期充气……

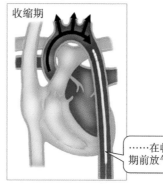

收缩期

……在收缩期前放气

适应证

IABP 可能对这些患者有利:
- 急性心肌梗死引起的心源性休克。
- 感染性休克。
- 术前顽固性的心绞痛。
- 顽固性的室性心律失常。
- 室间隔或乳头肌破裂。

还可被用于术前或术后心脏泵血功能衰竭的患者。

措施

作为急救措施,医生可以在患者床旁或手术室植入球囊导管。

患者准备

- 向患者解释,医生将放置一个导管在主动脉处,来帮助心脏泵血。告诉患者,导管植入后,患者不能坐立、屈膝或弯曲髋部超过 30° 角。
- 确保患者已签署知情同意书。
- 持续心电监护,确保患者有动脉通道、肺动脉导管以及外周静脉通道。
- 准备经皮球囊导管托盘、肝素、生理盐水、IABP 导管和主机。将主机与监护仪连接,然后准备在腹股沟处穿刺。

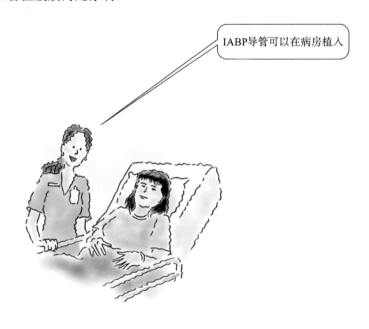

IABP导管可以在病房植入

监护和术后护理

- 在 IABP 导管被植入后，选择以心电图或动脉波形来调节球囊的充气和放气。采用心电图波形时，泵在 T 波中点（舒张期）给球囊充气，在 R 波（收缩期前）处给球囊放气。采用动脉波形时，动脉波的上升触发球囊充气（详见"IABP 的时机"）。
- 密切观察穿刺部位。床头抬高不要超过 30° 角，以防止球囊上移并阻塞左锁骨下动脉。若球囊阻塞动脉，可发现左侧桡动脉搏动减弱，患者可出现头晕。球囊错位可引起侧腹痛或尿量突然减少。

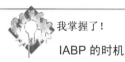

我掌握了！

IABP 的时机

IABP 应与心电图或动脉波形同步。理论上，球囊在主动脉瓣关闭时充气——在动脉波形的重搏波切迹处，在收缩期前放气。

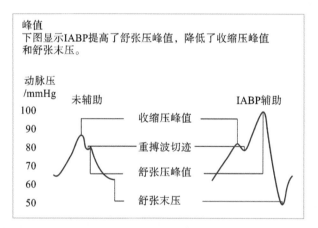

峰值
下图显示IABP提高了舒张压峰值，降低了收缩压峰值和舒张末压。

适当的时机是关键

充气过早可能会促使主动脉瓣关闭，从而损坏瓣膜。而充气太晚，大部分的血液会从左心室流向球囊，削弱了泵的作用。

放气太晚则会增加对左心室的阻抗，可能引起心搏骤停。

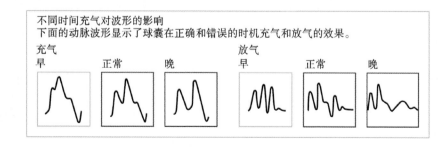

不同时间充气对波形的影响
下面的动脉波形显示了球囊在正确和错误的时机充气和放气的效果。

- 植入后前4 h内，每15 min评估远端脉搏，皮肤颜色、温度和毛细血管充盈时间。4 h后的治疗过程中，每小时评估一次。
  - 观察有无血栓形成的体征，如足背动脉搏动突然减弱、疼痛、运动或感觉丧失。
  - 遵医嘱使用抗血栓袜或抗血栓泵。
  - 鼓励对双上肢、健侧腿以及患侧脚踝每2 h进行全范围关节活动锻炼。
  - 充分补水，以预防血栓形成。
  - 如果在导管穿刺点有出血，直接加压并告知医生。

需要快速反应

主机的警报响起表明从损坏的导管或破裂的球囊处有气体泄漏。一旦警报响起，或发现导管处有血液，应立即关闭泵控制台，令患者仰卧来预防栓子进入大脑。然后通知医生。

撤机方式

- 当左心衰竭的症状和体征消失，患者只需要少量的药物维持时，医生开始减小反搏频率或球囊容积，令患者逐步摆脱IABP。小的球囊容积或反搏频率必须保持，以预防血栓形成。大部分的IABP机有振动功能，通过振动球囊预防血栓形成。振动功能在患者停止反搏，但导管还未拔除时起作用。
- 停止IABP时，医生将球囊放气，剪断缝合线，拔出导管，让穿刺点流血5 s来排出凝血块。
- 医生停止IABP后，按压穿刺点30 min然后覆盖加压敷料。前4 h内每小时评估穿刺点有无出血和血肿（详见"IABP治疗后患者的宣教"）。

家庭护理

IABP治疗后患者的宣教

在患者出院前，指导其：
- 如果发现穿刺点有出血、淤斑或者搏动的团块，通知医生。
- 遵医嘱复查。
- 如有胸痛立即报告。

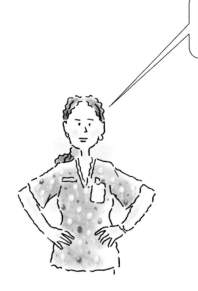

IABP患者需观察有无血栓形成的体征，如足背动脉搏动突然减弱、疼痛、运动或感觉丧失

心血管再同步化技术

当心脏的电传导被破坏时，心输出量减少，灌注到全身各处组织的血液和氧气都将受到影响，需要迅速治疗以恢复心脏的传导。治疗包括除颤、埋藏式心律转复除颤器（ICD）植入、同步电复律和永久或临时起搏器植入。

除颤

在心脏除颤中，电极板传导电流通过患者的心脏。电流使心肌除极，反过来又能促使窦房结恢复对心脏电活动的控制。

将可发出电流的电极板放在患者的胸部，或在心脏手术过程中，直接放在心肌上（详见"双相除颤器"）。

双相除颤器

多数医院的除颤器是单相的，释放单一的电流，以一个方向在放在患者胸前的两个电极片或两个电极板之间流动。有效的单相除颤需要大量的电流。

电流往返流动

双相除颤器是近年来引进医院的。电极板放置的位置同单相除颤器。不同的是，双相除颤时，电流在一段特定时间内在电极板之间正向流动，然后在剩余的放电时间内反向流动。

节能高效

双相除颤器释放双相电流，降低了心脏除颤阈值，应用较小的能量即能成功除颤。除颤初始电量 150 J 即可，不需要 200 J 的电量。

可调节

双相除颤器能根据阻抗（电流通过胸部的阻力）的不同调节电量，此功能可令除颤的电击次数减少。

心肌损伤小

因为双相除颤器只需要较低的电量和较少的电击次数，所以减少了对心肌的损害。临床上，双相除颤器以适当的能量除颤，以同步模式可进行同步心脏电复律。

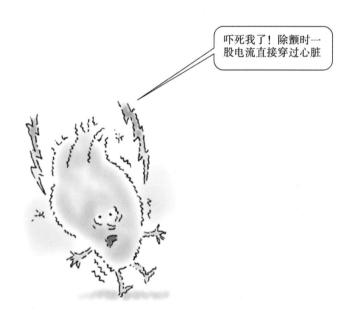

吓死我了！除颤时一股电流直接穿过心脏

及早且快速行动

一些心律失常（如心室颤动）如果不及时纠正可导致死亡。除颤的成功与否取决于早期识别和快速的治疗。

除了治疗心室颤动外，除颤也可用于治疗不产生心输出量的室性心动过速。

自动体外除颤器

自动体外除颤器（AED）有一套心律分析系统。AED可分析患者的心律，指导操作者一步一步除颤。大多数AED有一个"快速浏览"功能，在连接电极片之前，可以通过电极板观察心律。

谁指挥

AED配备有微型计算机，按下按钮后能分析患者心律，然后用声音或图像提醒你进行电除颤。

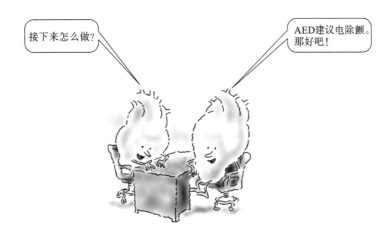

患者准备

- 评估患者有无脉搏。呼叫帮助，并进行心肺复苏（CPR）直到除颤器等急救设备到达。
- 将除颤器的导联线与患者连接，用两个导联评估其心律。
- 暴露患者的胸部，正确放置电极板（详见"除颤器电极板的放置"）。

 关键技术

除颤器电极板的放置

下面为除颤器电极板的正确放置指南。

前侧位放置

前侧位放置时，将一个电极板放在胸骨右侧锁骨正下方的位置，另一个电极板放在左腋前线第5或第6肋间。

前后位放置

前后位放置时，将前面的电极板直接放在心前区，即胸骨下缘的左侧。将平的电极板放在肩胛骨下方，心脏的正后面。

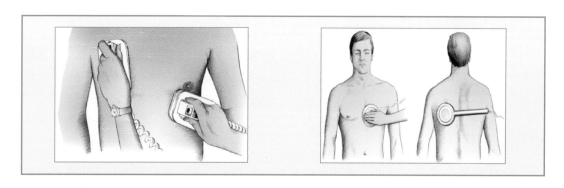

监护和除颤后护理

· 打开除颤器。如果执行手动外部除颤，能量设置在 200 J（手动双相除颤器）或 360 J（单相除颤器）。

· 按"充电"按钮，为电极板充电，充电按钮在主机或电极板上。

预备

· 把电极板置于导电垫上，用 25 磅（11.3 kg）的压力紧压着患者的胸部。有时，无手柄式电极片（如 AED）被用来代替电极板。

· 通过两个导联来评估患者的心律。

……设置……

· 如果患者仍有心室颤动或无脉性室性心动过速，让所有人不要接触患者和病床。同时，再检查一遍，以确保每个人都没有接触患者和病床。

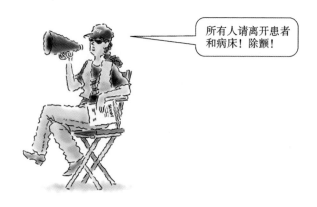

所有人请离开患者和病床！除颤！

放电

· 同时按两个电极板的"放电"按钮放电。

- 将电极板放在患者胸部，不要拿开，再次评估其心律，请其他人评估其脉搏。
- 如果有必要，继续心肺复苏并准备第二次除颤。请其他人重置除颤器的电量为 200 J 或更高（双相除颤器）或 360 J（单相除颤器）。告知大家准备除颤，并重复上述程序。

再次除颤

- 重新评估患者。如果需要再次除颤，步骤同前。
- 连续快速地完成三次电除颤，每次除颤之前都要重新评估患者的心律。
- 如果在三次除颤后患者仍无脉搏，进行 CPR，给予氧气吸入，给予适当的药物如肾上腺素。同时分析患者心律转复失败的原因，如酸中毒和低氧血症。

复律成功

- 如果除颤成功地恢复了正常心律，评估患者。须获得基线动脉血气值和 12 导联心电图。根据需要，给予氧气吸入、辅助通气和药物。备好除颤器以便再次使用。
- 记录过程，包括除颤前后患者的心律、除颤的次数，每次使用的电量，脉搏是否恢复，给药的剂量、方法和时间，是否进行了 CPR，如何保持气道畅通，以及患者的预后（详见"除颤后患者的健康宣教"）。

家庭护理

除颤后患者的健康宣教

出院前，指导患者：
- 胸痛发作要向医生报告。
- 鼓励患者家属学习心肺复苏以及使用自动体外除颤器。
- 如果医生建议，应考虑应用埋藏式心律转复除颤器。

埋藏式心律转复除颤器（ICD）植入

ICD 具有程控脉冲发生器和能检测心脏活动的导联系统，可检测出室性心动过缓和室性心动过速，并做出适当的治疗。它可用来抗心动过速和心动过缓、进行心律转复和除颤。一些 ICD 具有同时起搏心房和心室的能力。

能量位置

植入 ICD 时，心脏科医生经静脉将一个电极（或多个）植入右心室心内膜（和右心房，如果需要双腔起搏）。将导联线和发生器（埋藏在右侧或左侧锁骨附近的胸腔上部）相连（详见"ICD 的位置"）。

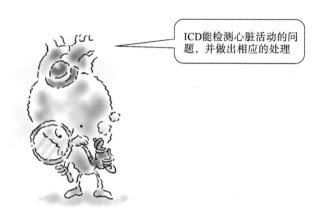

> ICD能检测心脏活动的问题，并做出相应的处理

患者准备

- 加强对患者及其家属的指导，回答他们可能有的任何问题。
- 确保已签署知情同意书。

ICD 的位置

为了植入 ICD，心脏科医生在靠近锁骨的地方做一个切口，并以锁骨下静脉为入路。导线经锁骨下静脉送入心脏，并固定在心内膜上。

脉冲发生器位置

导线和脉冲发生器相连，将脉冲发生器放置在特殊的容器里，位于右侧或左侧胸上部皮下（位置和起搏器类似），心脏科医生缝合切口并调节装置。

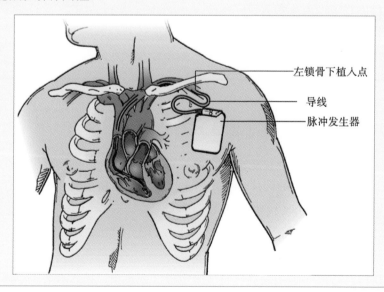

左锁骨下植入点

导线

脉冲发生器

- 一定要向患者强调该装置植入的必要性、潜在并发症和 ICD 相关的术语。
- 术前 12 h 禁食水。
- 手术当天早上，遵医嘱给予镇静剂并帮助患者保持放松。

监护和术后护理

- 患者回监护病房。
- 监测患者有无心律失常和设备功能是否正常。
- 遵医嘱，允许患者逐步增加活动量。
- 观察切口部位有无感染和渗液。
- 为患者及其家属提供支持，帮助他们应对康复阶段和生活方式的改变。
- 鼓励患者家属学习 CPR（详见"ICD 植入患者出院宣教"）。

家庭护理

ICD 植入患者出院宣教

在患者出院前，指导患者：
- 避免重压、移动或牵拉切口部位，直到术后复查。
- 每天检查切口，发现感染的症状和体征立即报告医生。
- 随时佩戴医疗警告标识和随身带着 ICD 植入的相关说明。
- 增加活动或性生活要按照医生的指示来。
- 遵医嘱服药并向医生报告不良反应。

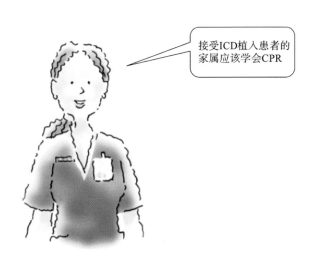

同步电复律

同步电复律（同步电除颤）是一个可择期或紧急用于纠正快速心律失常（如房性心动过速、心房扑动、心房颤动和有症状的室性心动过速）的操作，也用于药物治疗无效的心律失常。

小的冲击

在同步电复律时，向心脏释放电流来纠正心律失常。相比于除颤，它的能量水平更低，并在 R 波波峰同步对心肌放电。

恢复控制

同步电复律可立即引起除极，终止折返环路（当心脏组织两次或多次激动时产生的异常传导，引起折返性心律失常），使窦房结重新控制心律。

与 R 波同步化，确保不在 T 波（易受干扰）处进行放电而干扰复极。因此，它降低了电流通过相对不应期诱发心室颤动的风险。

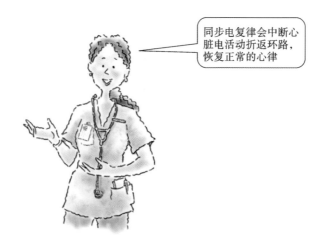

同步电复律会中断心脏电活动折返环路，恢复正常的心律

患者准备

- 向患者描述同步电复律的过程，确保已签署知情同意书。
- 操作前 6 ～ 12 h 禁食水。如果复律非常紧急，应尽早禁食水。
- 获得 12 导联基线心电图。
- 为患者连接血氧饱和度监测仪和血压袖带。
- 如果患者是清醒的，遵医嘱使用镇静剂，并等待药物发挥作用。
- 将电极放在患者的胸部，并评估他的心律。

• 将导电凝胶涂在电极板上或者将除颤电极贴在胸壁，其中一个电极板放在胸骨右侧锁骨正下方，另一个放置在左腋前线第 5 或第 6 肋间。

监护和转复后的护理

• 打开除颤器，选择合适的能量，通常是 50 ~ 100 J（详见"正确选择心脏转复能量"）。

专家建议

正确选择心脏转复能量

选择心脏转复能量时，首先尝试低能量。如果心律失常未被纠正，使用下一个级别的能量重复操作。

反复转复

可反复转复直到心律失常被纠正或已达到最高能量水平。用于心脏转复的单向波（或临床上相等的双向波）能量如下：

100 J、200 J、300 J、360 J 用于有脉搏的不稳定性室性心动过速。

50 J、100 J、200 J、300 J、360 J 用于不稳定的阵发性室上性心动过速。

100 J、200 J、300 J、360 J 用于不稳定的心房颤动伴快速心室反应。

50 J、100 J、200 J、300 J、360 J 用于不稳定的心房扑动伴快速心室反应。

• 按下同步按钮启动同步模式。
• 检查机器是否对 R 波正常感知。
• 将电极板放在胸前并施加一定压力。
• 充电。
• 告知其他人远离患者和床，以免被电击。
• 同时按下两个电极板上的按钮放电。
• 如果复律不成功，遵医嘱重复 2 ~ 3 次，并逐渐增加电击的能量。
• 如果恢复了正常心律，继续监控患者，按需给予充足的通气。
• 如果患者的心律转变为心室颤动，将模式从"同步"转到"非同步"，并在充电后立即为患者除颤。

双手操作

• 当使用手持型电极板时，将电极板放在患者的胸前直到能量释放。

- 记住在每一次同步电复律后重置同步模式。重新设置是因为大部分的除颤器会自动转换为非同步模式。

记录

记录同步电复律的使用时间、患者复律前后的心律、复律使用的能量，以及患者对操作的耐受情况（详见"同步电复律患者出院宣教"）。

家庭护理

同步电复律患者出院宣教

出院前，指导患者：

- 出现胸痛或心悸时要向医生报告。
- 鼓励患者家属学习心肺复苏和应用自动体外除颤器。
- 按要求服药和随访。

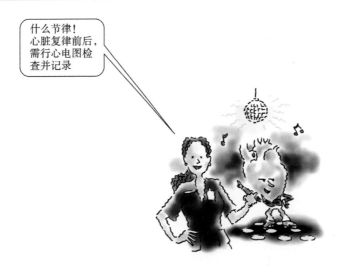

什么节律！心脏复律前后，需行心电图检查并记录

永久起搏器植入

永久起搏器是一种独立装置，经手术植入在患者的皮下囊袋里。手术需要在手术室或心导管室完成。

永久起搏器按需求模式运作，它允许患者自身心脏跳动，同时预防心率低于预设值。

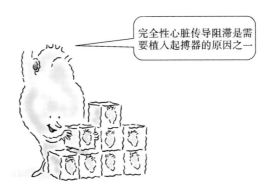

完全性心脏传导阻滞是需要植入起搏器的原因之一

起搏器植入的适应证

永久起搏的适用人群：

- 持续心动过缓。
- 完全性房室传导阻滞。
- 先天性或退行性心脏病。
- 阿 - 斯综合征。
- 预激综合征。
- 病态窦房结综合征。

设置起搏器

起搏电极可放在心房、心室或双腔（房室顺序或双心室）。双心室起搏可应用于一些心力衰竭患者的心脏再同步化治疗（详见"了解起搏器编码"）。

 我掌握了！

了解起搏器编码

起搏器的功能由 5 个字母编码系统来表示，通常只应用前 3 个字母。

第一个字母表示起搏的心腔：V =心室，A =心房，D =双（心室和心房），O =无。

第二个字母表示起搏器感知的心腔：V =心室，A =心房，D =双腔（心室和心房），O =无。

第三个字母表示起搏器在感知自身心房或心室电活动后做出的反应：T =触发起搏，I =抑制起搏，D =双重反应，当有自身电活动时，根据模式能被触发或抑制；O =无，表示起搏器对感知到的电活动不能进行模式转换。

第四个字母代表起搏器的程控性能，表示起搏器能否被外部程控装置所修改：P =基本的程控功能；M =多项程控参数；C =传输功能，如遥测技术；R =频率应答（调节心率来适应患者新陈代谢的需要，以达到正常的血流动力学水平）；O =无。

第五个字母表示起搏器对快速心律失常的反应：P =起搏能力——起搏器以大于自主心率的心率起搏来覆盖心动过速，S =电击——埋藏式心律转复除颤器识别室性心动过速，并放电以抑制心律失常，D =同时有电击和起搏的双重功能，O =无。

较常见的起搏器模式是用于单腔起搏的 VVI 模式，和用于双腔起搏的 DDD 模式。为了保证患者的健康和活动，新型起搏器可随运动增加心率（详见"双心室起搏器"）。

 我掌握了！

双心室起搏器

双心室起搏器是目前用于治疗心力衰竭的一种起搏器。

同时起搏

它同时向左、右心室发送微弱电流，最终引起左、右心室同时泵血。结果使心脏能够更有效地泵血，促进循环，并减少了体液在心肌和肺部的潴留。

另一个电极

植入过程同常规起搏器。然而，除了多数起搏器具备的两个电极外，其还有第三个电极，第三个电极被植入心脏静脉，用于起搏左心室。

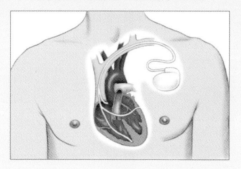

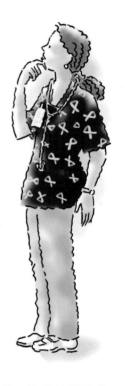

患者的准备

- 向患者解释手术过程。
- 确保患者已签署知情同意书。
- 在起搏器植入前，由医生在选择的一侧备皮，范围从腋下到中线、从锁骨到乳头。
- 建立静脉通道。
- 获得基本的生命体征和心电图。
- 遵医嘱给予镇静剂。

监护和术后护理

- 监测患者的心电图以发现心律失常，确保起搏器正常工作。
- 检查敷料，观察有无出血和感染的体征。
- 按科室常规更换敷料。
- 在第 1 h 每 15 min 检查生命体征和意识水平，之后的 4 h 每小时监测一次，随后每 4 h 监测一次。

· 为患者提供证明卡，上面列出起搏器的型号、制造商、序列号、起搏器设定的频率、植入日期和医生姓名（详见"植入永久起搏器患者出院宣教"）。

家庭护理

植入永久起搏器患者出院宣教

在出院前，指导患者：

· 出现胸痛或心悸时要向医生报告。
· 随时携带起搏器植入的相关信息说明书。
· 随身佩戴有关起搏器信息的医疗警报标志。
· 遵医嘱定期检查起搏器的功能。

临时起搏器植入

临时起搏器常用于急救。设备由一个体外的带电池的脉冲发生器和一根电极或电极系统组成。

临时起搏器分为以下三种类型：

· 经皮。
· 经静脉。
· 心外膜。

直接起搏

在危急情况下，经皮起搏是最好的选择。设备通过放置在患者胸部前后的两个电极，由脉冲发生器将冲动发送到患者的心脏。

它有效并且快速，但只在医生可以建立经静脉起搏或永久起搏之前才能使用。

当时间充足时

与经皮临时起搏器相比，经静脉临时起搏器更舒适、更可靠。

经静脉起搏时，通过静脉将电极导线送达患者的右心房或右心室。电极导线与体外脉冲发生器连接，直接向心内膜发送电刺激。

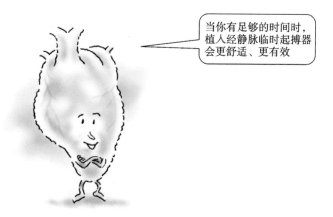

当你有足够的时间时，植入经静脉临时起搏器会更舒适、更有效

适应证

经静脉临时起搏器的适应证包括：

- 心动过缓。
- 快速心律失常。
- 其他传导系统障碍。

经静脉临时起搏器植入的目的：

- 提供待机起搏，防止突发完全性房室传导阻滞，以维持正常的循环。
- 当发生有症状的心动过缓时增加心率。
- 偶尔用于控制持续性室上性心动过速或室性心动过速。

禁忌证

起搏器治疗的禁忌证是电机械分离和心室颤动。

心外膜起搏

心外膜起搏一般在心脏手术时进行，医生将起搏电极经心外膜植入右心室，如需建立房室顺序起搏，则植入右心房。电极穿过胸壁留在体外，如有需要，可连接临时起搏器。

患者准备

- 指导患者预防轻微电击的措施；提醒患者不要使用任何没有接地的电器。
- 骨骼的导电性差，如果使用经皮起搏器，不要将电极置于骨性区域。对于女性患者，应将电极置于乳房下，不要放在横膈膜上。
- 如果医生由肱静脉或股静脉植入起搏电极，患者的手臂或下肢应制动，以避免牵拉起搏电极。

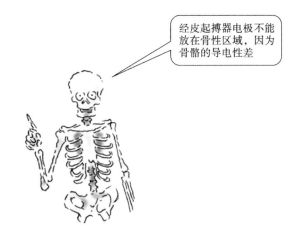

经皮起搏器电极不能放在骨性区域，因为骨骼的导电性差

监护和术后护理

· 在安装了任何一种临时起搏器后，通过评估患者的生命体征、皮肤颜色、意识水平、外周脉搏来判断起搏器心律的有效性。记录基础的 12 导联心电图，然后每天或有临床变化时做心电图。另外，如条件允许，在起搏器植入前、植入期间、植入后、设置改变后、患者因起搏器并发症接受治疗时，都应记录心律情况。

· 持续监测心电图，注意夺获、感知、心率、自主心率、起搏和自主心律的竞争情况。如果起搏器感知无误，那么起搏器上的自主指示灯会随着每一次心跳而闪光。

· 记录起搏器植入的日期和时间、起搏器的类型、植入的原因以及患者的反应。记录起搏器的设置。记录所发生的并发症及治疗措施。

· 如果患者有心外膜起搏器的导线在体外，应保持切口部位清洁并每日更换敷料。同时，观察切口部位有无感染的症状。随时保持起搏器在备用状态。

· 如有适应证，为患者做植入永久起搏器的准备。

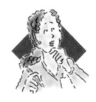

小测验

1. 以下哪项措施应该在 CABG 后立刻实施？（　　　）

A. 下床活动、12 导联心电图及清淡流质饮食

B. 监测生命体征、心律及血氧饱和度

C. 监测生命体征、心律及清淡流质饮食

D.12 导联心电图、监测生命体征及下床活动

答案：B。CABG 后，需要监测患者的生命体征、心律及血氧饱和度以评估氧合情况。

2. 以下哪项体征提示血流动力学不稳定？（　　）

A. 低血压、心输出量降低及休克

B. 心动过速、高血压及尿量增加

C. 休克、出汗及心输出量增加

D. 心动过缓、高血压及尿量减少

答案：A。血流动力学不稳定的表现包括低血压、心输出量降低及休克症状（皮肤湿冷、尿量减少、开始时心动过速然后心动过缓）。

3. 心脏移植术后的宣教重点是（　　）。

A. 冬季不出门

B. 术后服用免疫抑制剂至少 6 个月

C. 因所服用药物，有发生致命性感染的可能

D. 6 周之后不再有发生排斥反应的危险

答案：C。心脏移植术后患者需要接受单克隆抗体和免疫抑制剂治疗。接受免疫抑制剂治疗的患者有发生致命性感染的可能。

4. 在危及生命的情况下，下列哪种起搏器是最佳选择？（　　）

A. 永久起搏器

B. 经皮临时起搏器

C. 经静脉临时起搏器

D. 心外膜临时起搏器

答案：B。经皮临时起搏器快速有效，但只在安装经静脉临时起搏器或永久起搏器之前使用。

5. 以下哪种非外科治疗方案可以替代冠状动脉旁路移植术？（　　）

A.PTCA

B.VAD

C.ICD

D.MIDCAB

答案：A。PTCA 提供了一种可以替代冠状动脉旁路移植术的非外科治疗方案。PTCA 在心导管室进行，只需局麻，无须开胸，费用少，住院时间短。患者可在手术次日下床活动，两周后返回工作岗位。

得分

☆☆☆ 五题全对，非常好！你已掌握本章心脏治疗知识！

☆☆ 答对四题，很好！从移植到 PTCA，你已经记住了。

☆ 答对少于 4 题，加油！你可以通过复习做得更好。

（李燕君 译）

6

心 律 失 常

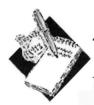

要点

在本章中，你将学到：
- 各类心律失常的辨别方法
- 引起各类心律失常的原因
- 不同类型心律失常的临床意义、治疗及护理
- 各种心律失常的评估

心律失常的概述

心律失常是指心脏正常的电生理活动发生变化。心律失常的严重程度差异大，可以是很轻的没有任何症状也不需要治疗和处理的（如窦性心律失常），也可以是需要紧急处理的（如致命的心室颤动）。根据起源部位的不同，心律失常可以分为室性或室上性。它们对心输出量和血压的影响决定其临床意义。致命的心律失常，如无脉性室性心动过速和心室颤动，是心源性死亡的主要原因。

常见的心律失常包括窦性心律失常、房性心律失常、交界性心律失常、室性心律失常和房室传导阻滞。

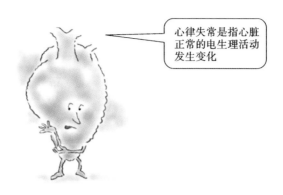

心律失常是指心脏正常的电生理活动发生变化

窦性心律失常

当心脏正常工作时，窦房结（SA）是心脏的正常起搏点。窦房结之所以有此功能，是因为它的固有起搏频率超过了其他起搏点。成人在静息状态下窦房结的固有频率是 60～100 次 / 分。

神经支配

窦房结的血液供应主要来源于右冠状动脉和左冠状动脉的旋支。窦房结周围有丰富的自主神经支配，如迷走神经（副交感神经），还有很多交感神经。刺激迷走神经可减慢窦房结的冲动发放，刺激交感神经增加冲动发放。

窦性心律失常的类型包括窦性心律不齐、窦性心动过缓、窦性心动过速、窦性停搏和病态窦房结综合征。

窦性心律不齐

窦性心律不齐时，窦房结的起搏细胞不规则地释放冲动。这时候心率还是在正常范围之内，但是节律不规则并且受呼吸节律的影响。窦性心律失常常见于运动员、年长者，婴幼儿罕见。与呼吸无关的情况也可产生窦性心律不齐，如下壁心肌梗死、高龄、应用地高辛或吗啡、颅内压增高。

发生的原因

吸气时，回心血量会增加，使迷走神经张力降低，从而增加心率。呼气时，静脉回流减少，使迷走神经张力增加，从而减慢心率（详见"呼吸和窦性心律不齐"）。

呼吸和窦性心律不齐

当窦性心律不齐与呼吸的节奏有关的时候，你会发现吸气时心率增加，呼气时心率降低。如下图所示：

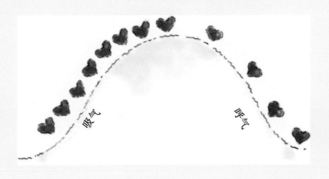

观察重点

为了确定窦性心律不齐，观察患者呼吸时心跳节律。心房率和心室率都应该在正常范围内（60～100次/分），但是吸气时增快，呼气时减慢。心电图复合波群在吸气的时候间隔变小，PP间期（相邻两个P波之间的时限）缩短。呼气时，PP间期延长。最长的和最短的PP间期之差大于0.12s（详见"认识窦性心律不齐"）。

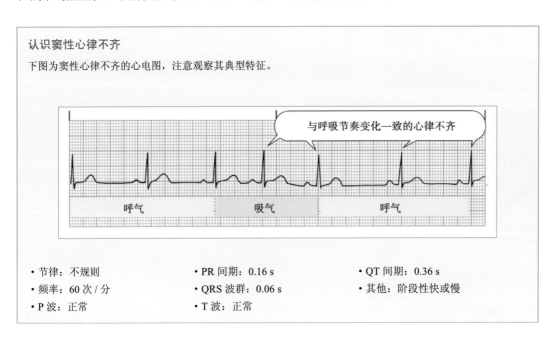

认识窦性心律不齐

下图为窦性心律不齐的心电图，注意观察其典型特征。

- 节律：不规则
- 频率：60次/分
- P波：正常
- PR间期：0.16 s
- QRS波群：0.06 s
- T波：正常
- QT间期：0.36 s
- 其他：阶段性快或慢

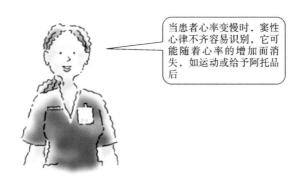

当患者心率变慢时，窦性心律不齐容易识别，它可能随着心率的增加而消失，如运动或给予阿托品后

轻松呼吸

检查患者的外周血管搏动，其频率也是在吸气时增加，呼气时减慢。如果心律不齐是由原发病引起的，则要注意观察原发病的症状和体征。

当评价窦性心律不齐时，我们应仔细监测。如果老年患者心电图上PP间期显著改变，提示可能有病态窦房结综合征。后者与窦性心律不齐有关但是更为严重（详见"窦性心律不齐的深入观察"）。

专家建议

窦性心律不齐的深入观察

不要将窦性心律不齐误认为其他类型的心律失常，乍一看，它像房颤、正常窦性心律伴房性期前收缩、窦房阻滞或窦性停搏。观察监护仪和患者的呼吸节律几分钟来判断频率和节律。通常还要检查一下患者的脉搏。

如何干预

如果患者没有症状，则不需要治疗。如果窦性心律不齐与呼吸无关，需要对原发病进行治疗。

警惕

如果窦性心律不齐是由药物引起的，如吗啡或其他镇静类药，医生可能会继续使用这类药物。如果患者在服用地高辛期间突然出现了窦性心律不齐，要立即通知医生，患者可能是洋地黄中毒。

窦性心动过缓

　　窦性心动过缓是指窦性心率低于 60 次 / 分而节律是正常的。可发生在正常睡眠或心脏状态良好的人，如运动员。这是因为这类健康的状态良好的心脏每次收缩可以泵更多的血液，用很少的心搏就可维持正常的心输出量。

发生机制

　　窦性心动过缓通常是对血流需求减少的正常反应。在这种情况下，迷走神经兴奋性增加而交感神经兴奋性降低，结果是窦房结的自律性（细胞自发激动的特性）降低。

　　右冠状动脉供应窦房结血液，故窦性心动过缓经常发生在下壁心肌梗死的患者。一些其他因素或某些药物的使用也可引起窦性心动过缓（详见"引起窦性心动过缓的原因"）。

引起窦性心动过缓的原因

　　窦性心动过缓可以由以下原因引起：

　　• 非心源性因素，如高血钾、颅内压增高、甲减、体温过低、睡眠或青光眼。

　　• 迷走神经过度兴奋或者交感神经兴奋性降低，如睡眠、过度放松、Valsalva 动作、颈动脉窦按摩和呕吐。

　　• 心脏病，如窦房结病变、心肌病、心肌炎、心肌缺血和心脏传导阻滞。窦性心动过缓也可以出现在下壁心肌梗死后。

　　• 某些药物，特别是 β 受体阻滞剂、地高辛、钙通道阻滞剂、锂剂以及抗心律失常的药物，如索他洛尔、胺碘酮、普罗帕酮和奎尼丁等。

观察重点

　　在窦性心动过缓中，心跳是规律的，心率少于 60 次 / 分，其他心电图指标都是正常的。出现在每一个 QRS 波群前面的 P 波和 PR 间期、QRS 波群、T 波和 QT 间期完全正常（详见"认识窦性心动过缓"）。

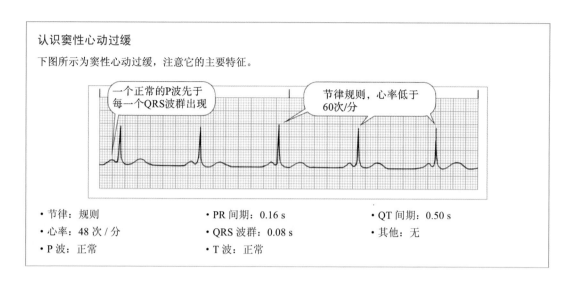

认识窦性心动过缓

下图所示为窦性心动过缓，注意它的主要特征。

一个正常的P波先于每一个QRS波群出现

节律规则，心率低于60次/分

· 节律：规则
· 心率：48次/分
· P波：正常

· PR间期：0.16 s
· QRS波群：0.08 s
· T波：正常

· QT间期：0.50 s
· 其他：无

没有症状就没有问题

窦性心动过缓的临床治疗意义取决于心率和患者是否有症状。很多成人可以耐受45～59次/分的窦性心动过缓。

有症状就有问题

当然，当心率低于45次/分时，因心输出量降低，患者常有症状，如低血压、头晕、意识模糊或晕厥（心源性缺血）。记住，有原发心脏病的患者，对心率下降的耐受程度降低。

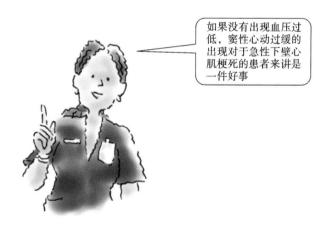

如果没有出现血压过低，窦性心动过缓的出现对于急性下壁心肌梗死的患者来讲是一件好事

窦性心动过缓还可以引起更严重的心律失常。异位起搏如房性、交界性或室性期前收缩，可引起心悸和脉搏不规律。

急性下壁心肌梗死时，除非合并低血压，窦性心动过缓可认为是预后良好的指标。因为心率下降可以减少心脏的氧耗，避免加重心肌缺血。

窦性心动过缓很少发生在儿童身上。若儿童出现窦性心动过缓提示病情不乐观。

如何干预

如果患者无症状且生命体征平稳，是不需要治疗的。持续观察心律，监测有无进展和心动过缓的持续时间。评估患者在运动时和休息时心律的耐受情况，同时检查患者服用的药物，与医生核实是否停用抑制窦房结的药物如地高辛、β受体阻滞剂和钙通道阻滞剂等。给患者服用这类药物前一定要保证患者的心率在安全范围内。

如果患者有明显的症状，治疗的目的就是确定并纠正原发病。同时，给予阿托品、肾上腺素和多巴胺，植入临时或者永久起搏器来维持正常的心率。对于慢性有症状的心动过缓者，建议植入永久起搏器（详见"治疗有症状的窦性心动过缓"）。

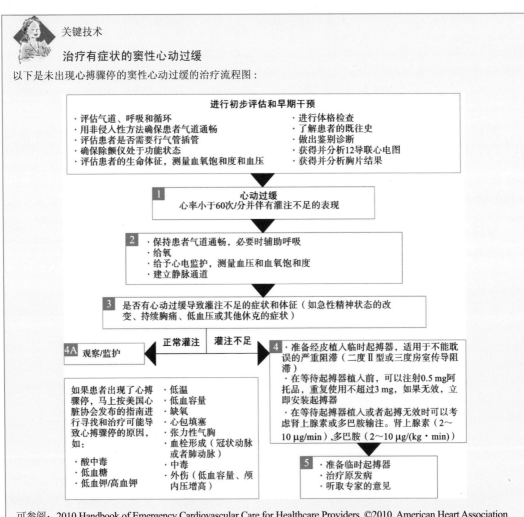

关键技术

治疗有症状的窦性心动过缓

以下是未出现心搏骤停的窦性心动过缓的治疗流程图：

进行初步评估和早期干预

· 评估气道、呼吸和循环　　　　　· 进行体格检查
· 用非侵入性方法确保患者气道通畅　· 了解患者的既往史
· 评估患者是否需要行气管插管　　　· 做出鉴别诊断
· 确保除颤仪处于功能状态　　　　　· 获得并分析12导联心电图
· 评估患者的生命体征，测量血氧饱和度和血压　· 获得并分析胸片结果

1 心动过缓
心率小于60次/分并伴有灌注不足的表现

2 · 保持患者气道通畅，必要时辅助呼吸
· 给氧
· 给予心电监护，测量血压和血氧饱和度
· 建立静脉通道

3 是否有心动过缓导致灌注不足的症状和体征（如急性精神状态的改变、持续胸痛、低血压或其他休克的症状）

正常灌注　｜　灌注不足

4A 观察/监护

4 · 准备经皮植入临时起搏器，适用于不能耽误的严重阻滞（二度Ⅱ型或三度房室传导阻滞）
· 在等待起搏器植入前，可以注射0.5 mg阿托品，重复使用不超过3 mg，如果无效，立即安装起搏器
· 在等待起搏器植入或者起搏无效时可以考虑肾上腺素或多巴胺输注。肾上腺素（2～10 μg/min），多巴胺（2～10 μg/(kg·min)）

如果患者出现了心搏骤停，马上按美国心脏协会发布的指南进行寻找和治疗可能导致心搏骤停的原因，如：
· 酸中毒
· 低血糖
· 低血钾/高血钾
· 低温
· 低血容量
· 缺氧
· 心包填塞
· 张力性气胸
· 血栓形成（冠状动脉或者肺动脉）
· 中毒
· 外伤（低血容量、颅内压增高）

5 · 准备临时起搏器
· 治疗原发病
· 听取专家的意见

可参阅：2010 Handbook of Emergency Cardiovascular Care for Healthcare Providers. ©2010, American Heart Association Advanced Cardiovascular Life Support Provider Manual. © 2011, American Heart Association Reproduced with permission. *2010 American Heart Association Guidelines for Cardiopulmonary Resuscitation and Emergency Cardiovascular Care.* ©2010, American Heart Association.

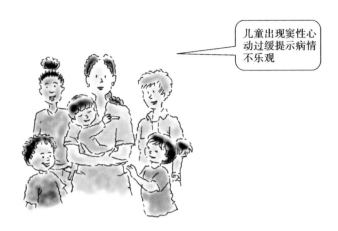

检查 ABCs

如果患者突然出现严重的窦性心动过缓，则评估气道（A）、呼吸（B）和循环（C）。如果这些都是正常的，检查是否有有效的心输出量。如果没有，患者可能出现以下症状和体征：

- 低血压
- 皮肤湿冷
- 精神状态改变
- 眩晕
- 视力模糊
- 肺部湿啰音、呼吸困难和第三心音（S$_3$），这些都是心衰的表现
- 胸痛
- 晕厥

给予阿托品前，确认剂量是否准确；当剂量低于 0.5mg 的时候，可能产生反作用而进一步减慢心率。记住，心脏移植的患者对于阿托品没有反应，需要运用起搏器进行急救处理。

窦性心动过速

如果把窦性心动过缓比作乌龟，那么窦性心动过速就是兔子了。成人窦性心动过速的主要特征就是窦性心率超过 100 次／分，一般不超过 180 次／分，除非进行了非常剧烈的运动。年龄越大，运动后可达到的最大心率随之下降。

发生机制

窦性心动过速的临床意义取决于患者的原发病（详见"窦性心动过速的病因"）。

窦性心动过速的病因

窦性心动过速可以是运动、疼痛、高热、压力或者情绪强烈变化，如恐惧和焦虑时的正常反应。它同样会发生在以下情况：

- 某些心脏病，如心力衰竭、心源性休克和心包炎。
- 作为休克、贫血、呼吸困难、肺栓塞、败血症和甲亢的代偿性机制。
- 药物影响，如阿托品、异丙肾上腺素、氨茶碱、多巴胺、多巴酚丁胺、肾上腺素、酒精、咖啡因、尼古丁或安非他明。

急性心肌梗死的患者出现窦性心动过速时，提示心肌大面积损伤，预后不良。持续窦性心动过速也是即将发生心源性休克和心力衰竭的标志。

观察重点

窦性心动过速时，心房和心室节律都是规则的，频率相等，通常是100～160次/分。窦性动过缓时，P波的大小和形状正常，位于每一个QRS波群之前，振幅有可能增加。随着心率的增快，P波可以和前面的T波融合在一起而无法辨别。PR间期、QRS波群和T波正常。在心动过速时，QT间期通常会缩短（详见"认识窦性心动过速"）。

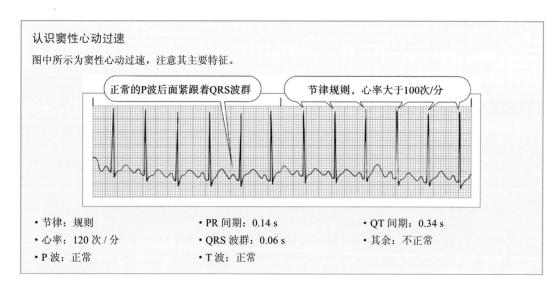

认识窦性心动过速

图中所示为窦性心动过速，注意其主要特征。

正常的P波后面紧跟着QRS波群　　　节律规则，心率大于100次/分

- 节律：规则
- 心率：120次/分
- P波：正常
- PR间期：0.14 s
- QRS波群：0.06 s
- T波：正常
- QT间期：0.34 s
- 其余：不正常

检查脉搏

评估窦性心动过速的患者时，我们应该触摸一下脉率，确认脉率是否超过100次/分，并且是否规则。通常患者是无症状的。

如果心输出量降低或者机体失代偿，患者可能会出现低血压、晕厥和视力模糊。患者可诉胸痛或心悸，经常被描述成心脏突然跳了一下或心跳漏了一搏。患者也可能诉感觉紧张或焦虑。如果持续进展，患者可能会出现肺部湿啰音、额外的 S_3 心音和颈静脉怒张（详见"心动过速的影响"）。

> ## 心动过速的影响
>
> 　　心动过速会导致心室充盈时间减少，心室每次收缩泵血量减少，导致心输出量下降。正常的情况下心室舒张期容量为 120 ～ 130 mL。心动过速时，心室容量降低导致低血压和外周灌注减少。
>
> 　　随着心输出量急剧减少，动脉血压降低，外周灌注不足。心动过速会增加心脏氧耗，并减少舒张期时间（冠状动脉灌注在此期最大），从而导致心肌缺血。

对心脏的不利影响

　　心动过速，心脏需氧量增加，会导致冠心病患者出现胸痛，因为快速的心跳需要更多的氧耗。心率增快对梗阻型心脏病如主动脉狭窄和肥厚型心肌病也是有害的。

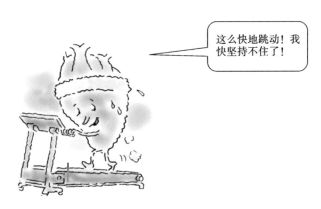

这么快地跳动！我快坚持不住了！

如何进行干预

　　无症状的或运动引起的窦性心动过速可以不用处理。换句话说，原发因素解决了，心律失常也就解决了。例如，引起窦性心动过速的原因是出血，治疗方案就包括止血、代血浆输注和补液。

减慢心率

　　如果窦性心动过速导致心肌缺血，治疗措施包括使用药物减慢心率。常见的药物包括β受体阻滞剂（如美托洛尔和阿替洛尔）、钙通道阻滞剂（如维拉帕米和地尔硫䓬）。

治疗窦性心动过速患者的目标是维持充足的心输出量和组织灌注，找出并纠正原发病。

收集病史

询问患者的服药史。拟交感神经药物的作用机制就是模仿人体的交感神经系统，引起窦性心动过速。这些药物包含在滴鼻剂和感冒药中。

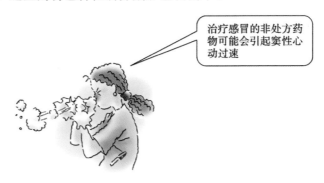

治疗感冒的非处方药物可能会引起窦性心动过速

还要询问患者的咖啡因、尼古丁、草药、酒精和违禁药（如可卡因和安非他明）的摄入情况，因为这些都可以触发心动过速，建议患者避免摄入这些物质。

观察要点

窦性心动过速患者的护理要点如下：

• 因为窦性心动过速可能引起心肌损伤，应检查患者有无胸痛和心绞痛。同时评估心衰的症状和体征，包括捻发音、S_3 心音和颈静脉怒张。

• 监测患者每日液体出入量和体重。

• 观察患者的意识水平以评估脑灌注情况。

• 给患者提供安静舒适的环境。帮助患者远离恐惧和焦虑等可以引起心律失常的不良情绪。

• 告知患者相关的程序和治疗方法。包括一些放松技巧。

• 心肌梗死后突然出现的窦性心动过速要高度重视，它是心肌梗死进展的信号。迅速的判断显得尤为重要，一旦出现要立刻开始治疗。

窦性停搏

窦性停搏是由心房缺乏电活动（心房静止），导致脉冲形成障碍而引起的。心房静止时，心房不能产生冲动，以致心电图上整个 PQRST 波群消失。

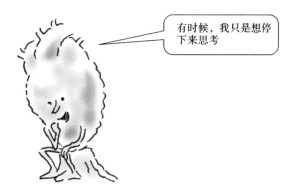

有时候，我只是想停下来思考

除了缺失的波群或停搏外，心电图通常是正常的。当出现 1～2 个心搏停止时，心房静止也被称为窦性静止，而当 3 个或更多的心搏消失时，则称为窦性停搏。

在心电图上，窦性停搏与三度房室传导阻滞很相似，又称为死亡阻滞（详见"了解窦房阻滞"）。

 我掌握了

了解窦房阻滞

窦房阻滞时，窦房结规律地发出冲动。然而，其中一些冲动在传导至心房时发生了延迟。根据传导延迟时间的长短，窦房阻滞分为三级：一度、二度和三度。其中二度又分为 Ⅰ 型和 Ⅱ 型。

一度窦房阻滞是指窦房结冲动到心房除极的时间延迟。因为心电图不能显示窦房结的电生理活动，唯一能够确定一度房室传导阻滞的就是 PR 间期的延长（PR 间期 > 0.2 s）。另外 3 种类型的窦房阻滞容易识别。

二度 Ⅰ 型阻滞

在二度 Ⅰ 型阻滞中，由窦房结到心房周围组织的传导时间逐渐变长直到出现一次漏搏。停搏时间短于 PP 间期的 2 倍。

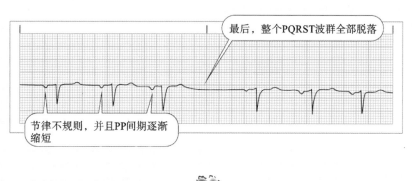

最后，整个PQRST波群全部脱落

节律不规则，并且PP间期逐渐缩短

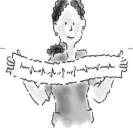

二度Ⅱ型阻滞

在二度Ⅱ型阻滞中，冲动从窦房结到心房组织的传导时间是正常的。停顿的时间是 PP 间期的整数倍。

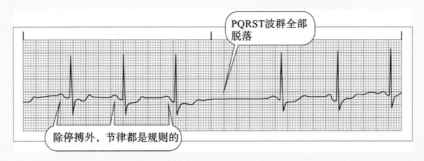

PQRST波群全部脱落

除停搏外，节律都是规则的

三度阻滞

三度阻滞时，一些冲动被阻滞，引起长时间的窦性停搏。停搏时间不是窦性节律的整数倍。在心电图上，三度阻滞与窦性停搏相似，只是原因不同。这时的 P 波和 QRS 波群没有关联。

三度阻滞是由冲动传导失败所致，而窦性停搏是冲动形成失败所致。两者都可导致心房活动停止。

窦性停搏常常紧跟一个交界性逸搏。三度阻滞的停搏会持续固定的时间，直到出现下一个窦性心率。

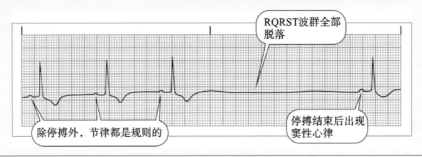

RQRST波群全部脱落

除停搏外，节律都是规则的

停搏结束后出现窦性心律

发生机制

当窦房结不能产生冲动时，机体便产生了窦性停搏。很多情况下会产生窦性停搏，如急性感染、心脏病和迷走神经刺激。2～3 s 的窦性停搏可在健康成人睡觉时出现，或在迷走神经张力增加或颈动脉窦敏感性增加的患者中发生。窦性停搏与病态窦房结综合征、窦性心律失常如窦性心动过缓和窦性传导异常有关（详见"窦性停搏的原因"）。

窦性停搏的原因

窦性停搏的常见原因如下：

· 窦房结病变，如纤维化和特发性退行性病变。

· 迷走神经张力增高，经常发生在 Valsalva 动作、颈动脉窦按摩和呕吐时。

· 应用地高辛、奎尼丁、普鲁卡因胺和水杨酸盐等药物，尤其是应用剂量处于中毒量范围时。

- β 受体阻滞剂，如美托洛尔和普萘洛尔使用过量。
- 心脏病，如慢性冠状动脉疾病、急性心肌炎、心肌病和高血压性心脏病。
- 急性下壁心肌梗死。

临床表现

当评估窦性停搏时，你会发现除了在心房静止时有波群丢失外，心电图上心房律和心室律都是规则的。心房和心室频率相等，且都在正常范围内。但由于发生心脏停搏，心率差异会很大（详见"认识窦性停搏"）。

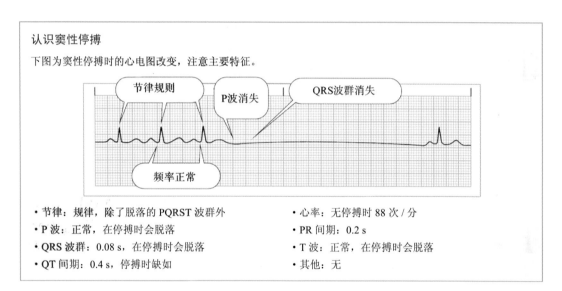

认识窦性停搏

下图为窦性停搏时的心电图改变，注意主要特征。

- 节律：规律，除了脱落的 PQRST 波群外
- P 波：正常，在停搏时会脱落
- QRS 波群：0.08 s，在停搏时会脱落
- QT 间期：0.4 s，停搏时缺如
- 心率：无停搏时 88 次 / 分
- PR 间期：0.2 s
- T 波：正常，在停搏时会脱落
- 其他：无

各波形的形态改变

在 QRS 波群出现之前的 P 波大小形态都是正常的，但在停搏期 P 波缺如。有 P 波时，PR 间期正常；无 P 波时，PR 间期无法测量。正常情况下 QRS 波群、T 波和 QT 间期均正常，但在停搏期消失。

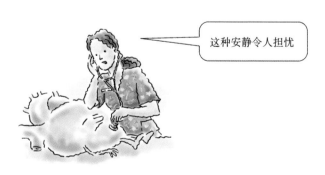

这种安静令人担忧

交界性逸搏包括房性期前收缩、交界性和室性期前收缩。窦性停搏间歇时长不是之前 RR 间期的整数倍。

漏搏

当出现窦性停搏时，不会摸到脉搏或听到心音。如果发作的时间短且不频繁，患者可能无症状，也不需要治疗。在窦性停搏发作期，患者可有数天或数周的正常窦性心律，而且可能感觉不到心律失常。

症状

复发和长时间的窦性停搏可能会引起心输出量下降的症状，如低血压、精神状态的改变和皮肤湿冷。患者诉头晕或视力模糊。窦性停搏可导致晕厥，如果停搏时间在 7 s 以内，患者会发生近似晕厥的症状。

如何干预

无症状的患者不用处理。对于出现轻度症状的患者，治疗重点是维持心输出量和确定病因。包括停用抑制窦房结功能的药物，如地高辛、β 受体阻滞剂和钙通道阻滞剂。

不要被睡眠中出现的停搏欺骗

检查窦性停搏发生时的状态。在睡觉时发生的窦性停搏是没有临床意义的。如果窦性停搏反复发作，要评估患者有无精神状态的改变、血压下降和皮肤湿冷等心输出量下降的表现。

询问患者有无眩晕、头晕或视力模糊。询问患者是否有濒死的感觉。如果有，可能是由长时间停搏而引起的晕厥。

记录患者的生命体征和出现窦性停搏时的感受，以及当时的活动。增加迷走神经刺激的活动如 Valsalva 动作或呕吐，都会增加窦性停搏发生的可能性。

病情加重时

监测心律失常的进展，一旦出现不稳定的情况，立即通知医生。停止使用可能会引起窦性停搏的药物，与医生一起核实是否要继续服药。

如果要用药物，注意观察有无地高辛、奎尼丁和普鲁卡因胺等药物中毒的表现。定期检测血清地高辛的浓度和血清电解质的水平。

警惕窦性停搏

如果患者出现循环衰竭应立即治疗。出现窦性心动过缓时，紧急的治疗包括给予阿托品或肾上腺素，以及使用临时起搏器。从长远来看，最好的方法就是植入永久起搏器。

窦性停搏的患者的治疗目标是维持充足的心输出量和周围组织的灌注。还要准确记录停搏发生的频率和持续时间。判断停搏到底是窦性停搏还是窦房阻滞。如果植入了起搏器，出院时给予患者起搏器的相关指导。

病态窦房结综合征

病态窦房结综合征也称为窦房结功能不良，简称为病窦综合征，是指由各种原因引起的窦房结病变，是由冲动产生障碍或向心房的传导阻滞所致。

病窦综合征的主要表现为窦性心动过缓，突然发作的窦性停搏和窦房阻滞及间断出现的、突发的、短暂的快速房颤。患者也很容易突然出现其他形式的房性心动过速，如房扑和异位房性心动过速，通常被称为心动过缓 - 心动过速（或慢 - 快）综合征。

大多数病窦综合征的患者年龄超过 60 岁，但其他年龄层人群也可发生这种心律失常。儿童罕见，除非做过心脏外科手术损伤了窦房结。男女发病率无差异。本病的发作是进展的、隐匿的以及慢性的过程。

发生的原因

病窦综合征的发生既可由窦房结自律功能障碍或传导功能异常或结区的传导阻滞所致，也可由窦房结自主神经系统的退行性病变和窦房结被部分破坏所致，如下壁心肌梗死时窦房结血供减少（详见"病窦综合征病因"）。

病窦综合征病因

病窦综合征的病因如下：
- 引起窦房结纤维化的情况，如高龄、动脉粥样硬化性心脏病、高血压和心肌病。
- 开胸手术（特别是瓣膜手术）导致的窦房结损伤、心包炎或风湿性心脏病。
- 自主神经功能紊乱影响神经支配，如迷走神经张力过高和自主神经系统退化。
- 影响心脏的药物如地高辛、β 受体阻滞剂和钙通道阻滞剂。

传出阻滞

另外，有些原因会影响窦房结周围的心房组织从而引起传出阻滞。引起心房组织炎症或退行性病变的疾病，同样也会导致病窦综合征。但很多患者的确切病因不明。

临床表现

病窦综合征包含几种可能的节律紊乱，可间断、慢性发作（详见"认识病窦综合征"）。这些节律紊乱包括下列一种或多种情况：

- 窦性心动过缓
- 窦房阻滞
- 窦性停搏
- 窦性心动过缓与窦性心动过速交替
- 突然发作的快速房性心律失常，如房颤或者房扑
- 运动时窦房结不能增加心率

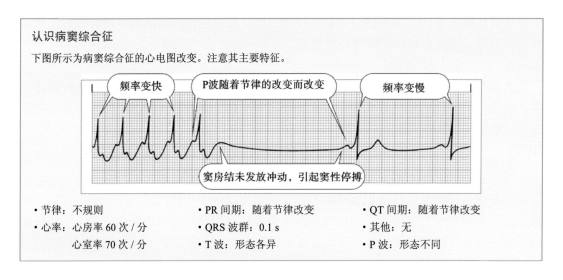

认识病窦综合征

下图所示为病窦综合征的心电图改变。注意其主要特征。

频率变快　　P波随着节律的改变而改变　　频率变慢

窦房结未发放冲动，引起窦性停搏

- 节律：不规则
- 心率：心房率 60 次 / 分
  心室率 70 次 / 分
- PR 间期：随着节律改变
- QRS 波群：0.1 s
- T 波：形态各异
- QT 间期：随着节律改变
- 其他：无
- P 波：形态不同

观察心率

观察窦性停搏的不规则节律和突发的心率改变。由于停搏的影响，心房率和心室率可以变快、变慢，或者快慢交替。

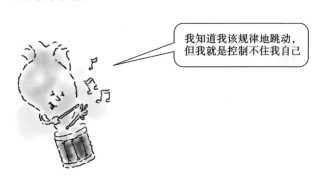

我知道我该规律地跳动，但我就是控制不住我自己

P 波会随着心脏节律的变化而变化，且通常出现在 QRS 波群之前。PR 间期也会随着节律改变而改变，但波动一般在正常范围之内。QRS 波群和 T 波通常正常，但 QT 间期也会随着节律的变化而变化。

牢记

患者出现病窦综合征时，脉率可能快、慢或正常，节律可能规则或不规则。监护仪显示心律不规则，脉搏触诊可发现先慢后快。

当患者运动或劳累时监测心率会发现，心率并没有增快，可能出现房扑、房颤、窦房阻滞或窦性停搏。

心输出量下降的表现

当心输出量进一步下降时，患者会出现一些症状和体征，如低血压、视力模糊和晕厥等。足以引起晕厥的窦性停搏的时间长短因患者的年龄、发作时的体位及脑血管情况而不同。窦性停搏持续的时间如果在 2 ～ 3 s 则意义重大。

其他的诊断手法则依赖于患者的体征。例如，若患者合并有潜在的心肌病，他可能会出现肺部湿啰音、S₃ 亢进、左心室心尖搏动的扩大或移位。

如何干预

病窦综合征的严重程度取决于患者的年龄，是否合并其他疾病，以及心律失常的类型和持续时间。如果患者出现了房颤则预后不良，主要原因是可能发生栓塞并发症。

与其他类型的窦性心律失常一样，如果患者没有症状则无须治疗。如果患者有相关症状出现，那么治疗的目的就是减轻症状和体征，纠正心律失常的病因。

急性发作时可给予阿托品或肾上腺素。在潜在病因解决之前，可考虑给予起搏器治疗。心动过速者可选用抗心律失常的药物对症治疗，如美托洛尔和地高辛。

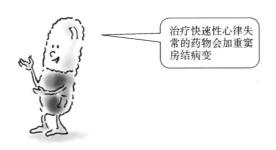

治疗快速性心律失常的药物会加重窦房结病变

治疗是把双刃剑

不幸的是，用于治疗心动过速的药物可能会加重患者潜在的窦房结病变和心动过缓的程度。如果患者突发或阵发房颤，需要服用抗凝药物来防止血栓栓塞和卒中的发生。病窦综合征是慢性、进行性的，有症状的患者需要终生治疗。

护理

护理这类患者时，需要监测和记录患者所有的心律失常和发作时的症状和体征。评估患者在运动和疼痛时的心律，并观察心律的改变。

患者服用钙通道阻滞剂、β受体阻滞剂和其他抗心律失常药物后，要密切观察其反应。如果患者需要进行抗凝治疗和（或）植入起搏器，要确保患者及家属接受了正确的指导。

房性心律失常

房性心律失常是由冲动起源于窦房结以外所致，是一种最常见的心律失常。这类心律失常会影响心室充盈时间，降低心房收缩力，正常情况下心房收缩为心室提供 30% 的血液。

三种发生机制

房性心律失常的发生机制有三种：自律性改变、兴奋折返和后除极。下面对每种房性心律失常发生的原因和特殊的类型进行阐述。

• 自律性改变——心房纤维的自律性（心肌细胞自动产生冲动的能力）增加可以触发异常的冲动。引起自律性增加的原因包括细胞外因素，如缺氧、低钙血症和地高辛中毒，以及心脏的正常起搏点——窦房结功能减退，如迷走神经张力增加或低钾血症可增加窦房结的不应期，使心房纤维发放冲动。

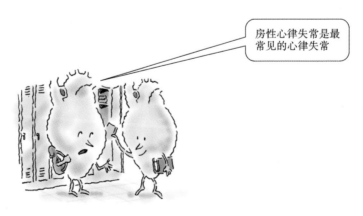

房性心律失常是最常见的心律失常

• 兴奋折返——兴奋折返是指冲动沿着一条慢传导路径传导，尽管发生了延迟，但冲动仍继续传导，足以在心肌复极化时产生另一个冲动。兴奋折返可发生在冠心病、心肌病或心肌梗死患者。

· 后除极——后除极常见于细胞损伤、地高辛中毒和其他状况。损伤的心肌细胞只有部分可以除极，部分除极会导致反复的异位放电，也称触发活动。由触发活动产生的除极称为后除极，能导致房性或室性心动过速。

房性心律失常包括房性期前收缩（PACs）、房扑、房颤和房性心动过速。让我们来一一学习。

房性期前收缩

 房性期前收缩（PACs）起源于心房内除窦房结以外的一个或多个异位起搏点（灶）。窦房结本应该释放冲动，但是易激动的起搏点抢在窦房结之前释放了它们的冲动。

PACs 的冲动是否会传导到房室结和心脏其他部分，主要取决于提前的程度、房室结和室间传导系统的状态。未被传导或阻滞的PACs不能触发一个QRS波群。

发生机制

PACs 经常发生在正常心脏，若没有心脏病，一般不会有危险。事实上，PACs 早期通常没有症状，且潜伏期长（详见"PACs 的病因"）。

PACs 的病因

引起房性期前收缩的原因如下：
· 摄入酒精和吸烟
· 焦虑
· 疲惫
· 发热
· 感染
· 冠心病或心脏瓣膜病
· 急性呼吸衰竭或缺氧
· 肺部疾病
· 地高辛中毒
· 电解质紊乱

发病征兆

　　然而，若患者本身患有心脏病，PACs 会诱发更严重的心律失常，如房颤和房扑。对于急性心肌梗死的患者来说，PACs 可能是心力衰竭和电解质紊乱的早期征兆。此外，PACs 也可由疼痛或焦虑时儿茶酚胺类神经激素的释放引起。

观察重点

　　出现房性期前收缩时，心房率和心室率是不规律的，但是基本的节律是规则的。如果这个期前收缩能顺利传导至心室，心电图上就会有正常的 QRS 波群。

　　PACs 使窦房结提早除极，窦房结重新调整。这种改变导致 PACs 后会出现间歇，干扰正常周期。下一次窦性心搏将比平时出现得早，导致被 PACs 干扰的两次心搏的 PP 间期短于连续 3 个窦性心搏的 PP 间期，称为不完全代偿（详见"认识 PACs"）。

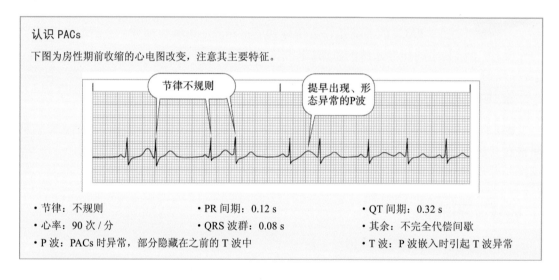

认识 PACs

下图为房性期前收缩的心电图改变，注意其主要特征。

（节律不规则）　　　　（提早出现、形态异常的 P 波）

- 节律：不规则
- 心率：90 次 / 分
- P 波：PACs 时异常，部分隐藏在之前的 T 波中
- PR 间期：0.12 s
- QRS 波群：0.08 s
- QT 间期：0.32 s
- 其余：不完全代偿间歇
- T 波：P 波嵌入时引起 T 波异常

显著特征

　　PACs 典型的心电图改变就是 P 波提前出现，且形态改变（与窦性 P 波相比）。P 波可能会与 T 波重叠，从而使 T 波形态也发生改变（T 波可能会比正常的大或者有切迹）。而 P 波形态的变化恰恰说明了异位起搏点很多（详见"未下传的 PACs 和二度房室传导阻滞"）。

　　PR 间期通常正常，但也可变短或稍延长，取决于异位起搏点的位置。如果提前的 P 波后面没有 QRS 波群，表明 PACs 未下传。

　　PACs 可能会发生二联律（1 次正常心律，1 次 PAC，交替出现）、三联律（2 次正常心律后出现 1 次 PAC）或成对出现（2 个 PACs 同时出现）。PACs 发生时，患者外周脉搏和心尖搏动不规律。主诉心悸、漏搏或扑动感。如果患者合并有心脏病，可出现心输出量下降的症状和体征，如低血压和晕厥。

专家建议

未下传的 PACs 和二度房室传导阻滞

不要把未下传的 PACs 和二度 II 型房室传导阻滞混淆。在二度 II 型房室传导阻滞中，PP 间期是规则的。然而未下传的 PACs，是心房的冲动提前到达房室结，而此时房室结还没有复极化。

结果，提前出现的 P 波不能传导到心室。下图显示的是 P 波嵌入前一个 T 波中。

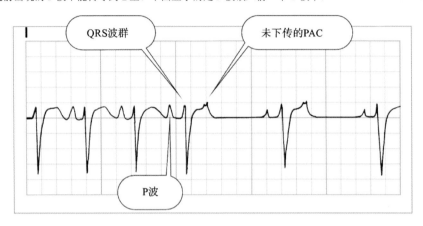

治疗

　　大多数无症状的患者不需要治疗。如果患者有症状，治疗的重点在于去除病因，如减少或避免咖啡因和酒精的摄入。频发的 PACs，可使用延长心房不应期的药物。如地高辛、普鲁卡因胺和奎尼丁。

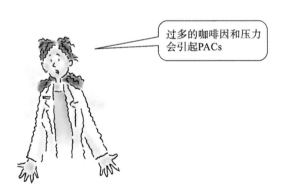

过多的咖啡因和压力会引起PACs

患者的注意事项

　　护理 PACs 的患者时，帮助他找出致病因素。通过健康教育教会他纠正和避免各类潜在诱因。如避免咖啡因的摄入、戒酒，或学习减轻焦虑的技巧。

　　如果患者合并有缺血或心脏瓣膜病，则监测其有无心衰的症状和体征、电解质失衡，以及房性心律失常是否进一步发展演变。

心房扑动

心房扑动，简称房扑，是一种室上性心动过速（心室以上的位置发放脉冲引起的快速节律），表现为心房率在 250～400 次 / 分，通常在 300 次 / 分左右。房扑起源于心房内单一的起搏点，起因是折返和自律性增加。

发病机制

房扑通常和二度房室传导阻滞有关。此时，房室结无法将所有的冲动传到心室。因此，心室率相对较慢。房扑很少发生在健康人，一旦发生，则表明存在心脏病变（详见"房扑的病因"）。

房扑的病因

引起房扑的病因有：
- 心房扩大和压力增高的疾病，如严重的二尖瓣疾病、甲亢、心包疾病和原发性心肌病
- 心脏外科手术
- 急性心肌梗死
- 慢性阻塞性肺疾病
- 体循环动脉低氧血症

临床表现

房扑典型的特征为极快的心房率导致 P 波失去了原有的特性。这些波形混在了一起，形成了锯齿状或鲨鱼鳍状的波形，称为扑动波或 F 波。不同程度的房室传导阻滞使心房率以 2:1 至 4:1 的比例传到心室。QRS 波群形态可以正常，但如果扑动波融合在 QRS 波群里，QRS 波群会增宽。这时我们无法识别 T 波，也无法测量 QT 间期（详见"认识房扑"）。

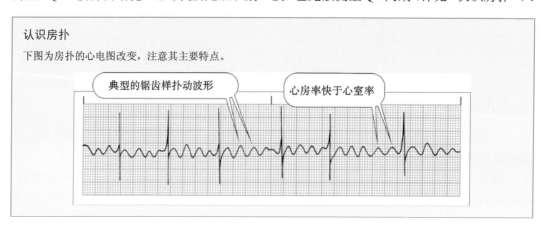

认识房扑

下图为房扑的心电图改变，注意其主要特点。

典型的锯齿样扑动波形　　心房率快于心室率

· 节律：房律规则	· P 波：典型锯齿状	· T 波：不能辨别
室律不规则	· QT 间期：不能辨别	
· 心率：心房率 280 次 / 分	· PR 间期：无法测量	· 其他：无
心室率 60 次 / 分	· QRS 波群：0.08 s	

颤动、扑动

临床上心房节律会在颤动波和扑动波之间来回变化，这种心律失常就是我们常说的房颤和房扑。心房的多个异位起搏点发放的冲动杂乱而无秩序，最终导致颤动波基线不平。房颤代替收缩，心房除极也无法像之前一样进行。

传导比率

房扑的临床意义取决于冲动经过节点传导下去的数量，就是传导比率，如 2:1 传导就是每 2 个心房率有 1 个可以下传，4:1 传导就是每 4 个心房率有 1 个可以下传，从而形成心室率。如果心室率太慢（小于 40 次 / 分），或太快（大于 150 次 / 分），都会导致心输出量严重下降。

一般来说，心室率越快说明心律失常越严重。心率快，心室充盈时间缩短，冠状动脉血流灌注减少，可引起心绞痛、心衰、肺水肿、低血压和晕厥。

最常见的心率是 150 次 / 分，心房率是 300 次 / 分，这种情况为 2:1 传导（详见"房扑和窦性心动过速"）。

专家建议

房扑和窦性心动过速

无论在什么情况下，当患者有窦性心动过速，心率为 150 次 / 分时，都要仔细查看。因为这种频率通常是房扑伴随 2:1 传导。仔细观察有无扑动波，如果扑动波藏在 QRS 波群里，就很难发现，需要检查其他导联确定有无扑动波。

脉搏短绌

当护理房扑患者时，可发现外周脉搏和心尖搏动的频率和节律是正常的。因为脉搏反映心室收缩的次数，而不是心房激动的次数。

如果心室率正常，患者可无症状。如果心室率过快，患者可能出现心输出量下降和心脏失代偿的症状和体征。

治疗

如果患者没有症状，且没有其他急性的潜在的或相关的并发症，可不用处理，只需注意观察。定期服用一些减慢心率的药物如地高辛或钙通道阻滞剂。但如果房扑伴有快速心室率和心输出量下降，要立即予以治疗。治疗目标是控制心室率，并将心房的异位节律转换成正常的窦性心律。虽然刺激迷走神经可以暂时地增加阻滞比率，从而减慢心室率，但效果不持久。基于这个原因，心脏电复律仍然是有房扑症状患者的治疗选择。

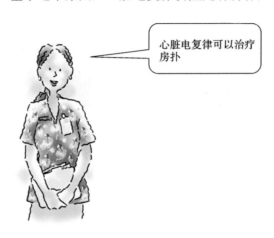

心脏电复律可以治疗房扑

同步电复律

同步电复律在除极时释放电刺激。电刺激使部分心肌对异位冲动产生不应期，从而终止折返环路。

药物转复

药物治疗包括应用地高辛和钙通道阻滞剂，可减慢房室传导时间。奎尼丁可将房扑转为更容易治疗的房颤。如果需要使用地高辛和奎尼丁，那么地高辛首次剂量一定要给足达到负荷剂量。伊布利特可使新发的房扑转换为窦性节律。如果可能，应该找到房扑的根本原因并进行治疗。然而，应用此类药物时要求患者出现房扑或房颤的时间不超过48 h，左心室功能不全的患者应用此类药物，出现心律失常的风险会更高。总之，若必须要治疗，同步电复律依然是最好的选择，尤其是在患者情况不稳定时。

持续观察

因为房扑可能是心脏原发病的表现，应密切监护患者心输出量不足的症状和体征。如需要进行电复律，应该为患者建立静脉通道并遵医嘱使用镇静药或麻醉药。美国心脏协会推荐，对于血压偏低（收缩压小于 90 mmHg）或有神经系统疾病者需谨慎使用镇静药和（或）麻醉药，然而，必须注意的是，电复律是一个极端不适甚至痛苦的过程。

应将抢救设备置于床旁。因为地高辛会抑制窦房结的功能，所以使用时要特别注意。同时要注意患者有无心动过缓，因为电复律会减慢心率。

心房颤动

心房颤动，简称房颤，是指心房紊乱的、不同步的电活动。异位冲动以 400～600 次／分的频率释放，导致房颤代替了心房收缩，使心房丧失了泵血功能。

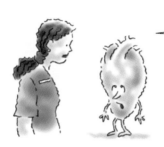

有的时候我的心房被很奇怪地激动以致我不能很好地工作

心室只对那些可以通过房室结传导下去的脉冲产生反应。心电图上的 P 波不再代表心房的活动，取而代之的是不规则的基线波也称为颤动波或 F 波。这种心律失常可以是持续的，也可以是阵发的（突然发生的）。这种节律可能会先于房性期前收缩出现或由房性期前收缩引起。

发病机制

房颤比房扑或房性心动过速更常见。它是由冲动在折返环路内反复激动而引起的（详见"房颤的病因"）。

房颤的病因

房颤可由下列病因引起：
- 外科手术
- 心脏病，如二尖瓣关闭不全、二尖瓣狭窄、甲亢、感染、冠心病、急性心肌梗死、心包炎、低氧血症和房间隔缺损
- 摄入咖啡因、酒精和吸烟
- 疲惫或压力
- 某些药物，如吗啡和地高辛
- 运动时儿茶酚胺释放

临床表现

　　房颤时各部分心房组织独立激动，引起心房肌肉的颤动而不是收缩。心电图上，可以看到基线不均衡的 F 波而不是清晰的 P 波。同样，当心房很多异位起搏点释放冲动时，除极不能连贯传导，就会导致心室不规则的反应（详见"认识房颤"）。

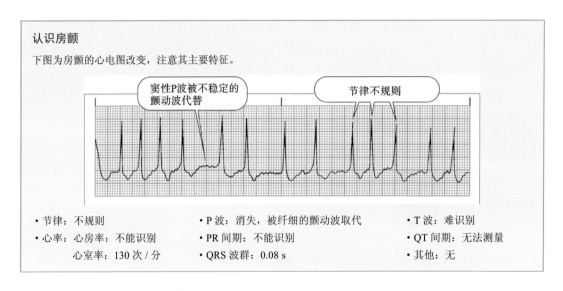

认识房颤

下图为房颤的心电图改变，注意其主要特征。

窦性P波被不稳定的颤动波代替

节律不规则

- 节律：不规则
- 心率：心房率：不能识别
　　　　心室率：130 次 / 分
- P 波：消失，被纤细的颤动波取代
- PR 间期：不能识别
- QRS 波群：0.08 s
- T 波：难识别
- QT 间期：无法测量
- 其他：无

不可思议的过滤

　　发病时，不规则的心房冲动以每分钟 400 ～ 600 次的速度下传，房室结过滤和阻止了其中的很多冲动，使其不能往下传导，从而保护了心室。

　　而且，房室结不能接受所有的冲动。如果房室结周围的肌肉组织处于不应期，冲动不能从心房的其他部位传到房室结，就会进一步减少心房冲动传导到心室的次数。这就是房颤时 RR 间期变异较大的原因。

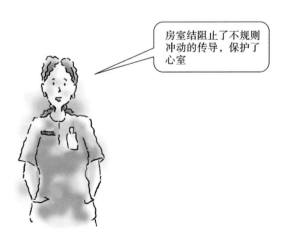

房室结阻止了不规则冲动的传导，保护了心室

快而不当

心房率大于 400 次 / 分时几乎无法辨认。心室率一般波动在 100 ～ 150 次 / 分或更低。房颤如有 F 波称为"粗颤"，如没有 F 波则称为"细颤"。房扑和房颤可同时出现。可以看到颤动和扑动两种不同形状的波形出现。

与其他房性心律失常相比，房颤没有心房收缩（也就是心房泵血）。加上由于快速心室率造成的心室充盈时间减少，可导致严重的问题。如果心室率大于 100 次 / 分，称为未控制的房颤或快速心室反应，患者可能会发展成心衰，可能会出现心绞痛或晕厥。

原发病

患者既往存在心脏病病史，如梗阻性肥厚型心肌病、二尖瓣狭窄、风湿性心脏病、二尖瓣置换术后，对房颤的耐受性差，可能发生休克和严重的心衰。

如不治疗，房颤会导致心血管系统衰竭、血栓形成，引起体循环栓塞或肺栓塞。

治疗

评估房颤患者时，同时要评估外周动脉搏动和心尖搏动。你会发现桡动脉搏动比心尖搏动慢。这是因为心脏收缩过弱时不能产生可触及的外周动脉搏动。

如果心室率变快，患者会出现心输出量下降的症状和体征，包括低血压和头晕。当房颤长期存在演变为慢性时，心脏可代偿的心输出量减少。慢性房颤患者出现肺栓塞、脑栓塞，或其他部位栓塞的风险高，还会出现一系列症状。

目标：减慢心率

治疗房颤的主要目标是使心室率降至 100 次 / 分以下。当患者出现急性房颤，且病情稳定可以合作时，刺激迷走神经或按摩颈动脉窦，可减慢心室反应，但不能逆转心律失常。

可用地尔硫䓬、维拉帕米、地高辛和 β 受体阻滞剂来控制心室率。伊布利特可用于将新发的房颤转复为窦性心律（见前文）；奎尼丁和普鲁卡因胺同样可以将房颤转换成窦性心律，需在抗凝之后给药，近年来已较少使用。

迅速电复律

患者如果有症状，必须立即进行同步电复律。如果在房颤发生 3 天内进行治疗，转复的成功率非常高。而拖延时间越长，成功率越低。如有可能要先抗凝，因为转复为窦性心律时，有力的心房收缩会突然恢复，如心房内已有血栓形成，容易引起体循环栓塞。由于房颤时大量血液淤滞在心房内，再加上心房失去泵血功能（并导致血液被动流入心室），血栓形成是实施电复律时必须考虑的危险因素。

恢复窦性节律

转复成功后可给予地高辛、普鲁卡因胺、普萘洛尔、奎尼丁、胺碘酮和维拉帕米以维持窦性心律或在慢性房颤时控制心室率。这些药物中有的能延长心房的不应期，让窦房结有机会重新成为心脏的起搏点，而其他药物主要作用是减慢房室传导，控制心室率。

服用各类药物时，要监测血清药物浓度，观察患者有无中毒的表现。当出现脉搏的变化、晕厥、头晕、胸痛或心衰的症状如呼吸困难加重和外周水肿时，一定要及时报告。

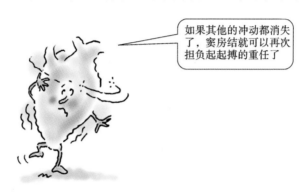

如果其他的冲动都消失了，窦房结就可以再次担负起起搏的重任了

射频消融

有症状的房颤患者应用常规治疗无效时，可以使用射频消融疗法。这是一种侵入性疗法，操作时用一根静脉导管定位心脏内触发或维持快速心律失常的心肌。射频能量通过静脉导管传递给心肌，产生一个局部的坏死区域。此区域将不再产生或参与快速心律失常。如果能量释放的部位离房室结、希氏束或束支很近，有可能产生阻滞。

（熊琴 译）

房性心动过速

房性心动过速属于室上性心动过速，意味着产生快速节律的脉冲起源点在心室之上。其特征是心房率为 150 ～ 200 次 / 分。心率过快导致心房舒张期缩短，心房对心室的充盈不足，心输出量减少，冠状动脉灌注不足，心肌缺血。

房性心动过速分为三型：房性心动过速伴阻滞、多源性房性心动过速（MAT）（或紊乱性心房律）、阵发性房性心动过速（PAT）。

发病机制

在健康人群中，房性心动过速通常是良性的。也可以是更严重室性心律失常的预兆，尤其是对于合并有潜在心脏病的患者（详见"房性心动过速的病因"）。

房性心动过速的病因

房性心动过速可以出现在心脏正常的人群中，此时，房性心动过速常与咖啡因摄入过量或某些刺激、使用大麻、电解质紊乱、缺氧、躯体或心理的压力有关。房性心动过速也是病态窦房结综合征的症状之一。

其他病因包括：

- 地高辛中毒（最常见的病因）
- 心肌梗死、心肌病、先天性心脏病、预激综合征和心脏瓣膜病
- 肺心病
- 甲亢
- 高血压

房性心动过速时心室率增加可使心室充盈时间缩短，增加心肌耗氧量，氧的供应减少，可发生心绞痛、心衰、心肌缺血的改变，甚至心肌梗死。

临床表现

房性心动过速（简称房速）的特征是三个或更多连续的异位房性激动，频率为140 ~ 250 次 / 分。如有 P 波，通常是直立的，后面常跟随有 QRS 波群。

当心房冲动以 1:1 的比例传入心室时（意味着每个 P 波后面跟随着一个 QRS 波群），房室率是相等的。当心房激动仅有部分传入心室时，意味着房室结存在阻滞，阻挡了部分冲动传入心室。

房室结阻滞

可以把房室结想成一个门卫。有时它允许心房的冲动有规律地通过并进入心室（如每隔一个脉冲），有时它允许心房冲动不规律地通过（如先是两个脉冲通过，然后是三个，再然后是一个）。

快而规律

仔细分析房速的心电图时，可发现心房律基本上都是规则的，而当阻滞恒定时心室律也是规则的，否则就不规则。包含三个或以上连续异位心房搏动的心房率为140 ~ 250 次 / 分。心室率依据房室传导的比率而不同（详见"识别房速"）。

除非有传导阻滞，否则 P 波与 QRS 波群的比率为 1:1。因为频率增加，导致 P 波被埋藏在前面的 ST 段或 T 波中而无法辨认。如果不将 P 波与前面的 T 波区分，PR 间期就无法测量。

识别房速

下图显示的是房速，注意其主要特征。

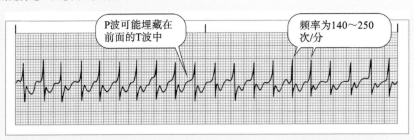

- 节律：规则
- 频率：200 次 / 分
- P 波：异常
- PR 间期：0.12 s
- QRS 波群：0.10 s
- T 波：因 P 波而变形
- QT 间期：0.20 s
- 其他：无

除非脉冲通过异常的传导通路到达心室，否则 QRS 波群是正常的。如果有缺血存在，T 波倒置或正常。QT 间期通常在正常范围内，但心率快时也可能缩短。如果心律失常持续存在，患者可伴随心肌缺血，ST 段和 T 波会发生变化（详见"确定房速的类型"）。

确定房速的类型

房速分为三种，下面是快速识别的方法。

房速伴阻滞

房速伴阻滞是由心房组织的自律性增高所致。随着心房率的增加，房室传导功能受损，可出现典型的 2:1 阻滞，偶尔可呈二度 I 型房室传导阻滞。

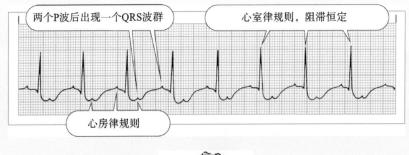

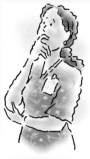

- 节律：心房律规整；心室率，如果阻滞恒定就规则，如果阻滞不恒定就不规则
- 频率：心房率：140 ～ 250 次 / 分，是心室率的倍数；心室率：依据阻滞程度而不同
- P 波：轻度异常
- PR 间期：通常正常，可以隐藏
- QRS 波群：通常正常
- 其他：QRS 波群前面有一个以上的 P 波

多源性房速

多源性房速（MAT）时，多个心房起搏点交替发放冲动引起房性心动过速。MAT 时 P 波的形态各异，并且经常发生于慢性肺疾病的患者，心电图上的基线移动是由胸壁活动所致。

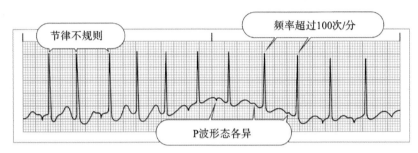

- 节律：均不规则
- 频律：心房率：100 ～ 250 次 / 分，通常低于 160 次 / 分；心室率：100 ～ 250 次 / 分
- P 波：形态不同，至少有三种不同的 P 波
- PR 间期：不同
- 其他：无

阵发性房速

阵发性房速（PAT）是阵发性室上性心动过速的一种，其特征是短暂的心动过速与正常窦性节律交替。由于异位起搏点快速发放冲动，PAT 发作和终止常很突然。它通常伴有频繁的房性期前收缩（PACs），其中一个期前收缩就可能触发心动过速。

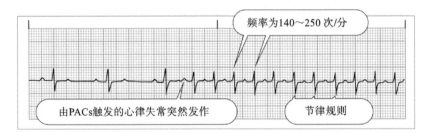

- 节律：规则
- P 波：异常，可能埋藏在前一个 T 波中
- QRS 波群：可能存在差异性传导
- 频率：140 ～ 250 次 / 分
- PR 间期：在每个心动周期中固定
- 其他：P 波后跟随一个 QRS 波群

症状

房速的特点是外周血管搏动和心尖搏动速度增快。节律可以规则或者不规则，这取决于房速的类型。阵发性房速的患者可能感觉心脏搏动突然增快或突发心悸。持续的心动过速和心室率增加可引起心输出量减少，导致视物模糊、晕厥和低血压。

干预

治疗取决于心动过速的类型和患者症状的严重程度，因为房速常见的病因之一是地高辛中毒，所以要检测血药浓度（详见"地高辛中毒的表现"）。

地高辛中毒的表现

地高辛中毒时，患者不可能仅有房速。注意下列症状和体征，尤其是患者正在服用地高辛而血钾水平较低或正在使用胺碘酮时。两种情况均可增加地高辛中毒的危险。

中枢神经系统
- 疲乏和全身肌肉无力
- 不安
- 幻觉

眼、耳、鼻和喉
- 出现黄、绿视
- 视物模糊

消化道
- 厌食
- 呕吐和恶心

心血管系统
- 心律失常（最常见，传导紊乱伴或不伴房室传导阻滞、室性期前收缩和室上性心律失常）
- 心衰加重
- 低血压（地高辛对心脏的毒性可能是致命的，常需要立即治疗）

常采取刺激迷走神经的措施，如 Valsalva 动作和颈动脉窦按摩，用于治疗阵发性房速。如果心动过速是由折返机制引起的，则会频发房性期前收缩。上述刺激迷走神经的措施非常有效（详见"颈动脉窦按摩"）。

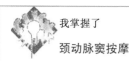

我掌握了

颈动脉窦按摩

颈动脉窦按摩可用于终止阵发性房速。按压颈动脉窦可刺激迷走神经，从而抑制窦房结发放冲动并减慢房室传导，使窦房结恢复主导起搏点的地位。颈动脉窦按摩前，先听诊该区域有无杂音（如有，则不能按摩）。需注意风险，只能单侧按摩，并由医生或有资质的人员操作。颈动脉窦按摩的风险包括心率减慢、血管扩张、室性心律失常、休克和心脏停搏。

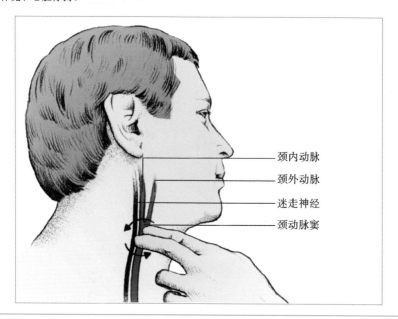

颈内动脉

颈外动脉

迷走神经

颈动脉窦

增加房室传导阻滞

其他治疗措施包括使用使房室传导阻滞加重的药物，它们能够抑制心室的反应和减慢频率。包括地高辛、β受体阻滞剂和钙通道阻滞剂。

此外，腺苷可用于阻滞房速，奎尼丁和普鲁卡因胺可用于恢复正常窦性节律。当其他治疗失败时，可用同步电复律。

超速抑制

心房超速起搏（也称短促起搏或快速心房起搏）可用来终止心律失常。具体方法是用高于患者心房率的频率起搏心房。对于某些患者，可采用频率更快的短阵刺激或在传导周期的关键时期给予期前刺激。不管应用哪种方法，结果是相同的。起搏干扰了传导环路并使部分环路对折返激动产生不应期。房速终止，窦房结恢复其作为起搏点的正常地位。尽管文献认为超速起搏能有效治疗房速，但近年来应用减少。

如果心律失常与预激综合征（额外的传导通路导致心动过速间断发作，心电图出现δ波）有关，射频消融治疗可用于控制阵发性房速（PAT）反复发作。多源性房速通常继发于慢性阻塞性肺疾病，患者对治疗反应较差。如果可能，治疗主要以纠正严重的低氧血症为主。

密切观察病情

护理房速患者时，应仔细监测患者的心电图。这样可以发现房速的病因，有利于治疗。同时监测患者有无胸痛、心输出量减少的表现，心衰或心肌缺血的症状和体征。

房室交界性心律失常

房室交界性心律失常起源于房室交界区，即房室结周围组织和希氏束。当窦房结被抑制不能传导冲动，或当传导系统发生阻滞时，就会出现房室交界性心律失常。冲动可以由房室交界区的起搏细胞发出。

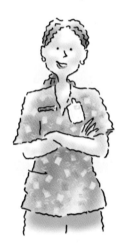

不要将房性心律失常误认为房室交界性心律失常，应检查PR间期

冲动正常传导时，房室结能减慢冲动从心房传到心室的速度，这样心房就可以在心室收缩前将血液尽可能多地泵入心室。然而，冲动并非总是正常传导（详见"预激综合征的传导"）。

 我掌握了

预激综合征的传导

冲动的传导并非总是以正常的方式进行。例如在预激综合征中，在房室交界区外存在一条旁路连接心房和心室，冲动沿此旁路传导，如图所示。预激综合征是典型的先天性心律失常，主要发生在幼儿和 20 ~ 35 岁的成人。

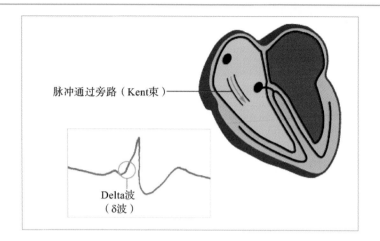

脉冲通过旁路（Kent束）

Delta波
（δ波）

快速传导

在预激综合征中存在的旁路，称为 Kent 束，冲动沿此传导至心房或心室。冲动未在房室结延迟，所以传导速度异常增快，可导致逆向传导、折返和折返性心动过速。

检查心电图

预激综合征引起 PR 间期缩短（＜ 0.10 s），QRS 波群增宽（＞ 0.10 s）。QRS 波群的起始部因为心室除极的改变而出现顿挫。预激综合征的标志被称为 δ 波，如图所示。

　　因为房室交界区位于心脏的中部，该区域产生的冲动以异常方式使心脏除极。冲动向上传导引起心房逆向除极，这导致 Ⅱ、Ⅲ 和 aV$_F$ 导联 P 波倒置，而平时这些导联的 P 波是直立的（详见"寻找 P 波"）。

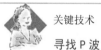　**关键技术**

寻找 P 波

当起搏点位于房室交界区时，冲动可以先传导到心房或者心室。所以倒置的 P 波和跟随的 QRS 波群可能没有相关性。下图显示了交界性心律中几种不同的 P 波。

房波在前	**室波在前**	**同时发生**
如果心房除极在前，P 波将出现在 QRS 波群前面。	如果心室除极在前，QRS 波群将出现在 P 波前面。	如果心房和心室同时除极，P 波将隐藏在 QRS 波群中。

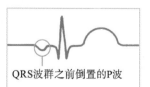

QRS波群之前倒置的P波

房波在前

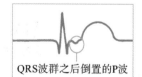

QRS波群之后倒置的P波

室波在前

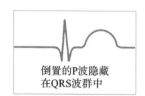

倒置的P波隐藏在QRS波群中

同时发生

冲动以何种方式下传？

冲动向下传导至心室，引起正向或前传的心肌除极，QRS 波群向上。引起心电图上 P 波倒置的心律失常可能是房性的或是交界性的。

类似的心律失常

房性心律失常有时被误认为是房室交界性心律失常，因为起源于心房底部的冲动可以引起逆向除极而产生倒置的 P 波。观察 PR 间期有助于确定心律失常是房性的还是交界性的。

异常 PR 间期

QRS 波群前有倒置 P 波且 PR 间期正常（0.12 ～ 0.20 s）的心律失常为房性心律失常。如果心律失常的 PR 间期小于 0.12 s 表明冲动起源在房室交界区。

交界性心律失常包括房室交界性期前收缩、交界性逸搏心律、加速性交界性心律和交界性心动过速。

房室交界性期前收缩（PJC）

房室交界性期前收缩是房室交界区提前发出的异位激动，且节律不规则。当位于房室交界区内的起搏点提前或不按顺序发放冲动时，即发生房室交界性期前收缩。

凡是房室交界区产生的心搏，其心房都是逆向除极的，导致心电图上 P 波倒置，心室除极正常。

发病机制

PJC 通常发生在正常的心脏，少有危险。事实上，患者通常没有症状而数年未被发现（详见"PJC 的病因"）。

PJC 的病因

房室交界性期前收缩（PJC）可以由以下病因引起：
- 地高辛血药浓度达到中毒水平（超过 2.5 ng/mL）
- 摄入过量的咖啡因

> - 下壁心肌梗死
> - 风湿性心脏病
> - 心脏瓣膜病
> - 心脏手术后房室交界区水肿

临床表现

PJC 在心电图上是提早出现且无规律的心搏，心房和心室的节律是否规则取决于患者的基础节律。

P 波杂乱无章

Ⅱ、Ⅲ 和 aV$_F$ 导联可见倒置的 P 波。依据冲动出现的时间，P 波可以落在 QRS 波群前、中或后。如果 P 波落在 QRS 波群中，就会隐藏在其中。如果出现在 QRS 波群前，PR 间期会小于 0.12 s（详见"识别 PJC"）。

因为心室的除极正常，QRS 波群形态正常并且持续时间小于 0.12 s。T 波和 QT 间期通常正常。

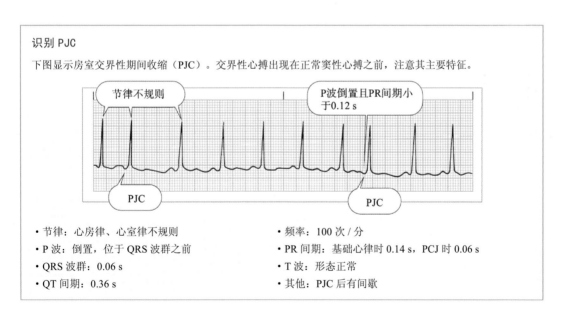

识别 PJC

下图显示房室交界性期间收缩（PJC）。交界性心搏出现在正常窦性心搏之前，注意其主要特征。

- 节律：心房律、心室律不规则
- P 波：倒置，位于 QRS 波群之前
- QRS 波群：0.06 s
- QT 间期：0.36 s
- 频率：100 次 / 分
- PR 间期：基础心律时 0.14 s，PCJ 时 0.06 s
- T 波：形态正常
- 其他：PJC 后有间歇

心搏加速的感觉

患者可能没有症状，也可能出现心悸，或感到心跳加速。心悸可能提示脉搏无规律，如果 PJC 频繁发作，患者可因为一过性心输出量减少而出现低血压。

治疗

虽然 PJC 本身没有危险，但是需要仔细监测患者并且评估其有无可能发生心脏固有起搏功能障碍。如果病因是地高辛中毒，则需与医生一起商量是否停用地高辛并检测患者血药水平。

同时要监测患者血流动力学稳定情况。如果异位心搏频繁，患者要减少或停止咖啡因的摄入。

交界性逸搏心律

交界性逸搏心律是指从心房发出的冲动传导延迟而产生的一连串心搏，房室交界区细胞的固有频律为 40 ～ 60 次 / 分。

记住，当高位起搏点的频率减慢，或不能激动，或传导失败时，房室交界区可取而代之成为心脏的起搏点。交界性逸搏就是这种代偿机制的范例。因为交界性逸搏可防止心室停顿，所以千万不能抑制交界性逸搏心律。

逆传和倒置

交界性逸搏心律与其他交界性心律失常一样，心房通过逆传的方式除极，P 波是倒置的，冲动正常传导到心室。

发病机制

各种原因的窦房结功能障碍或房室结自律性增强均可引起交界性逸搏心律（详见"交界性逸搏心律的病因"）。

交界性逸搏心律的病因

各种可引起窦房结功能障碍或房室结自律性增强的因素均可引起交界性逸搏心律，包括：
- 病态窦房结综合征
- 迷走神经刺激
- 地高辛中毒
- 下壁心肌梗死
- 风湿性心脏病

临床表现

交界性逸搏心律在心电图上的节律规则，为 40～60 次 / 分。在 Ⅱ、Ⅲ、aV$_F$ 导联上可见倒置的 P 波。

P 波可以出现在 QRS 波群前、后或隐藏在其中，PR 间期小于 0.12 s，并且只有 P 波出现在 QRS 波群前时才能够测量（详见"识别交界性逸搏心律"）。

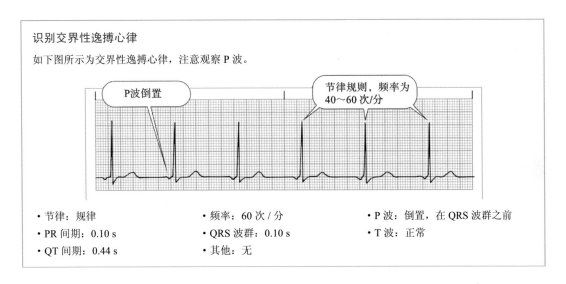

识别交界性逸搏心律

如下图所示为交界性逸搏心律，注意观察 P 波。

- 节律：规则
- 频率：60 次 / 分
- P 波：倒置，在 QRS 波群之前
- PR 间期：0.10 s
- QRS 波群：0.10 s
- T 波：正常
- QT 间期：0.44 s
- 其他：无

因为冲动通过正常传导进入心室，故心电图的其他波形包括 QRS 波群、T 波和 QT 间期均正常。

虽然慢，但规律

交界性逸搏心律的患者脉搏规则、缓慢，频率在 40～60 次 / 分。患者可能没有症状。交界性逸搏心律对患者是否有影响取决于患者对心率减慢和心输出量减少的耐受程度。通常脉搏小于 60 次 / 分可以导致心输出量减少，引起低血压、晕厥或视物模糊。

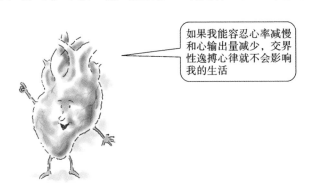

如果我能容忍心率减慢和心输出量减少，交界性逸搏心律就不会影响我的生活

治疗

治疗交界性逸搏心律主要是纠正原发病。可给予阿托品以增加心率，植入临时或永久起搏器。

护理措施包括监测患者的血清地高辛浓度和电解质水平，并观察心输出量减少的症状，如低血压、晕厥或视物模糊。如果患者有低血压，则在患者能耐受的范围内尽可能将床头降低，并在床旁备阿托品以备急需。

加速性交界性心律

当起源于房室交界区的冲动发放加快并代替心脏起搏点时，即出现加速性交界性心律。心房由逆传的冲动除极，而心室的除极正常。加速性频率通常在 60 ～ 100 次 / 分之间。

发病机制

凡是影响窦房结或房室结自律性的情况均可引起加速性交界性心律（详见"加速性交界性心律的病因"）。

加速性交界性心律的病因

影响窦房结和房室结自律性的情况均可引起加速性心律，包括：

- 地高辛中毒
- 低钾血症
- 下壁或后壁心肌梗死
- 风湿性心脏病
- 心脏瓣膜病

临床表现

加速性交界性心律是规则的，频率为 60 ～ 100 次 / 分。如果 P 波存在，在 Ⅱ、Ⅲ、aV_F 导联是倒置的，可以出现在 QRS 波群前、后或隐藏在 QRS 波群中。若 P 波出现在 QRS 波群之前，则 PR 间期 < 0.12 s。QRS 波群、T 波和 QT 间期均正常（详见"识别加速性交界性心律"）。

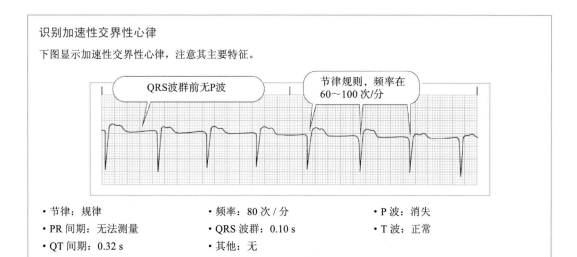

识别加速性交界性心律

下图显示加速性交界性心律，注意其主要特征。

QRS波群前无P波

节律规则，频率在 60～100 次/分

- 节律：规律
- 频率：80 次/分
- P 波：消失
- PR 间期：无法测量
- QRS 波群：0.10 s
- T 波：正常
- QT 间期：0.32 s
- 其他：无

心输出量减少、头晕和意识障碍

因为加速性交界性心律与窦性心律的频率相同，患者可能没有症状。如果患者有心输出量减少的症状如低血压、晕厥和视物模糊，则需引起注意。如果心房在 QRS 波群后除极，则心房向心室射血受阻，心输出量下降。

治疗

加速性交界性心律的治疗主要是纠正原发病。护理措施包括观察心输出量减少的体征和监测生命体征以发现血流动力学异常。同时需要评估血钾水平和其他电解质水平，遵医嘱补液。最后，监测地高辛水平，按医嘱停用地高辛。

交界性心动过速

交界性心动过速是指连续出现 3 个或更多个房室交界性期前收缩。频率通常为 100 ～ 200 次/分。

发病机制

房室结兴奋灶自律性增加，频率超过窦房结成为心脏起搏点时，即发生交界性心动过速。交界性心动过速时，心房的除极是由逆传引起的，而传导到心室的冲动是正常的（详见"交界性心动过速的病因"）。

交界性心动过速的病因

交界性心动过速最常见的病因是地高辛中毒，低钾血症可增强地高辛的毒性。其他情况包括：
- 下壁或后壁心肌梗死或缺血
- 儿童的先天性心脏病
- 心脏手术后房室交界区水肿

临床表现

交界性心动过速频率为 100 ~ 200 次 / 分，在 Ⅱ、Ⅲ、aV_F 导联上 P 波倒置。P 波可出现在 QRS 波群前、后，也可埋藏于 QRS 波群之中。只有 P 波出现在 QRS 波群之前，才能测量 PR 间期，通常小于 0.12 s（详见"识别交界性心动过速"）。

识别交界性心动过速

下图显示的是交界性心动过速，注意其主要特征。

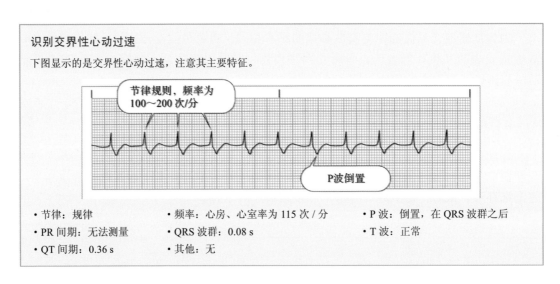

- 节律：规律
- PR 间期：无法测量
- QT 间期：0.36 s
- 频率：心房、心室率为 115 次 / 分
- QRS 波群：0.08 s
- 其他：无
- P 波：倒置，在 QRS 波群之后
- T 波：正常

QRS 波群正常，T 波也正常，除非 P 波埋藏在其中或是频率太快以至于不能测量 T 波（详见"交界性和室上性心动过速"）。

专家建议

交界性和室上性心动过速

如果心动过速的 QRS 波群窄，就难以确定冲动是起源于房室交界区还是心房。

当频率接近 150 次 / 分时，之前可见的 P 波隐藏到前一个 T 波中，此时不能用 P 波来区分节律的起源。

这些情况下的心律失常称为室上性心动过速，通常指冲动起源于心室以上的部位。包括房扑、多源性房速和交界性心动过速。

危险的心律失常

交界性心动过速的严重性取决于频率、原发病、伴发心脏病的严重程度。交界性心动过速伴心室率过快时，每搏输出量减少，故心输出量降低。心率过快可引起心房向心室的射血不足，结果患者表现出心输出量减少的症状和体征，如脉率增加、低血压和头晕。

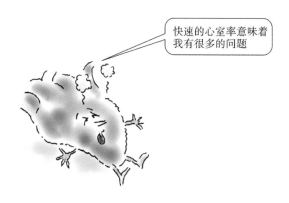

治疗

应治疗引起交界性心动过速的原发病。如果是地高辛中毒，应停止使用地高辛。对于有症状的患者，可用刺激迷走神经的药物，如维拉帕米，以减慢心率。

植入起搏器

如果患者近期患心肌梗死或做了心脏手术，可能需要植入临时起搏器以恢复心脏节律。持续性心律失常的儿童可能对药物有抵抗，需要手术治疗。对于反复发作的交界性心动过速可给予射频治疗，同时植入永久起搏器。

监测交界性心动过速患者心输出量减少的体征，同时监测地高辛和血清钾的水平并按医嘱补钾。如果症状严重且地高辛中毒是病因，医生可给予地高辛吸附剂（一种结合地高辛的药物）。

室性心律失常

室性心律失常起源于希氏束以下的心室。当冲动以不同于正常的途径除极心肌时即发生室性心律失常。

室性心律失常在心电图上具有一定特性。因心室除极的时间延长，故 QRS 波群增宽。由于心室除极和复极的电位活动是相反的，因此 T 波和 QRS 波群方向相反。因心房未除极，故 P 波缺失。

心房不收缩

当冲动起源于心室而非心房时，心房不收缩，因而心输出量减少 30%。最终，室性心动过速的患者可以表现出心脏失代偿的症状和体征，包括低血压、心绞痛、晕厥和呼吸窘迫。

潜在致命危险

室性心律失常有时是良性的，有时是致命的，因为心室的输出能力决定心输出量，常具有潜在的致命性。及时发现并治疗室性心律失常对提高救治成功率很重要。

室性心律失常包括室性期前收缩、室性心动过速、室颤和室性自主心律。本章还将讨论心脏停搏，即心室无收缩。

室性期前收缩

室性期前收缩（PVC）是一个异位的、提早发生的、起源于心室的搏动。健康人群也时有发生，但不会引起症状。室性期前收缩可单独出现，可成对或成串出现，也可规律出现，如二联律（1 个正常心律和 1 个 PVC 交替出现）或三联律（2 个正常心律和 1 个 PVC 交替出现）。当心脏病患者出现 PVC 时，可能预示着要发生致命的室性心律失常。

发病机制

PVC 通常由心室传导系统或心肌细胞的电活动不稳定所致。任何干扰细胞除极和复极过程中电解质变化的因素均可引起这种不稳定（详见"PVC 的病因"）。

PVC 的病因

　　PVC 通常由心脏传导系统和心肌电活动不稳定导致，包括那些在细胞除极和复极过程中干扰电解质正常转移的因素。能导致电解质转移的情况如下。
- 电解质紊乱，如低钾、高钾、低镁或低钙
- 代谢性酸中毒
- 缺氧
- 心肌缺血
- 药物中毒，尤其是可卡因、苯丙胺和三环类抗抑郁药
- 心室腔扩大
- 交感神经兴奋性增加
- 心肌炎

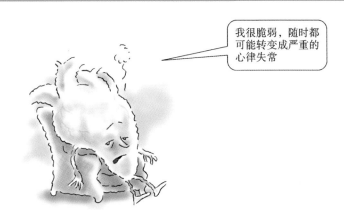

我很脆弱，随时都可能转变成严重的心律失常

可发展成严重的心律失常

　　PVC 有两项重大的临床意义。首先 PVC 能导致更严重的心律失常，如室性心动过速（有 / 无脉搏）或室颤。心肌缺血或心肌损伤的患者更容易出现严重的心律失常。
　　其次 PVC 也可引起心输出量减少，尤其在异位搏动频繁或持续时。心室舒张期充盈时间缩短和心房泵血缺失是心输出量减少的原因。PVC 对临床的影响取决于机体是否能维持正常灌注和异常节律持续的时间。

临床表现

　　在心电图上，PVC 表现为提前出现的宽大畸形的心搏，使房室律不规则。频率取决于主导节律，主导节律常规则（详见"识别 PVC"）。

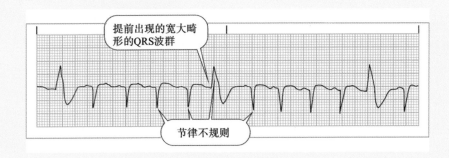

识别 PVC

下图显示第 1、6、11 个心搏为室性期前收缩（PVC），记住宽大畸形的 QRS 波群。

提前出现的宽大畸形的QRS波群

节律不规则

- 节律：房室律不规则
- 频率：120 次 / 分
- P 波：PVC 前无 P 波，但其他 QRS 波群前有 P 波
- PR 间期：主导节律为 0.12 s
- QRS 波群：提早出现宽大畸形的 PVC，时限 0.14 s，主导 QRS 波群的时限为 0.08 s
- T 波：正常，与 QRS 波群方向相反
- QT 间期：主导节律为 0.28 s
- 其他：无

　　P 波通常缺失。PVC 可逆传产生 P 波，而使 ST 段变形。其中 PR 间期和 QT 间期无法测量，仅在正常心搏上可以测量。PVC 后还有一个代偿间歇。

QRS 波群形态

　　QRS 波群提前出现，基础节律的 QRS 波群形态正常。提早出现的 QRS 波群时限 >0.12 s，T 波与 QRS 波群方向相反。

　　当 PVC 落在前一个 T 波的下降支时，即发生 R-on-T 现象时，可能触发更严重的心律失常。

代偿间歇

　　PVC 的 T 波后面的水平基线被称为代偿间歇。出现代偿间歇时，包含一个 PVC 的两个窦性间期等于两个正常的窦性间期（详见"识别代偿间歇"）。因为心室处于不应期，不能对从窦房结规律发放的 P 波产生反应，故出现代偿间歇。当没有代偿间歇时，PVC 被称为间位性室性期前收缩。

关键技术

识别代偿间歇

使用游标卡尺测量两个正常的 PP 间期即可确定是否存在代偿间歇。将游标卡尺的一个角放在 PVC 的前一个窦性 P 波上，如果间歇是代偿的，游标卡尺的另一个角能准确地落在间歇后的 P 波上。

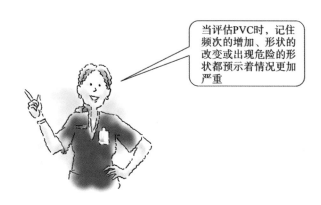

当评估PVC时，记住频次的增加、形状的改变或出现危险的形状都预示着情况更加严重

单源室性期前收缩

形态相同且起源于同一异位起搏点的 PVC 被称作单源室性期前收缩。单源室性期前收缩有规律地出现，并发展成更为致命的心律失常（详见"危险性 PVC"）。

危险性 PVC

成对 PVC

连续出现的两个 PVC 称为一对或成对室性期前收缩（见标注区域）。第二个期前收缩常落在组织的不应期，故可诱发室性心动过速。3 个或更多的 PVC 连续出现即为阵发性室性心动过速。也有专家认为应是 4 个或者更多 PVC 连续出现才可称为室性心动过速。

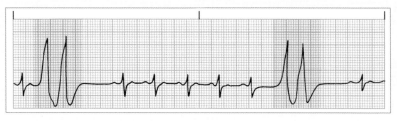

多源性 PVC

形状彼此不同的 PVC 是因起源部位不同或起源于相同部位伴传导异常所致（见标注区域）。多源性 PVC 提示严重的心脏病或地高辛中毒。

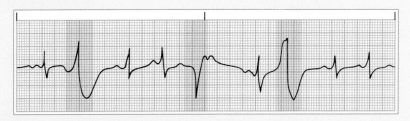

二联律和三联律

每隔一次或两次正常搏动出现一次 PVC（二联律、三联律），严重时可导致室性心动过速或室颤（见标注区域）。

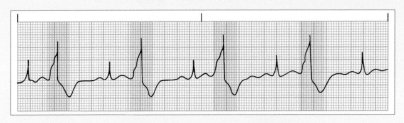

R-on-T 现象

R-on-T 现象是指 PVC 发生过早以至于落到前一个心搏的 T 波上（见标注区域）。因为细胞未充分复极，可导致室性心动过速或室颤。

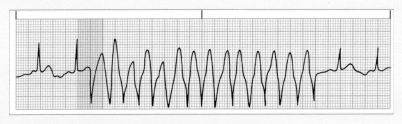

判定室性期前收缩（PVC）的严重程度

　　为了帮助确定 PVC 的严重程度，应考虑下列问题：

　　· PVC 多久发作一次？如果患者有慢性 PVC，发作的频次增加或形态改变可能预示发生更严重的情况。

　　· 发作的方式是怎样的？如果心电图显示危险性 PVC，如成对 PVC、多源性 PVC、二联律、R-on-T 现象时，需要立即治疗。

　　· 是否是真正的 PVC？确定所看到的 QRS 波群是 PVC，而非其他危险性较小的心律失常。如果患者的情况不稳定，要立即给予治疗。

检查发现

期前收缩发生时脉搏非常微弱，并且在两个脉搏之间有一个较长的间歇。同时，在 PVC 后触及不到脉搏。如果颈动脉搏动明显，可在期前收缩之后触及到一次微弱的脉搏。听诊心音时，可闻及提早出现的振幅减弱的心音。

频发 PVC 的患者可诉心悸，也可出现低血压或晕厥。

治疗

如果患者无症状并且没有心脏病，心律失常可能不需要治疗。如果有症状或是危险性 PVC，治疗取决于病因。

如果 PVC 是心源性的，医生可能给予药物抑制心室的兴奋性，如普鲁卡因胺或利多卡因（虽然没有特别说明胺碘酮在 PVC 中有用，但如果是致命的 PVC，可以考虑使用胺碘酮，它可以用于任何致命的心动过速，尤其是复杂的心律失常）。具体用法为：普鲁卡因胺 1 ～ 4 mg/min 持续静脉输注；利多卡因，先按 1 ～ 1.5 mg/kg 给予负荷量，而后 1 ～ 4 mg/min 静脉输注。

当 PVC 为非心源性时，治疗的目的是纠正诱因，如调整药物治疗或纠正酸中毒、电解质紊乱、低温或缺氧。

评估患者的情况

对新近出现 PVC 的患者需要立即评估，尤其对于有原发性心脏病和复杂的其他疾病的患者。对有慢性 PVC 的患者也应密切观察，以及时发现 PVC 次数增加和危险的 PVC。

对伴有严重症状的 PVC 患者应给予持续的心电监护并协助他们活动。如果患者出院后仍需服用抗心律失常药物，要确保家庭成员知道如何与急救机构联系，如何实施心肺复苏（CPR）。

室性心动过速

室性心动过速，通常称为室速，是指 3 个或更多的 PVC 连续发生，心室率超过 100 次 / 分（虽符合快速心律失常的定义，但被称为"慢速室颤"）。常见的室颤率更高。这种心律失常常是室颤和心脏性猝死的先兆，尤其是院外患者。

室性心动过速是极不稳定的心律失常。它可以短时阵发性发作，持续时间少于 30 s，很少引起或根本没有症状。也可以持续性发作，即使患者最初能维持充足的心输出量，也应立即给予治疗以防猝死。

发病机制

室性心动过速通常由心肌兴奋性增强所致，自律性增强或浦肯野系统内的折返或 PVC 引起的 R-on-T 现象都可诱发室性心动过速（详见"室性心动过速的病因"）。

室性心动过速的病因

引起室性心动过速的病因包括：

- 心肌缺血
- 心肌梗死
- 冠状动脉疾病
- 心脏瓣膜病
- 心力衰竭
- 心肌病
- 电解质紊乱，如低钾血症
- 药物中毒，如地高辛、普鲁卡因胺、奎尼丁或可卡因中毒

排空

由于不可预测性和致死的可能性，室性心动过速具有重要意义。脉搏正常、血流动力学稳定的患者病情稳定。低血压、脉搏无法触及提示患者病情危重。由于心室充盈时间减少和心输出量下降，室性心动过速可迅速演变成室颤，心脏功能完全停止。

临床表现

通过心电图，无法判定心房的节律和频率。心室律通常规则，但也可以是轻微不规则的。心室率增快，达到 100 ～ 200 次 / 分甚至更高。

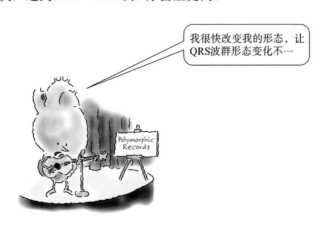

P 波通常缺如但也可因为被 QRS 波群遮蔽而无法辨认。可有逆传的 P 波。因为多数情况下看不见 P 波，故无法测量 PR 间期。QRS 波群畸形，振幅增大，时间超过 0.14 s。T 波也常常无法辨认，因此更难以测量 QT 间期。

室性心动过速的形态

单形性室性心动过速的 QRS 波群形态相同。多形性室性心动过速的 QRS 波群形态变化不一。如果 T 波可见，它的方向与 QRS 波群相反。QT 间期无法测量（详见"识别室性心动过速"）。

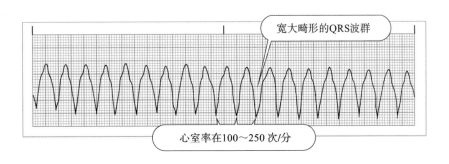

识别室性心动过速

下图显示室性心动过速，注意其主要特征。

宽大畸形的QRS波群

心室率在100～250 次/分

· 节律：房室律规则　　　　　　　　　· 频率：房室率 187 次 / 分
· P 波：缺失　　　　　　　　　　　　· PR 间期：无法测量
· QRS 波群：0.24 s，宽大畸形　　　　· T 波：与 QRS 波群方向相反
· QT 间期：无法测量　　　　　　　　· 其他：无

尖端扭转型室性心动过速是一种特殊类型的多形性室性心动过速（详见"理解尖端扭转型室性心动过速"）。

 我掌握了

理解尖端扭转型室性心动过速

尖端扭转意为"围绕某一点扭转"，尖端扭转型室性心动过速是一种特殊类型的多形性室性心动过速。主要的标志性特点：QRS 波群围绕基线旋转，在数个心室波群后电轴方向发生改变，频率为 150 ～ 250 次 / 分，节律通常不规则，QRS 波群宽大，P 波缺失。

阵发性节律

此种心律失常可以是阵发性、突发突止，并可恶化变成室颤。当室性心动过速对抗心律失常治疗或其他治疗无反应时，应考虑是否为尖端扭转型室性心动过速。

可逆的诱因

此种室性心动过速的诱因通常是可逆的。最常见的原因是应用了延长 QT 间期的药物，如抗心律失常药物奎尼丁、普鲁卡因胺和索他洛尔。其他的原因包括心肌缺血和电解质失常，如低钾、低镁和低钙。

超速抑制

通过纠正诱因来治疗尖端扭转型室性心动过速，尤其当诱因涉及特殊的药物治疗时。医生通常给予机械超速起搏治疗，起搏频率会超过室性心动过速的频率从而终止心律失常的触发机制。镁剂也可能对治疗有效。当尖端扭转型室性心动过速对其他治疗没有反应时，可使用电复律。

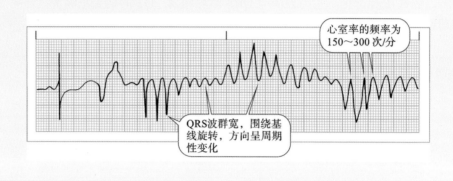

心室率的频率为150～300次/分

QRS波群宽，围绕基线旋转，方向呈周期性变化

临床意义

虽然一些患者初始仅有轻微的症状，但心律失常可以迅速导致心脏崩溃。许多室性心动过速患者的脉搏会变微弱甚至消失。低心排血量导致低血压和意识水平降低，引起意识丧失。室性心动过速可引起心绞痛、心力衰竭或器官灌注显著降低。

治疗

治疗取决于患者的脉搏能否触及。对于无脉性室性心动过速患者，应立即对其进行复苏（详见"治疗无脉性心搏骤停"）。

 关键技术

治疗无脉性心搏骤停

教会患者及家属打急救电话。家属应该掌握如何实施 CPR，了解预防室颤复发的长期治疗方案，包括使用慢性抗心律失常药物和埋藏式心律转复除颤器。

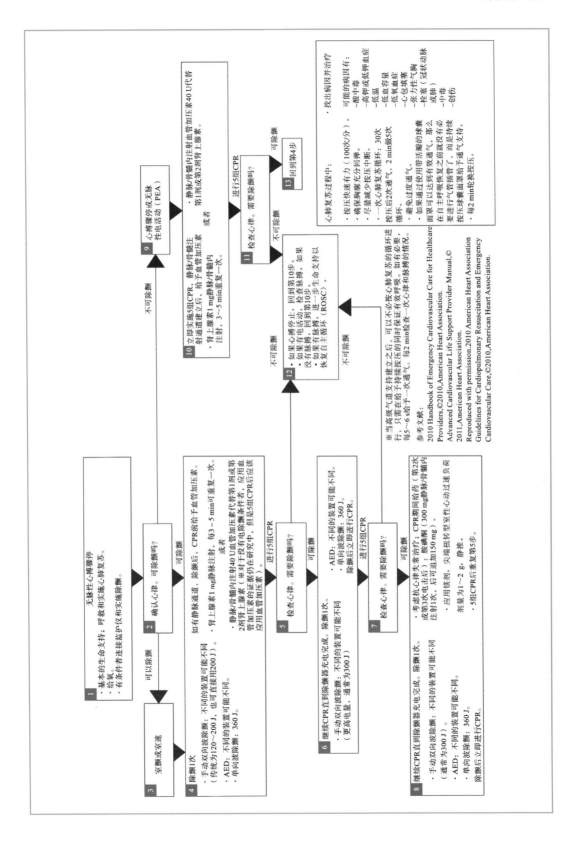

保持病情稳定

对于可触及脉搏的室性心动过速患者的治疗取决于其病情是否稳定。病情不稳定的患者心率通常超过 150 次 / 分（虽然也会有病情稳定的患者心率更快，不稳定的患者心率更慢的情况），还会有低血压、呼吸急促、神志变化、心力衰竭、心绞痛甚至心肌梗死，后者提示心脏处于失代偿期。这些患者必须立即给予同步电复律。

对于 QRS 波群宽大且无心脏失代偿体征的稳定的心动过速患者，治疗是不同的。首先，如果患者是单形性室性心动过速，可以给予胺碘酮纠正心律失常。如果患者病情不稳定，立即给予同步电复律。如果患者是多形性室性心动过速，可使用胺碘酮或镁剂。停止应用延长 QT 间期的药物，纠正电解质失衡。如果临床症状不稳定，立即准备进行同步电复律。

永久起搏

对药物治疗无反应的反复发作的慢性室性心动过速患者可植入埋藏式心律转复除颤器，该措施可长久地解决这类心律失常问题。

假设最坏的情况

对于任何复杂的伴有宽大畸形 QRS 波群的心动过速，都应该将其当作室性心动过速治疗，直到有明确的证据可以确定为另一种诊断。例如，总是假设具有异常心室传导的室上性心动过速患者有室性心动过速并对其进行相应治疗。快速干预可防止心脏失代偿或更致命的心律失常的发生。

健康教育

一定要告诉患者及家属这种心律失常的严重性以及需要及时治疗的重要性。如果患者正在进行心脏电复律，可给予镇痛剂或镇静剂以帮助其缓解不适。

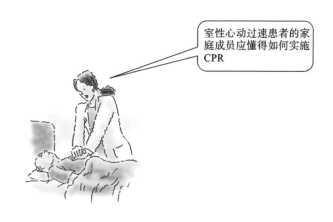

室性心动过速患者的家庭成员应懂得如何实施 CPR

如果患者出院后需使用埋藏式心律转复除颤器或需长期使用抗心律失常药物，应指导其家属如何紧急联系医疗机构，以及如何进行心肺复苏。

（程芬 译）

心室颤动

心室颤动（简称室颤）是指心室内多个起搏点相继发生多个混乱无秩序的电活动，这些电活动不能引起有效的心肌收缩，因而无有效心输出量。未经治疗的室颤是院外心脏性猝死的主要原因。

发作机制

室颤患者心室的颤动代替了收缩，心输出量为零。如果室颤得不到纠正，将导致心室停顿和死亡（详见"室颤的病因"）。

室颤的病因

室颤的病因有：
- 心肌缺血
- 心肌梗死
- 未经治疗的室性心动过速
- 潜在的心脏病
- 酸碱失衡
- 电击
- 严重低温
- 电解质紊乱，如低钾血症、高钾血症及高钙血症等

观察重点

心电图上，心室电活动表现为不可识别的颤动波。不能确定心房率和心房律。因为没有明确的规律的波形出现，故心室律也无法辨认。最终导致心室率、P波、PR间期、QRS波群、T波和QT间期无法辨认。宽且粗糙的颤动波比细小的波更易转复为正常心律，因为前者的心脏电活动更强。心电图基线往往是波浪形的、混乱的和难以识别的（详见"识别室颤"）。

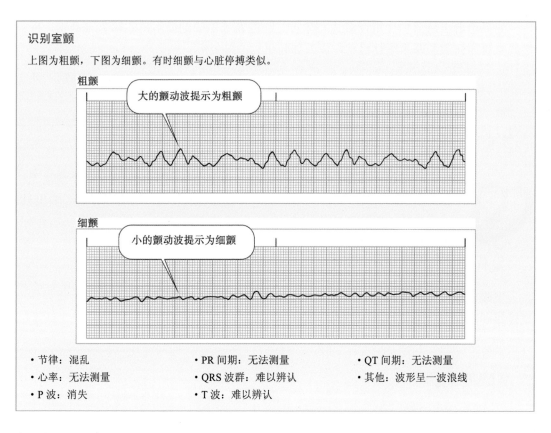

识别室颤

上图为粗颤，下图为细颤。有时细颤与心脏停搏类似。

粗颤

大的颤动波提示为粗颤

细颤

小的颤动波提示为细颤

- 节律：混乱
- 心率：无法测量
- P 波：消失

- PR 间期：无法测量
- QRS 波群：难以辨认
- T 波：难以辨认

- QT 间期：无法测量
- 其他：波形呈一波浪线

急救

患者发生室颤时，心脏完全停止工作，呼之不应，血压无法测出，颈动脉或股动脉搏动消失。无论何时，当你怀疑患者发生室颤，一定要立即检查患者，更换导联，检查心律并采取急救措施。

治疗

除颤是目前治疗室颤最有效的方法（详见"治疗无脉性心搏骤停"）。除颤装置到

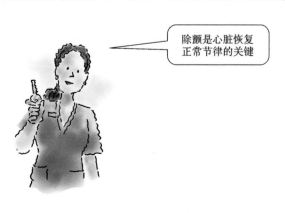

除颤是心脏恢复
正常节律的关键

达前先连续实施 CPR，以保障大脑及其他重要脏器的氧供。肾上腺素或血管加压素等药物能提高心脏对除颤的敏感性。尽管镁剂通常只用于尖端扭转型室性心动过速或疑似低镁血症的患者，但胺碘酮和镁剂的应用可能会降低心脏兴奋性，防止室颤复发。

立即开始

除颤过程中，电极板引导电流通过患者心脏，瞬时电流引起全部心肌除极，促使窦房结重新恢复对心脏电活动的控制。一个电极板置于胸骨上段右缘，另一个电极板置于左侧腋前线第 5、6 肋间。心脏手术过程中，体内除颤板可以直接放于心肌表面。特殊情况下，也可以将两块电极板放于胸壁前、后，与心脏呈一条直线。

自动体外除颤的步骤

自动体外除颤器（AED）在早期除颤中的应用越来越广泛。操作时只需将电极板置于心前区，装置中的微型电脑感应心律，并指导操作者完成每一个步骤，即使是无任何医学背景的人也能使用。AED 常不显示心律，只在内部感应，若感应为室颤或无脉性室性心动过速，将立刻释放电击。这个装置可以自动完成充电，并提醒操作者何时按下电击按钮，何时实施 CPR。除此之外，它还能记录 CPR 时间（2 min），直到它再次分析心律；计时期间 CPR 不能停止。

迅速转运

对于室颤的患者，成功的施救有赖于迅速识别并及时除颤。很多的卫生保健机构及急救医疗系统已经制定了各种制度，以帮助医务人员迅速开始施救。应确保每名工作者知晓机构急救装置的储存位置和如何使用，以及懂得如何处理潜在的致命性心律失常。

室性自主心律

室性自主心律，也被称为"最后的屏障"。当希氏束以上无冲动下传至心室时，室性自主心律是一种保护性机制，避免心室停搏的发生。希氏束 - 浦肯野系统的细胞取代心脏起搏点产生冲动。

室性自主节律包含室性逸搏、室性逸搏心律（用来命名特殊类型室性自主心律的一个术语）或加速性室性自主心律。

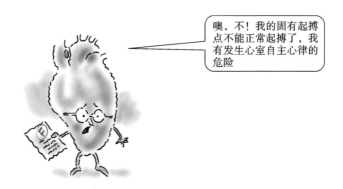

发病机制

室性自主心律是在所有其他的心脏起搏点失去功能或室上性冲动由于传导系统障碍而不能传导至心室时发生的（详见"室性自主心律的病因"）。

室性自主心律的病因

室性自主心律有可能因房室传导阻滞引起，也可由以下因素导致：
- 心肌缺血
- 心肌梗死
- 地高辛中毒
- 起搏器失效
- 代谢失衡

传导和起搏功能障碍

室性自主心律是一种严重的伴有主要起搏点功能障碍的传导缺陷。缓慢的心室率和心房泵血功能缺失显著降低了心输出量。因为室性自主心律可发展成为更致命的心律失常，所以要对患者严密监护。室性自主心律也多见于临终患者。

临床表现

如果仅产生一个室性自主心搏，称为室性逸搏。当心室率降至 40 次 / 分时，搏动出现在传导周期的最后。

心电图上连续的心室搏动形成心室自主心律。此时，心房频率和节律都不能确定。心室率通常为 20 ～ 40 次 / 分，即心室固有频率（详见"识别心室自主心律"）。如果频率变快，称为加速性室性自主心律（详见"识别加速性室性自主心律"）。

识别室性自主心律

下图为室性自主心律，注意它的典型特征。

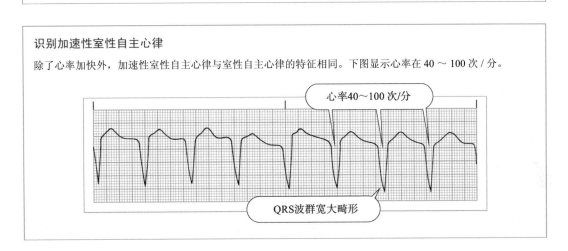

心率低于40次/分

QRS波群宽大畸形

- 节律：不规则
- P 波：消失
- QRS 波群：0.36 s，宽大畸形
- QT 间期：0.6 s

- 心率：心房率不能测量，心室率 30 次/分
- PR 间期：不能测量
- T 波：与 QRS 波群相连出现，且与尾波方向相反
- 其他：无

识别加速性室性自主心律

除了心率加快外，加速性室性自主心律与室性自主心律的特征相同。下图显示心率在 40～100 次/分。

心率40～100次/分

QRS波群宽大畸形

P 波消失

室性自主心律的典型特征包括 P 波消失或有 P 波但与 QRS 波群无关，这些因素导致 PR 间期无法测量。

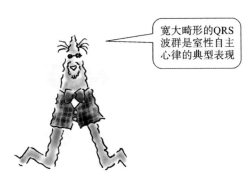

宽大畸形的QRS波群是室性自主心律的典型表现

QRS 波群畸形

由于异常的心室除极，QRS 波群时限＞ 0.12 s，且宽大畸形。T 波方向与 QRS 波群相反，QT 间期延长，提示除极和复极时间延长。

症状

患者常主诉心悸、眩晕、头晕或轻度头痛，甚至晕厥发作，如果这种心律失常持续存在，可出现低血压、脉搏微弱、尿量减少或意识障碍。

治疗

应立即开始治疗，以提高患者的心率，增加心输出量，恢复正常心律。阿托品常用于提高心率，如果阿托品无效或患者出现了低血压或其他不稳定的体征，应该适时安装起搏器以维持心率，从而提供足够的心输出量来保障重要脏器的血流灌注。在临时或永久的经静脉植入的起搏器应用前，可采取经皮起搏器急救（详见"经皮起搏器"）。

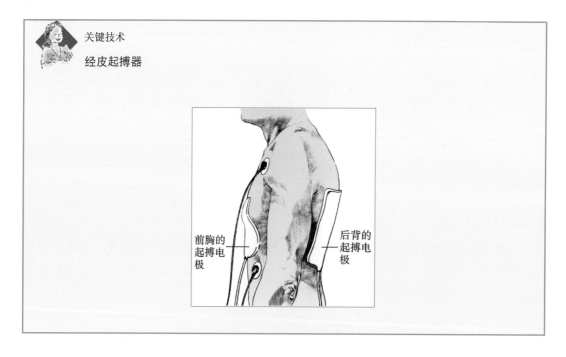

关键技术

经皮起搏器

前胸的起搏电极

后背的起搏电极

谨记治疗原则：不能抑制室性自主心律！因为它是避免心脏停搏的保护机制。出现室性自主心律时，禁止使用利多卡因或其他抑制心室的抗心律失常药物。

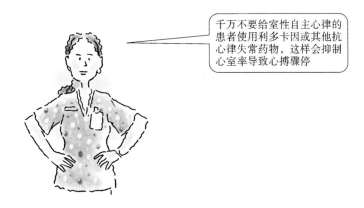

心电监护

室性自主心律的患者需要持续的心电监护和持续评估，直到经治疗恢复血流动力学稳定。时刻在床旁准备阿托品和起搏器。绝对卧床，直到起搏系统正常工作并能维持有效心率为止。

确保告知患者及家属本病的严重程度和治疗方案。在永久起搏器植入后，告知患者和家属其工作原理，如何识别故障，何时联系医生，以及如何监测起搏器功能。

心脏停搏

 心脏停搏即心室静止。患者毫无反应，心脏无电活动，无心输出量，往往出现在长时间的心脏急救后，如室颤未能有效的复苏时（一些专家认为心脏停搏并不能称为一种心律，因为此时心脏本身并无节律或电活动）。

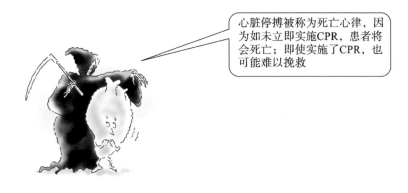

心脏停搏也被称为死亡心律，患者心肺功能停止，如未能快速启动 CPR 和适当的治疗，这种情况将很快变得不可逆转。

如何发生

没有心室电活动，就不会有心室收缩，心输出量降至零，重要脏器没有血流灌注。因此心脏停搏被作为判定死亡的标志，而不是需要治疗的心律失常（详见"心脏停搏的病因"）。

心脏停搏的病因

任何原因造成的心脏血流供应不足都会导致心脏停搏，包括：

- 心肌梗死
- 严重的电解质紊乱，如高血钾
- 大面积肺栓塞
- 长时间低氧血症
- 重度未纠正的酸碱平衡紊乱
- 电休克
- 药物中毒如可卡因过量

观察什么

心脏停搏的患者无任何反应，没有脉搏和血压。

心脏停搏者的心电图近乎一条直线（除 CPR 胸外按压时会有所改变）。除偶有 P 波外没有任何电活动，心房、心室处于静止状态，无间期可以测量。使用起搏器的患者，心电图上可见起搏心律，但后续没有 P 波和 QRS 波群（详见"识别心脏停搏"）。

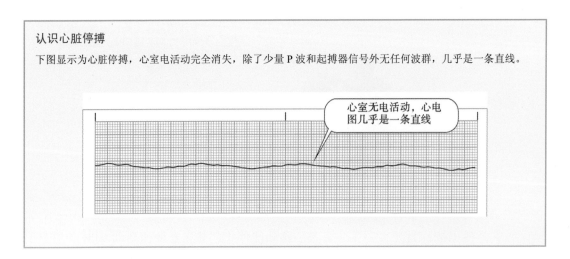

认识心脏停搏

下图显示为心脏停搏，心室电活动完全消失，除了少量 P 波和起搏器信号外无任何波群，几乎是一条直线。

心室无电活动，心电图几乎是一条直线

治疗

如果患者已有心电监护，两个或更多导联证实心脏停搏存在，应立即行 CPR（详见"无脉性心搏骤停的治疗"）。一旦发现患者脉搏消失，立即行 CPR，然后通过两个不同的心电图导联确认心脏停搏。遵医嘱再次给予肾上腺素。

心脏停搏的后续治疗集中在确诊及治疗或去除潜在的病因。

开始

主要任务是识别这种致命的心律失常，并立即开始复苏。不幸的是，大多数心脏停搏的患者不能成功复苏，尤其是长时间心脏停搏后。

应该注意无脉性电活动能导致心脏停搏，要能够识别和处理这种情况（详见"无脉性心脏停搏的治疗"）。

 我掌握了

无脉性心脏停搏的治疗

出现无脉性电活动时，即使有电活动，心肌也不能收缩，最终导致心脏停搏。

在心电图上可以观察到电活动，但触不到脉搏、测不到血压。

病因

这种情况需要迅速的确诊和治疗。病因包括低血容量、缺氧、酸中毒、张力性气胸、心包填塞、大面积肺栓塞、低体温、低钾或高钾血症、大面积急性心肌梗死、用药（如三环类抗抑郁药）过量或其他情况的中毒等。

治疗

需立即行 CPR，并给予肾上腺素。后续治疗集中在确诊和纠正潜在的病因上。

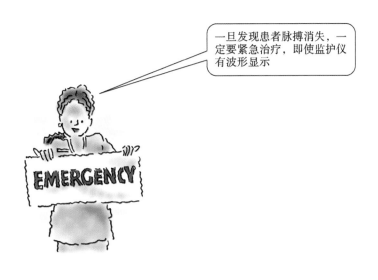

一旦发现患者脉搏消失，一定要紧急治疗，即使监护仪有波形显示

房室传导阻滞

冲动在房室间的传导受到干扰引起房室传导阻滞，可以是完全性的、部分性的或传导延迟。阻滞部位可以出现在房室结、希氏束或束支。

正常情况下，心脏冲动起源于窦房结，因此当冲动在房室结阻滞时，心房率是正常的（60～100次/分）。这种阻滞的临床影响取决于有多少冲动被完全阻滞、心室率降低的程度，以及阻滞对心脏最终的影响。缓慢的心室率会降低心输出量，可能引起头晕、低血压和意识障碍。

病因

多种因素可以导致房室传导阻滞，包括心脏原发病、某些药物、先天性畸形和干扰传导系统的病变。下面是一些典型的病因：

· 心肌缺血影响细胞功能，导致细胞复极缓慢或不完全，损伤的细胞引起冲动传导缓慢或连续性中断。改善缺血可以恢复房室结的正常功能。

· 心肌梗死时细胞死亡。如果传导系统的细胞死亡，它们将失去传导能力，并导致永久性的房室传导阻滞。

· 用药过量或对药物反应增加会引起房室传导阻滞或增加发生阻滞的可能。尽管很多抗心律失常药物都可引起或加重房室传导阻滞，但更常见于以下药物：地高辛、β受体阻滞剂和钙通道阻滞剂。

· 先天性异常，如先天性室间隔缺损可损伤心脏结构并影响传导系统。无结构异常者，也可发生传导异常，如房室结不能传导冲动。

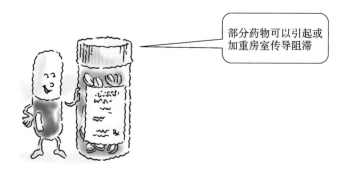

部分药物可以引起或加重房室传导阻滞

外科创伤

心脏手术过程中不注意也可造成传导系统的损伤。这种损伤极易出现在二尖瓣、三尖瓣以及室间隔缺损修补手术时。如果损伤发生在邻近手术部位的组织，且为非结构性损伤，房室传导阻滞可能是暂时的。如果部分传导系统损伤严重，那么将会产生永久性的阻滞。此外，射频消融术也会对传导系统产生类似的影响。

分类

房室传导阻滞依据严重程度而不是病变区域来分类。根据房室结传导冲动的情况，将严重程度分为一度、二度和三度。在本章中，我们将学习房室传导阻滞的四种类型。

一度房室传导阻滞

当来自心房的冲动通过房室结时出现连续延迟，称为一度房室传导阻滞。传导最终会出现，只是较正常延迟，就好比人们站成一队通过一扇门，但是每个人在通过门槛时都犹豫一下。

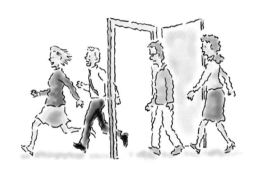

发病机制

一度房室传导阻滞可以是暂时的，特别是由药物引起的或是心肌缺血早期的阻滞。一度房室传导阻滞是程度最轻的，它的出现提示传导系统存在某些病变（详见"一度房室传导阻滞的病因"）。由于它可以进展为更加严重的阻滞，因此要定期监测它的变化。然而很多一度房室传导阻滞的患者无症状，很多年也不会被察觉或诊断。

一度房室传导阻滞的病因

一度房室传导阻滞可出现在健康人，也可能由以下原因所致：
- 心肌缺血或心肌梗死
- 心肌炎
- 心脏退行性变
- 药物，如地高辛、β 受体阻滞剂和钙通道阻滞剂

临床表现

通常除 PR 间期较正常延长外，一度房室传导阻滞的心电图波形与正常的窦性心律相同。节律规则，每个正常 P 波后都有 QRS 波群，PR 间期大于 0.20 s，每次心搏 PR 间期一致。QRS 波群通常是正常的，一度房室传导阻滞伴束支阻滞时可引起 QRS 波群增宽（详见"识别一度房室传导阻滞"）。

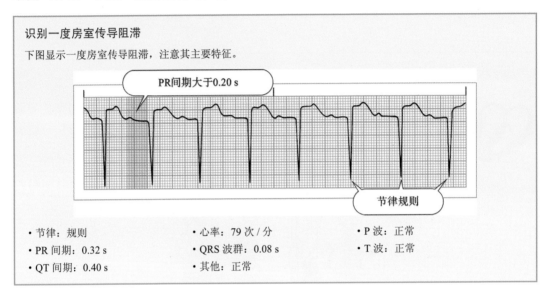

识别一度房室传导阻滞

下图显示一度房室传导阻滞，注意其主要特征。

PR间期大于0.20 s

节律规则

- 节律：规则
- PR 间期：0.32 s
- QT 间期：0.40 s

- 心率：79 次 / 分
- QRS 波群：0.08 s
- 其他：正常

- P 波：正常
- T 波：正常

阻滞但不紊乱

很多一度房室传导阻滞的患者因阻滞对心输出量影响较小所以没有临床症状，可见于 PR 间期特别长，第一心音第二心音间隔比较长等情况。

如何干预

通常仅针对病因治疗，而不处理传导紊乱。例如，如果是药物引起的阻滞，可减少药物的剂量或停服药物。密切监护以防止一度房室传导阻滞发展为更严重的阻滞。

治疗一度房室传导阻滞的患者时，应查找可纠正的病因，如药物或缺血等。监测心电图变化，看病情是否进展为更严重的阻滞。谨慎给予地高辛、钙通道阻滞剂和 β 受体阻滞剂。

二度Ⅰ型房室传导阻滞

二度Ⅰ型房室传导阻滞，也称文氏型或莫氏Ⅰ型房室传导阻滞，每一个起源于窦房结的冲动被依次逐渐延长。这种模式持续存在直到冲动不能传导至心室，如此重复循环。就像一队人通过一扇门，每个人所需的时间越来越长，直到有一个人不能通过。

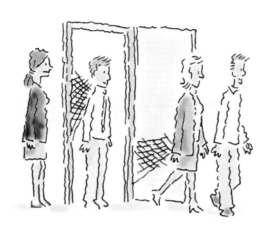

发病机制

二度Ⅰ型房室传导阻滞可出现在其他方面正常的健康人群。往往是暂时的，当原发病变被纠正后阻滞就能消失。尽管无症状的患者预后良好，但也可能进展成更严重的类型，尤其是出现在心肌梗死早期时（详见"二度Ⅰ型房室传导阻滞的病因"）。

二度Ⅰ型房室传导阻滞的病因

二度Ⅰ型房室传导阻滞的病因包括：

- 冠状动脉疾病
- 下壁心肌梗死
- 风湿热
- 使用治疗心脏病药物，如 β 受体阻滞剂、地高辛和钙通道阻滞剂
- 使用迷走神经兴奋剂

临床表现

当监测一个二度Ⅰ型房室传导阻滞的患者时，窦房结由于不受低位阻滞的影响，保有正常的电活动，所以心房律正常。PR 间期逐渐延长直到出现一个 P 波不能传导到心室。这种传导的缺失导致心室律不规则，在一组 QRS 波群后出现一次 QRS 波群脱落即一次 P 波后无 QRS 波群。QRS 波群形状通常是正常的，因为阻滞出现在房室结（详见"识别二度Ⅰ型房室传导阻滞"和"文氏现象"）。

识别二度Ⅰ型房室传导阻滞

仔细观察二度Ⅰ型房室传导阻滞的心电图，注意其主要特征。

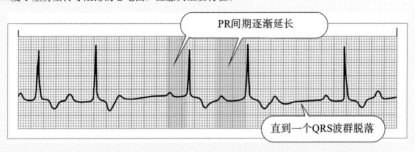

PR间期逐渐延长

直到一个QRS波群脱落

- 节律：心房律规则、心室律不规则
- P波：正常
- QRS波群：0.08 s
- QT间期：0.46 s

- 频率：心房率 80 次 / 分、心室率 50 次 / 分
- PR 间期：逐渐延长
- T 波：正常

文氏现象

一组二度Ⅰ型房室传导阻滞的心搏有时称为文氏现象。Wenckebach（文氏）是一名荷兰内科医生，他在 19 世纪末 20 世纪初心电图诞生之前就描述了颈静脉搏动的两种形式，即现在所说的二度房室传导阻滞。随着心电图的问世，德国心脏病专家 Woldemar Mobitz 将 Wenckebach 的发现命名为Ⅰ型、Ⅱ型房室传导阻滞。

当试图确诊二度Ⅰ型房室传导阻滞时，记住"延迟、延迟、脱落"，此准确地描述了逐渐延长的 PR 间期和脱落的 QRS 波群。

独立 P 波

二度Ⅰ型房室传导阻滞的患者通常无症状，但也可有心输出量降低的症状和体征，如头晕、低血压等。心室率缓慢的患者症状会更加突出。

治疗

二度Ⅰ型房室传导阻滞的患者如果没有症状，无须处理。有症状的患者，可应用阿托品改善房室传导。临时起搏器的应用可长期缓解患者的症状，直到恢复正常节律。

当治疗这类患者时，注意评估其对心律不齐的耐受性，是否需要治疗以提升心输出量。评估可能引起房室传导阻滞的病因，如某些药物的应用或存在缺血的情况等。

密切监测心电图

密切监测心电图，观察房室传导阻滞有无进一步恶化。确保已建立静脉通道。如果有安置临时起搏器的适应证，则应该告知患者及家属临时起搏器的相关知识。

二度Ⅱ型房室传导阻滞

二度Ⅱ型房室传导阻滞，也称莫氏Ⅱ型房室传导阻滞，较Ⅰ型少见但更严重。源于窦房结发出的冲动偶尔不能传导至心室。

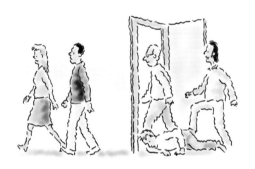

心电图上，冲动传导脱落之前不能发现二度Ⅰ型房室传导阻滞那样的PR间期延长。取而代之的是连续的房室传导和偶发的心搏脱落。就像一队人以恒定的速度通过一扇门，但定期会有某个人不能通过。

发病机制

二度Ⅱ型房室传导阻滞提示阻滞部位在希氏束或束支水平（详见"二度Ⅱ型房室传导阻滞的病因"）。

二度Ⅱ型房室传导阻滞的病因

二度Ⅱ型房室传导阻滞常由以下原因引起：

- 前壁心肌梗死
- 传导系统退行性变
- 严重的冠状动脉疾病

由于心室率更低及心输出量减少，二度Ⅱ型房室传导阻滞较二度Ⅰ型房室传导阻滞更为严重且更易出现症状，尤其是窦性心律缓慢者，加之冲动传导（如2:1传导）脱落

则更易出现症状，通常慢性二度 II 型房室传导阻滞更易进展为严重阻滞（详见"识别高度房室传导阻滞"）。

识别高度房室传导阻滞

当两个或更多的连续心房冲动被阻滞时，该种传导干扰称为高度房室传导阻滞，表现为心房心室搏动比至少为 3:1。伴随着延长的不应期，潜在的起搏点可以放电，结果形成节律脱落。

并发症

高度房室传导阻滞会引起严重的并发症，减少的心输出量和降低的心率会导致阿 - 斯（Adams-Stokes）综合征，此外，高度房室传导阻滞常很快发展为三度房室传导阻滞。

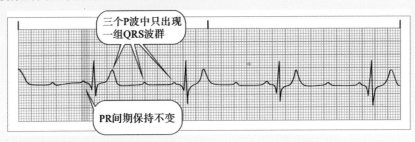

- 节律：心房律常规则，心室律可规则或不规则
- P 波：通常正常，不过一些 P 波后无 QRS 波群
- QRS 波群：通常正常，周期性消失
- 心率：心房率快于心室率，心室率通常小于 40 次 / 分
- PR 间期：不变，时限正常或延长
- 其他：除个别可以传导的冲动外，心律呈现为完全性房室传导阻滞

观察什么

当监测患者的心电图时，我们会发现心房律规律，而心室律规律与否取决于阻滞情况（详见"识别二度 II 型房室传导阻滞"）。如果阻滞断断续续出现，则心室律不规则；如果阻滞恒定出现，如 2:1 或 3:1 阻滞，则心室律规则。

识别二度 II 型房室传导阻滞

下图为二度 II 型房室传导阻滞，注意其主要特征。

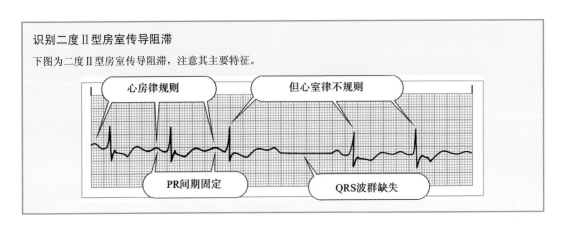

- 节律：心房律规则，心室律不规则
- P 波：正常
- QRS 波群：0.10 s
- QT 间期：0.60 s
- 频率：心房率 60 次 / 分，心室率 50 次 / 分
- PR 间期：0.28 s
- T 波：正常
- 其他：无

总之，心电图的特征是 PR 间期固定加部分心室漏搏，QRS 波群宽大，一些情况下也可见 PR 间期延长，QRS 波群正常（详见"2:1 二度房室传导阻滞"）。

专家建议

2:1 二度房室传导阻滞

2:1 二度房室传导阻滞时，每隔一个心搏出现一次 QRS 波群脱落，即每两个 P 波后跟一个 QRS 波群。因而心室律是规则的。

Ⅰ型还是Ⅱ型？

QRS 波群的宽度有助于判断阻滞是 Ⅰ 型还是 Ⅱ 型。如果 QRS 波群宽，且 PR 间期短，阻滞可能是 Ⅱ 型。

记住 Ⅱ 型更易影响心输出量并导致晕厥等症状，易进展为更严重的房室传导阻滞，需密切监测患者情况。

心悸

只要维持足够的心输出量，大部分心搏脱落的患者没有临床症状。随着脱落搏动的增加，患者可能出现心悸、疲劳、呼吸困难、胸痛或轻度头晕。查体时可发现低血压、脉率缓慢、脉律规律或不规律。

如何干预

当脱落的心搏不频繁，患者无心输出量下降的症状时，医生可能仅仅只观察心律，特别是病因处于可逆状态时。当患者有低血压时，治疗的目的是提高心率、增加心输出量。因为传导阻滞出现在希氏束 - 浦肯野系统，需要迅速经皮起搏。

安装起搏器

二度 Ⅱ 型房室传导阻滞患者通常需要起搏器治疗，在永久起搏器植入前可以应用临时起搏器治疗。

　　当护理二度Ⅱ型房室传导阻滞的患者时，注意评估其对心律不齐的耐受性和是否需要进行提升心输出量的治疗。查找可能纠正的致病原因，如缺血等。

　　必要时嘱患者绝对卧床休息，以减少心肌耗氧量。遵医嘱给予氧气吸入。观察病情是否进展到更严重的房室传导阻滞。如果患者安装了起搏器，应告知患者及家属相关注意事项。

三度房室传导阻滞

　　三度房室传导阻滞也称为完全性房室传导阻滞。当来自心房的冲动完全阻滞在房室结而不能传导至心室时，即为三度房室传导阻滞。类似一队人等待通过一扇门，但是没有一个人可以通过。

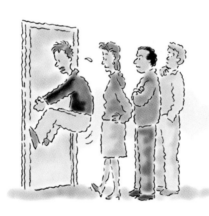

房室分离

　　心房通常在窦房结的控制下独立活动，心房率为 60 ～ 100 次 / 分。心室律可起源于房室结，心室率为 40 ～ 60 次 / 分。若起源于浦肯野系统，心室率则维持在 20 ～ 40 次 / 分。

发病机制

　　起源于房室结水平的三度房室传导阻滞普遍是由先天性疾病引起的（详见"三度房室传导阻滞的病因"）。这种阻滞可能是暂时的，也可能是永久的。

三度房室传导阻滞的病因

　　除了先天性原因外，三度房室传导阻滞可能由以下原因引起：

- 冠心病
- 前壁或下壁心肌梗死
- 心脏退行性病变
- 地高辛中毒
- 钙通道阻滞剂
- β 受体阻滞剂
- 手术损伤

输出减少

因为心室率缓慢，心输出量急剧下降，因此三度房室传导阻滞有致命的危险。另外，心房收缩（可以将30%血量排入左心室）缺失，是由心房和心室失去同步收缩能力所致，将进一步导致心输出量减少。患者任何轻微的活动都可加重症状。

临床表现

分析心电图时，可见规则的心房律和心室律。然而，心房、心室各自独立活动，PR间期呈多样性。

P 波和 QRS 波群融合

一些 P 波可能埋藏在 QRS 波群或 T 波中。事实上，三度房室传导阻滞的心电图上 P 波和 QRS 波群各自独立（详见"识别三度房室传导阻滞"）。

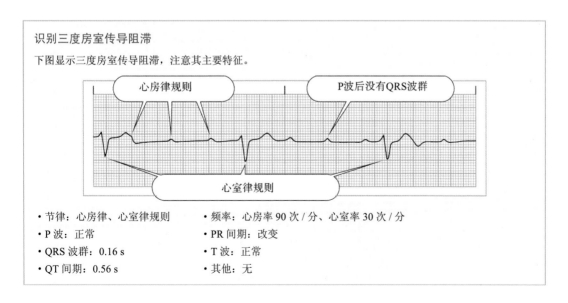

识别三度房室传导阻滞

下图显示三度房室传导阻滞，注意其主要特征。

心房律规则　　P波后没有QRS波群

心室律规则

- 节律：心房律、心室律规则
- P 波：正常
- QRS 波群：0.16 s
- QT 间期：0.56 s
- 频率：心房率 90 次 / 分，心室率 30 次 / 分
- PR 间期：改变
- T 波：正常
- 其他：无

异位起搏点的部位决定了QRS波群的形状。如果起源于房室结，QRS波群形态正常，心室率40～60次/分。如果起源于浦肯野系统，则QRS波群增宽，心室率小于40次/分。

三度房室传导阻滞与完全性房室分离类似，但又有着关键差异（详见"识别完全性房室分离"）。

识别完全性房室分离

在三度房室传导阻滞和完全性房室分离中，心房和心室各自独立搏动，各自由自己的起搏点控制。
两种心律失常的关键不同是三度房室传导阻滞的心房率比心室率快。完全性房室分离时，两者相当，甚至心室率略快于心房率。

心律失常

完全性房室分离不是首要的问题，常由以下某个因素引起：
- 窦房结不能发放冲动，或发放冲动缓慢，或窦房传导障碍，如窦性心动过缓或窦性停搏。
- 房室交界区或心室起搏点的冲动形成加速，如交界性或室性心动过速。
- 房室传导障碍，如三度房室传导阻滞。

何时治疗

完全性房室分离的治疗取决于病因和心律失常对患者的影响。如果心律失常导致心输出量下降，需要治疗以纠正心律失常。
根据原发病因，常应用抗心律失常药物治疗，如阿托品或异丙肾上腺素，以恢复心脏的同步性。同时，心室率缓慢者，可用起搏器治疗。如心律失常是由药物毒性引起的，应停用药物。

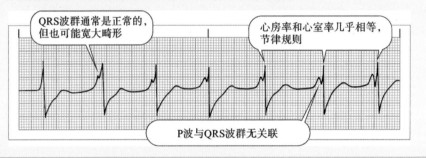

QRS波群通常是正常的，但也可能宽大畸形

心房率和心室率几乎相等，节律规则

P波与QRS波群无关联

疲乏无力

大部分三度房室传导阻滞的患者症状明显，包括严重的乏力、呼吸困难、胸痛、头晕、精神状态改变和意识障碍。此外还可见低血压、面色苍白、大汗、心动过缓及脉搏强弱改变。

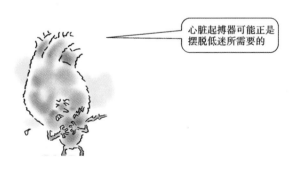

心脏起搏器可能正是摆脱低迷所需要的

一些患者症状相对较轻，仅诉活动耐量下降以及无明显原因出现劳累，症状的严重性在很大程度上取决于病变对心室率的影响。

治疗

当护理三度房室传导阻滞的患者时，应立即评估患者对心律失常的耐受性和是否需要提高心输出量以缓解症状。确保患者有静脉通道，遵医嘱给氧。评估其可以纠正的致病原因，如应用药物或心肌缺血等。减少活动量，尽量卧床休息。

如心输出量不足或患者的病情恶化，治疗的目标是提高心室率。可给予阿托品，尽管现行的高级生命支持（ACLS）指南认为阿托品对新发的伴有宽大畸形 QRS 波群的三度房室传导阻滞无效，甚至可能进一步降低心室率。起搏器的应用更常见，可提高心输出量。临时起搏器可持续应用，直到病因纠正或永久起搏器植入。对于永久性阻滞者应用永久起搏器。

束支病变

如心肌梗死影响到希氏束或束支所在的心肌，特别是前壁心肌梗死的患者，更可能出现永久性三度房室传导阻滞。这些患者常需植入永久起搏器。

下壁心肌梗死的患者发生房室传导阻滞时房室结损伤的结果多是暂时的。应在评估传导系统恢复的可能性比较小后，方可植入永久起搏器。

束支传导阻滞

束支传导阻滞是心肌梗死的潜在并发症，是由左束支或右束支无法传导冲动而引起的。如束支传导阻滞出现在左束支较低的部位，即左后或左前分支，称为分支传导阻滞。

冲动传导

束支传导阻滞中，冲动沿不受影响的束支向下，从一个心肌细胞向另一个心肌细胞传导，引起心室肌除极。因细胞间的传导速度明显低于传导系统的特殊细胞间的传导速度，因此心室除极时间延长。

宽大的波群

除极时间延长意味着 QRS 波群增宽。正常的宽度为 $0.06 \sim 0.10$ s，如宽度大于 0.12 s，则束支传导阻滞存在。

在确定束支传导阻滞后，检查 V_1 导联和 V_6 导联，V_1 导联位于心脏右侧，V_6 导联位于心脏左侧，然后判定是左束支传导阻滞还是右束支传导阻滞。

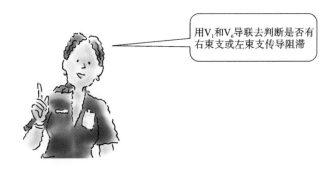

右束支传导阻滞

当右束支无法传导冲动时，称为右束支传导阻滞（RBBB）。

病因

RBBB 可能出现在冠心病、肺栓塞及近期前壁心肌梗死的患者中，也可出现在无心脏病的患者中。如果这种阻滞随心率的增加而发展，则称为心率依赖性传导阻滞。

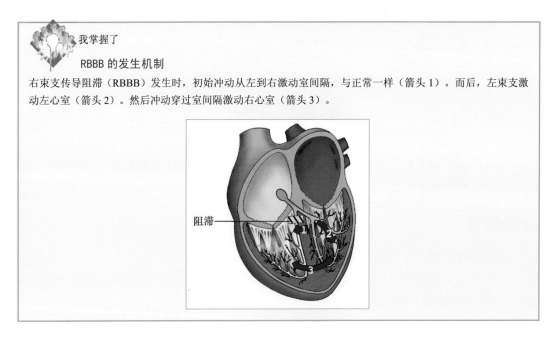

我掌握了

RBBB 的发生机制

右束支传导阻滞（RBBB）发生时，初始冲动从左到右激动室间隔，与正常一样（箭头 1）。而后，左束支激动左心室（箭头 2）。然后冲动穿过室间隔激动右心室（箭头 3）。

临床表现

RBBB 的特征性心电图为 QRS 波群宽大，时限大于 0.12 s，且形态异常，有时类似兔耳状或字母 M。膈部的除极波在 V_1 导联不受影响，所以仍存有小 R 波。R 波后跟随 S 波（代表左心室除极）和一个高大的 R 波（称 R' 波，代表着稍迟的右心室除极）。T

波倒置，这种倒置称为继发性 T 波改变，没有临床意义。

反向波

V$_6$ 导联方向相反。一个小的 Q 波后是代表左心室除极的高大 R 波，右心室的除极产生宽的 S 波。在 V$_6$ 导联中，T 波直立（详见"识别 RBBB"）。

识别 RBBB

在 12 导联心电图中可见右束支传导阻滞（RBBB）的特征性改变，在 V$_1$ 导联，注意 rsR'波的形状和 T 波倒置。在 V$_6$ 导联可见宽的 S 波和直立的 T 波。同时要注意延长的 QRS 波群。

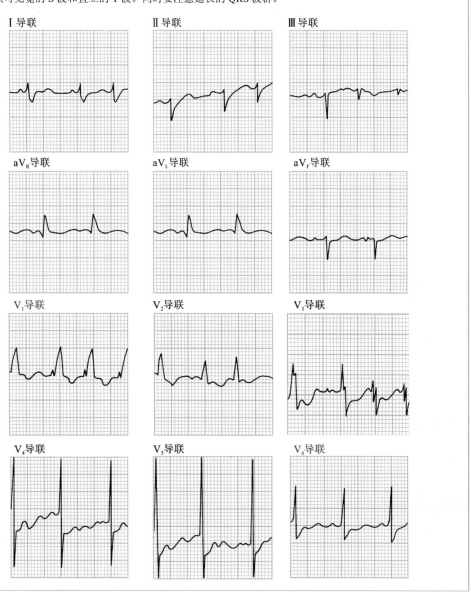

治疗

部分传导阻滞需要行临时起搏治疗。其他情况需要监测，以观察是否会进展为更严重的阻滞。

左束支传导阻滞

当左束支不能传导冲动时，称为左束支传导阻滞（LBBB）。

如何发生

左束支传导阻滞一般不出现在正常人群中，这种阻滞常发生于高血压性心脏病、主动脉瓣狭窄、传导系统的退行性变或冠心病（详见"LBBB 的发生机制"）。

我掌握了

LBBB 的发生机制

在左束支传导阻滞（LBBB）中，冲动先传导至右束支（箭头 1），然后冲动从右到左兴奋室间隔（箭头 2），最后兴奋左心室（箭头 3）。

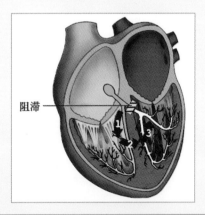

阻滞

观察什么

在 LBBB 中，QRS 波群宽大，时限大于 0.12 s，因为心室肌是顺序兴奋而不是同时兴奋，随着除极波从右心室传至左心室，V_1 导联出现宽的 S 波及直立 T 波，S 波前有 Q 波或小的 R 波。

难以辨认的 R 波

在 V_6 导联中，没有最初的 Q 波出现，随着冲动从右心室传至左心室，一个高的、有切迹的 R 波或混合波出现，这是 LBBB 的特征波形，T 波与 QRS 波群的主波方向相反。

识别 LBBB

在 12 导联心电图中可见左束支传导阻滞的特征性改变。所有导联均可见延迟的 QRS 波群，V_1 导联显示 QS 波。V_6 导联可见混杂的 R 波和 T 波倒置，$V_1 \sim V_4$ 导联 ST 段抬高和直立的 T 波也是 LBBB 的常见特征。

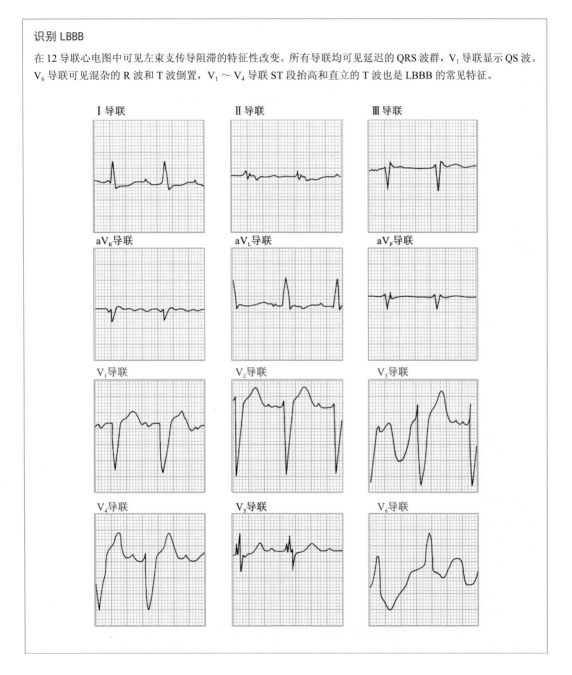

治疗

当 LBBB 伴随前壁心肌梗死出现时，是完全性阻滞出现的信号，需要给予起搏器治疗。

参考文献

1. American Heart Association. (2010). *2010 Handbook of emergency cardiovascular care for healthcare providers.* Dallas, TX: Author.
2. American Heart Association. (2011). *Advanced cardiovascular life support provider manual.* Dallas, TX: Author.

小测验

1. 对于一个有症状的窦性心动过缓的患者，正确的护理干预包括建立静脉通道，输入（　　）。

A. 阿托品

B. 抗凝剂

C. 钙通道阻滞剂

D. 地高辛

答案：A。阿托品是窦性心动过缓患者的标准治疗药物。

2. 对有症状的病窦综合征患者应进行什么治疗？（　　）

A. 使用 β 受体阻滞剂

B. 辅助通气

C. 植入起搏器

D. 心脏同步电复律

答案：C。病窦综合征的患者通常使用起搏器来维持稳定的心律。

3. 室颤患者的治疗选择是（　　）。

A. 电除颤

B. 经食管起搏

C. 心脏同步电复律

D. 地高辛治疗

答案：A。室颤的患者心脏停搏时需要行电除颤。

4. 无脉性电活动指（　　　）。

A. 心室率超过 100 次 / 分

B. 心电监护或心电图上显示心脏停搏

C. 心率极度缓慢但没有脉搏

D. 心脏有电活动但没有收缩

答案：D。无脉性电活动是指没有机械收缩的电活动。患者正处在心脏停搏状态，没有血压或脉搏。

5. 在二度 I 型房室传导阻滞中，PR 间期（　　　）。

A. 根据心室率的不同而不同

B. 逐渐延长直到 QRS 波群脱落

C. 即使心室律不规则，但仍然保持不变

D. 无法确定

答案：B。PR 间期逐渐延长，使得心室律不规则，并伴随重复出现的一组 QRS 波群。这些 QRS 波群伴随心搏而脱落，即 P 波后无 QRS 波群。

6. 房扑治疗的关键是考虑（　　　）。

A. 心房率

B. 心室率

C. 扑动波的形态

D. PR 间期

答案：B。如果心室率太快或者太慢，心输出量将会减少。心室率过快可能需要立即行心脏转复。

（王晶　译）

得分

★★☆　如果你正确回答了 6 题，非常好！你已经掌握了心律失常的相关知识。

★★　如果你正确回答了 4 ～ 5 题，很好！仍需努力。

★　如果你正确题数少于 4 题，别着急，复习后再做一遍。

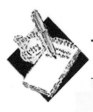

7

炎症和心脏瓣膜病

要点

在本章中，你将学到：
- 影响心内膜或心脏瓣膜的疾病。
- 疾病相关的病理生理学和治疗。
- 病症的诊断、评估以及护理干预措施。

心脏炎性病变概述

心脏炎性病变包括感染性心内膜炎、心肌炎和心包炎。在这些疾病中，瘢痕形成和其他正常的愈合过程都会造成心脏结构损害。

心内膜炎

心内膜炎是指心内膜、心脏瓣膜或人造瓣膜的感染。通常由细菌侵入引起。静脉注射毒品者也可由真菌感染所致。

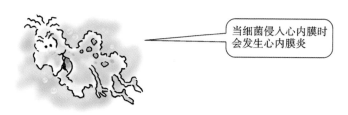

当细菌侵入心内膜时会发生心内膜炎

赘生物形成

这种侵入造成心脏瓣膜、心腔内膜或血管内膜上赘生物生长，引起脾、肾、中枢神经系统、四肢和肺的栓塞（详见"心内膜炎的影响"）。

心内膜炎的影响

下图所示为心内膜感染部位纤维蛋白和血小板沉积导致赘生物形成。

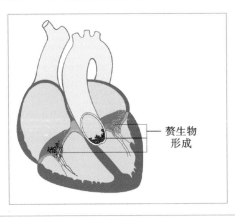

赘生物形成

不是所有的种植和生长都是有益的。看这些在心内膜炎中由纤维蛋白和血小板形成的沉积物就知道了

分型

心内膜炎分三种：

急性感染性心内膜炎，通常由血栓性静脉炎、心内直视下人工瓣膜置换，或皮肤、骨骼和肺部感染导致的败血症而引起。急性感染性心内膜炎也可见于静脉药瘾者。

亚急性感染性心内膜炎，主要发生在获得性心脏瓣膜疾病或先天性心脏病患者。

也可能是因牙科治疗，泌尿生殖系统、妇科和胃肠道（GI）手术所致。

风湿性心内膜炎，常侵犯二尖瓣，其次是主动脉瓣和三尖瓣，较少累及肺动脉瓣。先前存在的风湿性心内膜病变是常见的易感因素。

治疗或其他

未经治疗的心内膜炎通常是致命的；但经过适当的治疗，70% 的患者可康复。当心内膜炎造成严重的心脏瓣膜损害（关闭不全和心衰）或累及人工瓣膜时，预后更差。

其他的并发症包括脑血管或外周血管缺血、血栓形成和肾衰竭。

病因

急性感染性心内膜炎的致病菌有：
- A 组非溶血性链球菌（风湿性心内膜炎）。
- 肺炎链球菌。
- 金黄色葡萄球菌。
- 肠球菌。
- 淋球菌（少见）。

静脉药瘾者发生急性心内膜炎时，致病菌有金黄色葡萄球菌、假单胞菌、念珠菌和通常不致病的皮肤寄生菌。

亚急性感染性心内膜炎的致病菌包括：
- 草绿色链球菌，通常定植在上呼吸道。
- 粪链球菌（肠球菌），常见于胃肠道和会阴部。

发病机制

患者发生心内膜炎时，纤维蛋白和血小板附着在瓣膜组织，并吸附血液循环中的细菌和真菌。这个过程产生了赘生物，并覆盖心脏瓣膜表面，造成心脏瓣膜的变形和破坏。这种破坏可以延伸至腱索（纤维组织形成的线状带，把三尖瓣和二尖瓣与乳头肌连接起来），导致其破裂。这种破坏会导致心脏瓣膜功能不全。赘生物在心脏瓣膜、心腔内膜或血管内生长，可造成脾、肾、中枢神经系统、四肢和肺栓塞。

临床表现

心内膜炎的早期常无特异性表现，包括：
- 虚弱和疲劳。
- 体重减轻。
- 厌食。

- 关节痛。
- 盗汗。
- 间歇热（数周内可复发）。

可出现响亮的反流性杂音，这种杂音是风湿性心脏病或先天性心脏病的典型特征。原有杂音的突然改变，或出现伴有发热的新杂音，是心内膜炎的典型症状。

其他

其他的症状包括：

- 皮肤（尤其见于躯干的前面），颊、咽或结膜黏膜以及指（趾）甲（线状出血）淤点。
- 风湿（Osler）结节（小的、高出皮肤且有压痛的结节，多见于手足部位）。
- 中心白点（Roth 斑）（视网膜上由出血环绕的白色圆点）。
- Janeways 损害（脚底、手掌和手指不规律的无痛的红斑病变）。
- 持续咳嗽。
- 水肿——手脚水肿。

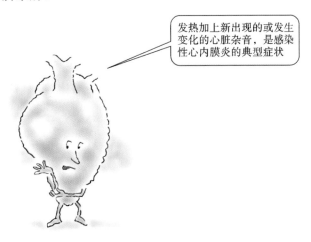

发热加上新出现的或发生变化的心脏杂音，是感染性心内膜炎的典型症状

亚急性感染性心内膜炎的症状

在亚急性感染性心内膜炎中，来自赘生物或病变心脏瓣膜组织的栓子可产生：

- 脾栓塞（左上腹强直和疼痛，放射至左肩）。
- 肾栓塞（血尿、脓尿、腰痛以及尿量减少，肾功能减退）。
- 脑栓塞（偏瘫、失语或其他的神经系统功能障碍）。
- 肺栓塞（咳嗽、胸膜痛、胸腔摩擦音、呼吸困难和咯血；右侧的亚急性感染性心内膜炎最常见，多发生于静脉药瘾者和心脏手术后）。
- 外周血管闭塞症（严重疼痛、肢体苍白且发冷、脉搏消失、感知减弱和麻痹，是即将发生外周坏疽的征兆）。

辅助检查

90% 以上的患者在 24 h 之内每隔至少 1 h 抽血 1 次，共抽血 3 次或 3 次以上进行血培养，可以明确病原菌。其余 10% 血培养阴性患者可能是真菌感染。

- 超声心动图，包括经食管超声心动图（TEE），可明确赘生物和心脏瓣膜损害。
- 心电图可提示与心脏瓣膜病相关的房颤和其他类型的心律失常。
- 异常的检查结果包括：白细胞计数升高、异常的组织细胞（巨噬细胞）、血沉增快，有正常红细胞的正常色素性贫血（发生于亚急性细菌性心内膜炎患者）和出现类风湿因子（发生在 50% 的患者身上）。

治疗

治疗的目的是去除病原菌。应立即开始治疗并持续数周。医生根据药敏试验结果选择抗生素，如果血培养结果是阴性的，应根据可能的病原菌选择抗生素。静脉抗生素的治疗通常要持续 4 ~ 6 周，接着改口服抗生素。

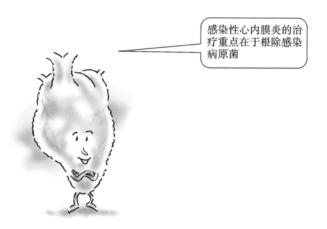

感染性心内膜炎的治疗重点在于根除感染病原菌

支持治疗

支持治疗包括卧床休息，使用解热镇痛药治疗发热、疼痛，以及摄入充足的液体。严重的心脏瓣膜损害，特别是主动脉瓣关闭不全或人工瓣膜感染并发难治性心衰时，需要手术治疗。

措施

- 需要资深团队的通力合作，包括心脏病专家、感染科医生、心胸外科医生、肾脏科医生及心脏和卒中康复团队。
- 询问患者的过敏史。
- 按时给予抗生素来维持有效血液浓度。检查配伍禁忌，选择合适的溶剂（如甲氧西林应加入缓冲药液里）。

检查过程

- 评估患者，如患者体温正常、肺野清晰、生命体征稳定、组织灌注充足、可耐受适当时限的体力活动和能保持正常体重，患者就康复了。
- 告知患者仍将服用抗感染药，强调用药的重要性，遵医嘱限制体力活动。
- 告知患者治疗结束后 2 周内要观察和记录栓塞体征，密切观察发热、厌食的情况和有无其他复发症状。

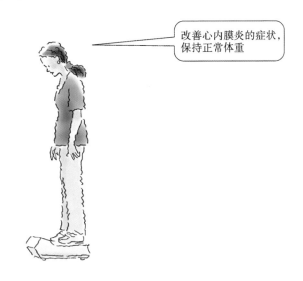

改善心内膜炎的症状，保持正常体重

坚持治疗

- 讨论全程抗生素治疗的重要性，即使患者自感好转。让易感患者了解在牙科治疗、分娩和行泌尿生殖系统、胃肠道或妇科手术前、中、后使用抗生素的必要性。
- 记录生命体征、心脏和呼吸状况，以及对治疗的反应。

心肌炎

心肌炎是指心肌的局灶性或弥漫性炎症，在任何年龄都可以急性或慢性发作。

症状不典型，可快速康复

很多心肌炎患者没有特殊的心血管症状或心电图异常表现，患者常自行痊愈，没有留下功能缺陷。

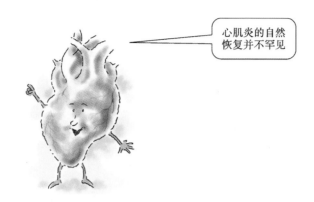

心肌炎的自然
恢复并不罕见

其他并发症

偶尔有心肌炎并发心衰,但极少进展为心肌病。其他的并发症包括心律失常、肺水肿、呼吸窘迫和多器官功能衰竭（MODS）。

病因

心肌炎潜在的病因有:
- 病毒感染（美国最常见的）,如柯萨奇病毒、脊髓灰质炎病毒、流感病毒、风疹病毒、麻疹病毒、腺病毒、埃可病毒和人类免疫缺陷病毒等。
- 细菌感染,如白喉、结核、伤寒、破伤风杆菌,金黄色葡萄球菌、肺炎链球菌和淋球菌,以及导致莱姆病的蜱虫传播的细菌等。
- 超敏反应,如急性风湿热和心包切开术后综合征。
- 胸部放射治疗。
- 慢性酒精中毒。
- 寄生虫感染如弓形虫病,尤其是发生在婴儿和免疫抑制的成人中的美洲锥虫病（查加斯病）。
- 肠寄生虫感染如旋毛虫病。
- 酵母病（念珠菌）,霉菌（黄曲霉）和其他真菌感染。

发病机制

当病原体引发自身免疫、细胞免疫或体液免疫,或当非感染性的原因导致毒性炎症反应时,心肌会受损。无论何种原因,产生的炎症均可引起心肌和传导系统的肥大、纤维化和炎性病变。

心肌收缩力下降

因为这种损伤,心肌收缩减弱。心肌松弛、扩张,可有点状出血。

临床表现

心肌炎的症状和体征包括：
- 呼吸困难和疲劳。
- 心悸和发热。
- 胸部轻度、持续的压迫或酸痛。
- 心衰症状和体征（病情进展严重时）。
- 病毒感染的其他症状和体征，如头痛、身体痛、关节痛、咽痛和腹泻等。

辅助检查

- 实验室检查显示心肌酶升高，如肌酸激酶（CK）和肌酸激酶同工酶（CK-MB），白细胞计数增大和血沉加快，以及抗体滴度升高（例如，抗链球菌溶血素 O(ASO) 试验显示抗体滴度增高表明近期可能患有风湿热）。
- 心电图改变提供了可靠的诊断信息，典型的心电图变化为弥漫性 ST 段改变和 T 波异常 (类似心包炎的心电图改变)，传导缺陷（延长的 PR 间期）和其他室上性异位心律失常。
- 胸片可以评估心脏的大小和形状，也可以显示由心衰引起的肺水肿。
- 超声心动图可以评估心功能。
- 粪便和咽拭子培养可以鉴别细菌。
- 心内膜心肌活检可以提供明确诊断。

治疗

心肌炎的治疗包括针对细菌感染的抗生素治疗，适度卧床休息以减轻心脏负荷及积极应对并发症。一旦发生血栓栓塞，需行抗凝治疗。一旦发生心衰，可能需要应用正性肌力药物如氨力农、多巴酚丁胺或多巴胺。硝普钠和硝酸甘油需要用来降低心脏前负荷和后负荷。

补充说明

应用免疫抑制药物或类固醇药物治疗心肌炎仍存在争议，但在急性炎症期过后应用可能是有益的。心输出量低的患者可以从使用主动脉内球囊反搏和心室辅助装置中获益。心脏移植术是最后的治疗手段。

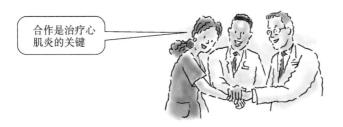

合作是治疗心肌炎的关键

措施

- 需要一支技术精湛的团队的合作，这支团队包括心脏病专家、感染科专家、心胸外科医生、肾病专家和卒中康复专家等。
- 经常评估患者的心血管系统状态，观察是否有心衰症状如呼吸困难、低血压及心动过速。
- 协助患者进行必要的洗漱。鼓励使用坐便器而不是便盆，前者对心脏的负荷小。
- 评估患者。在有效治疗后，患者的心输出量应该满足机体需要，表现为血压正常、皮肤温暖干燥、神志清楚、无眩晕。患者能够耐受正常体力活动、体温正常，无呼吸困难。超声心动图有助于判断心肌的恢复情况。
- 教会患者如何使用抗感染药物，强调遵医嘱用药的重要性。

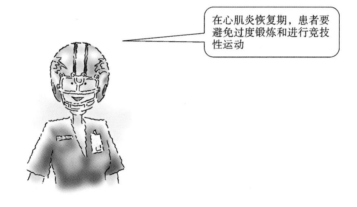

在心肌炎恢复期，患者要避免过度锻炼和进行竞技性运动

健康教育

- 安抚并告知患者限制活动是暂时的，建议患者做一些对体力要求不高的活动。
- 强调卧床休息的重要性。在恢复期间，建议患者逐步做一些体力活动，但要避免运动过度和进行竞技性运动。
- 记录患者生命体征，心脏和呼吸状态以及对治疗的反应。记录对所有患者的宣教及患者对信息的理解情况。

心包炎

心包是一个封闭的纤维囊，起着包裹、营养和保护心脏的作用，心包炎是指心包发生了炎性反应。可分为急性和慢性：
- 急性心包炎是纤维性或者渗出性的，伴随着脓性、浆液性或者血性渗出物。
- 慢性缩窄性心包炎是以致密增厚的纤维化心包为特点的一种病变。

并发症包括心包积液、心衰、心包填塞、呼吸窘迫和多器官功能衰竭。

病因

- 细菌、真菌或病毒感染（感染性心包炎）。
- 肿瘤（原发病或转移）。
- 胸部接受大剂量射线。
- 尿毒症。
- 过敏或自身免疫性疾病，如急性风湿热（儿童心包炎最常见的病因）、系统性红斑狼疮和类风湿关节炎。
- 药物，如肼屈嗪或普鲁卡因胺（普鲁卡因胺缓释片剂）。
- 特发性因素（急性心包炎最常见的病因）。
- 心肌梗死 (Dressler 综合征)、创伤、手术 (心包切开术后综合征) 等会破坏心包完整性，导致血液流入心包腔内。
- 合并心包渗漏的主动脉瘤（少见）。
- 黏液性水肿伴心包胆固醇沉积（少见）。

发病机制

心包被细菌或其他物质破坏导致炎症化学介质(前列腺素、组胺、缓激肽和5-羟色胺)释放进入周围组织，从而诱发炎性反应。

摩擦音

听诊可以听到发炎的心包层间相互摩擦产生的摩擦音。组胺和其他的化学介质扩张血管，增加血管通透性。血管壁渗出液体和蛋白质（包括纤维蛋白原）到组织中，造成细胞外水肿，已经存在于组织中的巨噬细胞与中性粒细胞、单核细胞联合吞噬入侵细菌。

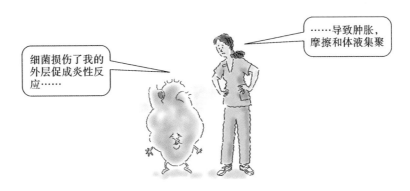

进展

数天之后，心包腔（心外膜和纤维心包的空腔）充斥着由坏死的组织及死亡或即将死亡细菌的渗出物，中性粒细胞和巨噬细胞组成的渗出物。最终，心包渗出物自溶，渐渐地被健康组织重吸收。

结局

当这些发生后，有几种后果：

- 如液体积聚在心包腔内，会形成心包积液。这可导致患者出现心衰样症状如呼吸困难、端坐呼吸和快速心律失常，也会产生不明确的胸骨后疼痛和胸腔发胀感。
- 如液体迅速积聚在心包腔，会导致心包填塞。这种情况会压缩心脏导致心脏舒张期间充盈受限，心输出量减少。其结果是发生心衰，表现为皮肤苍白湿冷、低血压、奇脉、颈静脉怒张，最终导致循环衰竭、死亡。
- 如果慢性心包炎或者心包炎反复发作，心包会变厚变硬，会发展成慢性缩窄性心包炎。心脏被坚硬薄膜裹住，在舒张期会阻碍其充盈，左、右心充盈压力会升高，导致心腔容积和心输出量减少。这些也会导致患者出现心衰症状。

临床表现

急性心包炎患者的典型主诉是突发的尖锐的疼痛，通常会起自胸骨，放射至颈部、肩部、背部和胳膊。

前倾后缓解

通常是胸膜痛，当深呼吸时疼痛加深，坐起或前倾位时疼痛减轻。因为身体前倾时心脏远离肺部的胸膜膈面。

辅助检查

- 心电图显示肢体导联和大多数的胸导联存在弥漫性 ST 段抬高，反映炎性反应进展。在大多数导联存在直立的 T 波。当有心包积液时，QRS 波群的波幅降低，可发生心律失常。慢性缩窄性心包炎时 QRS 波群低电压，T 波低平或倒置，Ⅰ、Ⅱ、V_6 导联可出现二尖瓣型 P 波 (宽 P 波)。
- 实验室检查显示炎性病变所致的血沉增快，白细胞计数正常或增高，特别是对于感染性心包炎。血尿素氮和肌酐升高可以反映出是尿毒症引起的心包炎。
- 血培养可用于鉴别感染原因。
- 如果是风湿热引起的心包炎，ASO 试验中抗体滴度增加。
- 如果心包炎是由结核杆菌引起的，则结核杆菌纯化蛋白衍生物皮肤试验可能是阳性的。

超声诊断要点

- 超声心动图可以显示心室壁和心包膜之间无回声区，心脏泵血功能下降。
- 急性心包炎患者的胸部 X 线检查可以是正常的。但由于存在胸腔积液，可出现心脏阴影扩大，液体积聚致使心影似烧瓶状。
- MRI 或 CT 扫描可用于评估心脏增厚的程度或其他的改变情况。

治疗

心包炎患者的治疗目标是减轻症状，预防或纠正心包积液和心包填塞症状，控制原发病。

特发性心包炎、心肌梗死后的心包炎和开胸术后的心包炎的治疗措施如下：

- 只要存在发热和持续性疼痛就需要卧床休息。
- 使用非甾体抗炎药（NSAID）（如阿司匹林、布洛芬和吲哚美辛等）以缓解疼痛和减轻炎性反应。
- 麻醉药可用于缓解持续性疼痛。
- 秋水仙碱可以用于减轻炎性反应，特别是对于复发性心包炎的患者。

如果症状持续，医生可用糖皮质激素来快速有效地缓解症状。此类药物需谨慎使用，当药物治疗停止时心包炎可能会复发。

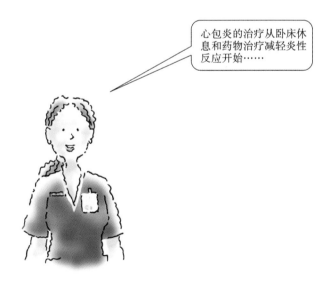

心包炎的治疗从卧床休息和药物治疗减轻炎性反应开始……

其他治疗

由左侧胸腔疾病、纵隔脓肿或败血症引起的感染性心包炎，患者需使用抗生素治疗、手术引流或二者兼用。

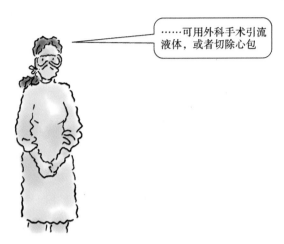

……可用外科手术引流液体，或者切除心包

如果形成心包填塞，医生可行急诊心包穿刺术，同时可将抗生素直接注射入心包内（详见"心包穿刺术"）。

心包穿刺术

常常在重症监护室的床边执行，心包穿刺术是指用穿刺针把心包里过量的液体抽出，可用于治疗危及生命的心包填塞（除外液体急速积聚的情况，因这时首选急诊手术）。心包穿刺术也可用于抽吸液体以治疗亚急性心包积液，如细菌、病毒感染所致的心包炎。另外，也可以用于获取样本进行实验室检查以明确诊断及辨别心包渗液的性质。

并发症

心包穿刺术也有潜在的致命的并发症，如内部器官（主要是心脏、肺、胃和肝脏）的意外刺伤、心肌撕裂伤或冠状动脉损伤等。为了预防这些并发症，在操作时，要准备好急诊处置设备。

进一步治疗

如果心包炎症反复发生，可能需实施部分性心包切开术，在心包开一个小窗口使液体流入胸腔。对缩窄性心包炎，需要将心包全部剥离来保证心脏充分充盈及收缩。

措施

• 需要一支技术精湛的团队的合作，包括心脏病专家、感染科专家、心胸外科医生、呼吸治疗师和理疗师。

• 让患者卧床休息直至发热和疼痛缓解。给患者提供床旁排便器以减少心肌耗氧量。

- 如有需要，协助患者洗澡。
- 让患者取端坐位以缓解呼吸困难和胸痛。至少每 2 h 听诊肺部呼吸音，根据血氧饱和度和混合静脉血氧饱和度给予氧气吸入。
- 根据医嘱给予镇痛药来缓解疼痛，给予非甾体抗炎药以减轻炎性反应。如果患者对非甾体抗炎药无反应，则给予类固醇类药物。持续性疼痛可能要用麻醉类药物来缓解。
- 如果患者保留有肺动脉导管则要监测血流动力学状态，要经常评估患者的心血管状态，观察有无心包填塞症状的出现。

按时完成

- 及时服用抗生素以维持有效的血药浓度。
- 持续心电监护以观察心电图改变。在发病 7 天后心电图 ST 段应回到基线水平，T 波扁平化。
- 如疑有心包积液，要准备心包穿刺术用品和抢救设备，并遵医嘱为患者做好心包穿刺术的术前准备。
- 提供适当的术后护理，类似于开胸术后的护理。

开始健康指导

- 向患者解释相关治疗和检查。
- 指导患者缓慢恢复日常生活，并安排好日常休息时间。
- 示范何种体位可以缓解疼痛。
- 记录生命体征和监测血流动力学参数；记录心功能、呼吸状态以及患者对治疗的反应；记录所管患者的宣教和患者对信息的理解情况。

（李宁 译）

心脏瓣膜病

心脏瓣膜病有三种病变类型：
- 狭窄（增厚的组织使心脏瓣膜开口变窄）。
- 瓣膜关闭不全。
- 瓣膜脱垂。

相关症状的性质和严重程度决定了心脏瓣膜病的治疗方案，患者需要严格限制活动来避免极度疲劳和呼吸困难。

> **记忆锻炼**
>
> 用"SIP"记住三种心脏瓣膜病
>
> Stenosis 狭窄
>
> Insufficiency 关闭不全
>
> Prolapse 脱垂

二尖瓣关闭不全

当二尖瓣不能完全关闭时，会发生二尖瓣关闭不全（二尖瓣反流），血液可以通过瓣膜反流。

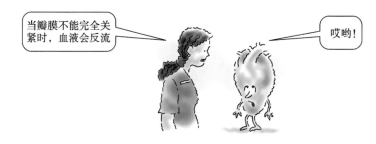

病因

二尖瓣关闭不全可由风湿热、肥厚型心肌病、二尖瓣脱垂、心肌梗死、严重的左心衰竭、心内膜炎、未经治疗的高血压或腱索断裂引起。也可发生于一些先天性异常疾病的患者，如大动脉转位和既往应用过芬氟拉明或右芬氟拉明等食欲抑制药超过 4 个月的患者等。除非有其他先天性异常，否则该病在儿童中较罕见。

发病机制

二尖瓣关闭不全时，心脏收缩时左心室血液会反流到左心房，导致心房扩大来容纳反流的血液。结果，左心室也扩大来容纳增加的左心房的血容量，弥补减少的心输出量。

循环衰竭

心室肥厚和增加的舒张末压会导致肺动脉高压，最终导致左、右心衰竭。

临床表现

二尖瓣关闭不全的症状和体征包括：

- 端坐呼吸、呼吸困难或咳嗽（特别是平卧位的时候）。
- 疲劳。
- 心绞痛和心悸。
- 右心衰竭（颈静脉扩张、外周水肿和肝大）。
- 收缩期杂音。
- 心律失常。

辅助检查

- 心导管检查显示二尖瓣关闭不全伴随左心室舒张末压和血容量升高，心房压力和肺动脉楔压（PAWP）会上升，而心输出量减少。
- 胸片提示左心房和心室扩大且肺静脉充血。
- 超声心动图和经食管超声心动图显示瓣叶活动异常，左心房增大。
- 心电图可以显示左心房和心室肥厚，窦性心动过速和房颤。
- Holter 可以监测出间歇性心律失常。

治疗

二尖瓣关闭不全引起的心衰患者需要使用血管紧张素转换酶抑制剂（ACEI）如赖诺普利，β 受体阻滞剂如美托洛尔，以及地高辛、利尿剂，低钠饮食，急性发作时给氧。房颤或房扑时需要 β 受体阻滞剂或地高辛以减慢心室率。其他的适当的治疗措施包括抗凝治疗，以预防病变瓣膜或置换瓣膜处形成血栓，并且在手术或牙科治疗前后应用抗生素预防心内膜炎。

如果患者有药物不能控制的症状和体征，需在体外循环下行瓣膜置换术。

对于中老年患者

对于有终末期疾病且不能耐受全麻的中老年患者可以选用瓣膜成形术。

治疗的并发症包括心律失常、心衰、肺水肿、呼吸抑制、心内膜炎、心肌缺血、肾衰竭和多器官功能衰竭。

措施

- 活动与适当休息交替以防止过度劳累。
- 让患者保持低钠饮食，向营养师咨询以确保患者在限制饮食期间能获得尽可能多的营养丰富的食物。
- 药物治疗时要监测左心衰情况，肺水肿和药物不良反应情况。如有必要给予氧气吸入以预防组织缺氧。
- 对于手术后患者，则需监测有无低血压、心律失常及血栓形成。

- 监测患者生命体征、动脉血气指标、液体出入量、每日体重、血液生化指标、肺动脉导管参数等，并进行胸部 X 线检查。
- 告知患者饮食、限制体力活动、药物治疗的注意事项，告知患者应报告的症状以及坚持定期复诊的重要性。
- 确保患者遵医嘱进行抗生素治疗及定时复诊。另外，向患者解释在进行牙科手术或其他侵入性操作时预防性应用抗生素的必要性。

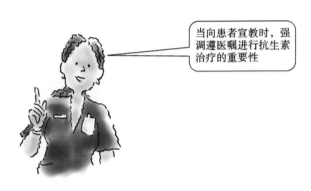

当向患者宣教时，强调遵医嘱进行抗生素治疗的重要性

二尖瓣狭窄

二尖瓣狭窄是指二尖瓣瓣膜硬化或缩窄。

早期表现

二尖瓣狭窄的并发症包括肺动脉高压、左心房增大、心律失常（尤其是心房起源）、心内膜炎、左心衰、右心衰、肺水肿和咯血。

病因

大多由风湿热引起，多见于女性，也可能与先天性畸形和胸部放射治疗有关。罕见的原因为血凝块和肿瘤阻止心脏瓣膜正常打开。

发病机制

二尖瓣狭窄是由二尖瓣畸形、纤维化或钙化或其他因素缩窄而引起，阻碍血流从左心房流向左心室，导致左心房的容量和压力增加，左心房扩大。

血流受阻

血流阻力增大会导致肺动脉高压、右心室肥大和右心衰。同时左心室的充盈不足导致心输出量降低。

临床表现

二尖瓣狭窄的症状和体征包括：

- 呼吸费力、夜间阵发性呼吸困难和端坐呼吸。
- 疲劳和无力。
- 右心衰和心律失常。
- 听诊肺部有湿啰音。
- 心脏杂音。

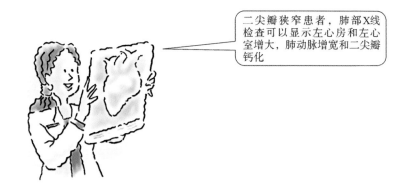

二尖瓣狭窄患者，肺部X线检查可以显示左心房和左心室增大，肺动脉增宽和二尖瓣钙化

辅助检查

- 心导管检查显示左心房压力升高，肺动脉楔压 (PAWP) 大于 15 mmHg 伴严重肺动脉高压，右侧心脏压力升高且心输出量下降，左心室收缩异常。
- 超声心动图和经食管超声心动图显示二尖瓣瓣叶增厚和左心房扩大。
- 胸片提示左心房和左心室增大、肺动脉增宽及二尖瓣钙化。
- 心电图显示左心房肥厚、房颤、右心室肥大和电轴右偏。
- Holter 监测显示在发病后 24 ～ 48 h 有间歇性的心律失常。

治疗

患者症状不同，治疗方法也不同。心衰患者需要卧床休息，应用地高辛、利尿剂、ACEI，低钠饮食，必要时给予氧气吸入。当强心苷类药物控制房颤或房扑效果不理想时，可应用小剂量的 β 受体阻滞剂减慢心室率。对病情不稳定的患者可用同步电复律来纠正房颤。可能需要抗凝剂来预防凝血。

如果患者发展成咯血，则需要卧床休息，低钠饮食，应用利尿剂来降低肺静脉压力。

手术治疗

如果患者有严重的、药物不可控制的症状，则可能需要在体外循环下行心内直视术，如二尖瓣瓣膜交界切开术或瓣膜置换术。

对年轻、无症状的二尖瓣狭窄患者，青霉素是一种重要的预防心内膜炎的药物。那些没有二尖瓣钙化或是瓣膜下畸形的年轻患者、有症状的孕妇、不能耐受全麻伴有终末期疾病的老年患者才可用经皮球囊瓣膜成形术，在心导管室就可完成此项治疗。

措施

- 如果患者需要卧床休息，要告知其卧床休息的重要性，必要时辅助其完成日常生活活动。
- 密切观察心衰症状、肺水肿情况和药物治疗的不良反应。
- 如果有需要，让患者取端坐位以缓解呼吸困难。必要时给予氧气吸入以预防组织缺氧。
- 对于手术后患者，则需监测有无低血压、心律失常及血栓形成。监测患者生命体征、动脉血气指标、液体出入量、每日体重、血液生化指标、肺动脉导管参数等，并拍胸片。
- 让患者保持低钠饮食，但是要提供尽可能多的营养丰富的食物，遵医嘱限制液体入量。

主动脉瓣关闭不全

主动脉瓣关闭不全发生在主动脉瓣环不能完全关闭时，血液经瓣膜反流入左心室。

可能的并发症

主动脉瓣关闭不全的并发症包括左心室肥厚、心衰、肺水肿、心律失常和心内膜炎。

病因

主动脉瓣关闭不全由风湿热、梅毒、高血压或心内膜炎等引起，也可能是原发性的，也可能与马凡综合征、室间隔缺损，甚至外科手术相关。常见于男性。

发病机制

主动脉瓣关闭不全时，血液在心脏舒张期反流回左心室，导致心室容量负荷过重以及心室扩张和肥厚。心室容量负荷过重导致左心房和肺循环系统负荷过重，最终导致左心衰和肺水肿。

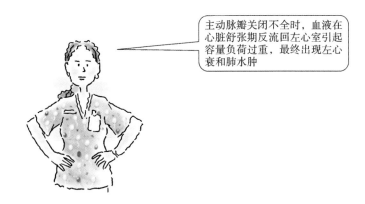

主动脉瓣关闭不全时，血液在心脏舒张期反流回左心室引起容量负荷过重，最终出现左心衰和肺水肿

临床表现

主动脉瓣关闭不全的症状和体征包括呼吸困难（特别是呼吸费力）、胸痛、晕厥、心律失常、咳嗽、左心衰、水冲脉（脉搏迅速出现、消失）、舒张期吹风样杂音或第三心音。

辅助检查

- 心导管检查显示动脉舒张压减小、主动脉瓣关闭不全，其他的心脏瓣膜异常和左心室舒张末压升高。
- 胸片提示左心室增大和肺静脉充血。
- 超声心动图和经食管超声心动图显示左心室增大、二尖瓣运动的改变（间接显示主动脉瓣疾病）和二尖瓣增厚。
- 心电图显示窦性心动过速，病变严重者可见左心室肥厚。

治疗

瓣膜置换是主动脉瓣关闭不全的治疗方案之一，且应当在发生严重的心室功能障碍之前进行手术。然而，这似乎是不可能的，因为在心功能障碍发生前患者很少出现症状和体征。

ACEI

强心苷类药物、低钠饮食、利尿剂和血管扩张剂，特别是血管紧张素转换酶抑制剂（ACEI）常被用来治疗左心衰的患者。在急性期，氧气吸入是必需的。避免使用 β 受体阻滞剂，因其有减弱收缩力的作用。

措施

- 如果患者需要卧床休息，要向患者强调卧床休息的重要性，必要时辅助其完成日常生活活动。

- 活动与休息交替以预防极度疲劳和呼吸困难。
- 确保患者的下肢抬高以增加静脉回心血量。
- 让患者取端坐位来缓解呼吸困难，必要时，给予氧气吸入以防组织缺氧。
- 坚持低钠饮食，咨询营养师以确保患者能获得适宜并喜欢的食物。
- 监测是否出现心衰和肺水肿的症状，以及药物治疗的不良反应。
- 对于手术后患者，则需监测有无低血压、心律失常及血栓形成。监测患者生命体征、动脉血气指标、液体出入量、每日体重、血液生化指标、肺动脉导管参数等，并拍胸片。
- 告知患者饮食、限制体力活动、药物治疗的注意事项，应报告的症状以及坚持定期复诊的重要性。

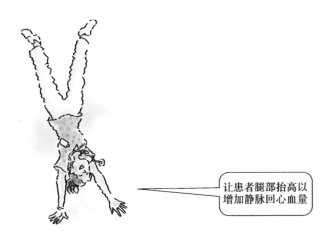

让患者腿部抬高以增加静脉回心血量

主动脉瓣狭窄

主动脉瓣狭窄是由主动脉瓣膜或主动脉自己本身增厚或变窄所致。

主动脉瓣狭窄并发症包括心内膜炎、左心室肥厚、心衰、心肌梗死、肺水肿和心律失常。

病因

主动脉瓣狭窄由先天性的主动脉瓣二瓣化（伴主动脉缩窄）、先天性的瓣膜狭窄、风湿热或动脉粥样硬化或钙化所致，多见于年龄 60 岁以上的男性患者。

发病机制

主动脉瓣狭窄时，左心室压力升高以克服狭窄的主动脉瓣膜增加的阻力，这就增加了心脏耗氧量，而心输出量降低造成冠状动脉血供不足，引起左心室缺血和左心衰竭。

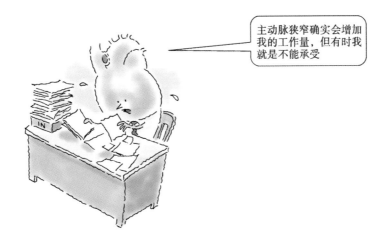

主动脉狭窄确实会增加我的工作量，但有时我就是不能承受

临床表现

主动脉狭窄的症状和体征包括：

- 呼吸费力和夜间阵发性呼吸困难。
- 疲劳。
- 晕厥或头晕。
- 心绞痛、心悸和心律失常。
- 左心衰。
- 颈动脉基底部收缩期杂音。
- 心输出量降低。
- 胸痛。

辅助检查

- 心导管检查显示心室舒张末期压力增高。
- 胸片提示瓣膜钙化、左心室增大和肺静脉充血。
- 心电图显示左心室肥大。
- 超声心动图和经食管超声心动图显示主动脉瓣和左心室壁增厚，可能伴随二尖瓣狭窄。

治疗

出现心衰的患者需要应用强心苷类药物、利尿剂和低钠饮食，急性期给予吸氧。应用硝酸甘油缓解心绞痛，在侵入性操作之前，预防性应用抗生素来预防心内膜炎是必要的。

手术方案

对于不伴有瓣膜钙化的儿童，在简单的直视下进行瓣膜连合部切开术通常是有效的。伴有瓣膜钙化的成人患者在有症状时或有发展成左心衰的风险时需要进行瓣膜置换。换了机械瓣的患者需要终生抗凝治疗。

对有先天性主动脉瓣狭窄的儿童和青少年以及存在严重钙化的老年患者，经皮球囊主动脉瓣成形术是有效的治疗方案，这种手术可以改善左心室功能以使患者能耐受瓣膜置换术。

对于存在瓣膜置换术高风险或者不能手术的患者，可选用股动脉入路的微创的经导管主动脉瓣置换或置入术（TAVR 或 TAVI）。

措施

- 如果患者需要卧床休息，要向患者强调卧床休息的重要性，必要时辅助其完成日常生活活动。
- 活动与休息交替以预防极度疲劳和呼吸困难。
- 为了减轻患者的焦虑，要允许其表达活动受限对工作和生活产生影响的顾虑，让其确信限制性活动只是暂时的。
- 让患者取端坐位来缓解呼吸困难，必要时给予氧气吸入以防组织缺氧。
- 坚持低钠饮食。咨询营养师以确保患者在限制饮食期间能获得适宜并可口的食物。
- 监测是否出现心衰和肺水肿症状，以及药物治疗的不良反应。
- 对于手术后患者，则需监测有无低血压、心律失常及血栓形成。监测患者生命体征、动脉血气指标、液体出入量、每日体重、血液生化指标、肺动脉导管参数等，并拍胸片。
- 告知患者饮食、限制体力活动、药物治疗的注意事项，应报告的症状以及坚持定期复诊的重要性。
- 确保患者遵医嘱进行抗生素治疗及定时复诊。另外，向患者解释在进行牙科手术或其他侵入性操作时预防性应用抗生素的必要性。

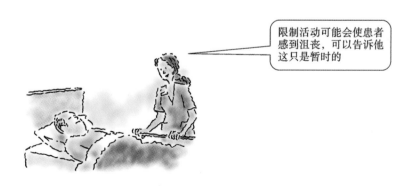

肺动脉瓣狭窄

肺动脉瓣狭窄是指肺动脉和右心室之间的开口增厚和变窄。肺动脉瓣狭窄的并发症包括心律失常、右心衰和右心室肥厚。

病因

肺动脉瓣狭窄较罕见，多起因于先天性瓣膜狭窄或风湿性心脏病，也与法洛四联症有关。

发病机制

肺动脉瓣狭窄时，右心室流出道梗阻导致右心室肥厚，以克服缩窄瓣膜开放形成的阻力，最终导致右心衰。

临床表现

肺动脉瓣狭窄患者可无症状，可能的症状和体征包括呼吸困难、右心衰、心律失常或心悸、外周水肿和收缩期杂音。

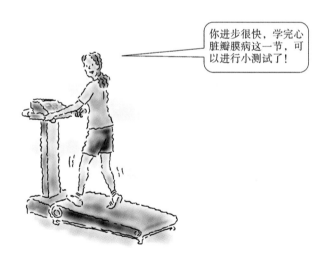

你进步很快，学完心脏瓣膜病这一节，可以进行小测试了！

辅助检查

· 心导管检查显示右心室压力增高、肺动脉压降低和异常的瓣膜口畸形。
· 心电图显示右心室肥厚、电轴右偏、右心室肥大以及房颤。
· 超声心动图和经食管超声心动图显示狭窄的血流从肺动脉瓣流过，右心室肥厚和右心房增大。

治疗

术前低钠饮食和使用利尿剂有助于减少肝脏淤血。抗心律失常药物对控制心脏节律紊乱是有必要的。另外，心导管球囊扩张术对中至重度狭窄是有效的。重度狭窄者可能需要行瓣膜置换术。在侵入性操作前预防性应用抗生素预防心内膜炎是很有必要的。

措施

- 活动与休息交替以防止过度劳累。
- 坚持低钠饮食，咨询营养师以确保患者在限制饮食期间能获得适宜且可口的食物。
- 监测是否出现心衰和肺水肿症状，以及药物治疗的不良反应。
- 告知患者饮食、限制体力活动、药物治疗的注意事项，应报告的症状以及坚持定期复诊的重要性。

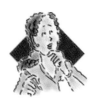 小测验

1. 心脏瓣膜上的赘生物来源于（　　　）。
A. 细菌侵入　　　B. 营养不良　　　C. 高血压　　　D. 糖尿病

答案：A。细菌侵入时，在心脏瓣膜、心腔内膜或者血管内皮上形成赘生物定植生长。这种赘生物可在脾、肾、中枢神经系统、肢体末端和肺形成栓塞。

2. 弥漫性或局部性心肌的炎症被称为（　　　）。
A. 心内膜炎　　　B. 心包炎　　　C. 心肌炎　　　D. 心肌梗死

答案：C。心肌炎是弥漫性或局部性的心肌炎症。其可以是急性或慢性的，可以发生在任何年龄段。

3. 下列对胸膜炎的胸部疼痛的描述正确的是（　　　）。
A. 舌下含服硝酸甘油可以缓解症状
B. 只发生在睡眠期间
C. 深呼吸时加重，患者坐位和前倾位时疼痛减轻
D. 深呼吸可缓解疼痛

答案：C。深呼吸时加重，患者坐位和前倾位时疼痛减轻。这是因为前倾位使心脏远离肺部的胸膜膈面。

4. 外科治疗心脏瓣膜病的方法有（　　　）。
A. 冠状动脉旁路移植术
B. 球囊血管成形术
C. 心脏支架植入术
D. 球囊瓣膜成形术

答案：D。球囊瓣膜成形术可以用来扩张狭窄的二尖瓣、主动脉瓣和肺动脉瓣的瓣口。其他的手术治疗包括瓣环或瓣膜成形术，可用于重建或者修补二尖瓣关闭不全的瓣膜；瓣膜置换术用于治疗二尖瓣和主动脉瓣疾病。

评分

★★★　如果你能正确回答所有问题，非常好！你已经完全掌握了心脏瓣膜病的相关知识。

★★　如果你能正确回答 3 个问题，你已经大致掌握了这些疾病。

★　如果你正确题数少于 3 题，不要气馁，再学一遍。

（徐芬 译）

8

退行性病变

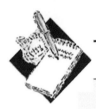

要点

在本章中，你将学到：
- 降低冠状动脉血流和降低心脏功能的疾病。
- 与这些疾病相关的病理生理学和治疗措施。
- 每一种疾病的诊断、评估及护理干预。

退行性病变概述

退行性病变是最常见的心血管疾病，其随着时间的推移而造成对机体的损害。最初只是隐匿的，只有当疾病加重时才出现症状。它包括急性冠脉综合征、心肌病、心衰、高血压以及肺动脉高压。

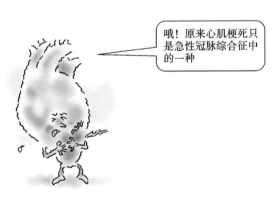

哦！原来心肌梗死只是急性冠脉综合征中的一种

急性冠脉综合征

急性冠脉综合征患者有不同程度的冠状动脉闭塞。根据闭塞程度的不同，分为不稳定型心绞痛、ST 段抬高心肌梗死 (STEMI) 和非 ST 段抬高心肌梗死 (NSTEMI)。

斑块的位置

任何一种急性冠脉综合征的发展都起源于斑块的破裂或侵蚀。斑块是富含脂质的不稳定的物质，其破裂最终导致血小板黏附、纤维蛋白凝块的形成及凝血酶的激活。

并发症

急性冠脉综合征的并发症有心衰、慢性胸痛、慢性活动无耐力及死亡。

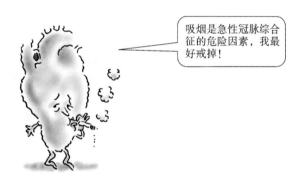

吸烟是急性冠脉综合征的危险因素，我最好戒掉！

病因

具有一定危险因素的患者发展为急性冠脉综合征的可能性更大。这些因素包括：

- 心脏病家族史。
- 肥胖。
- 吸烟。
- 高脂高碳水化合物饮食。
- 高脂蛋白血症。
- 久坐。
- 更年期。
- 压力。
- 糖尿病。
- 高血压。

发病机制

急性冠脉综合征多由冠状动脉内斑块脱落以及血栓阻塞血流而引起 (一般而言，沉积在冠状动脉内的斑块不一定会阻塞血流)。最终导致心肌需氧和供氧的不平衡。

分类

梗阻的程度和持续时间决定心肌缺血或梗阻的类型。

- 如果患者有不稳定型心绞痛，血栓会部分阻断冠状动脉，这种血栓是血小板血栓。部分梗阻血管的远端有微血栓会引起心肌细胞坏死，患者就出现了典型的症状。
- 当冠状动脉血流减少引起心肌缺血、损伤、坏死，即为 ST 段抬高心肌梗死，这种损害会累及心肌各层。
- 如果小血管梗死，则患者处于心肌梗死的高危期，它将发展成非 ST 段抬高心肌梗死，此种情况通常仅累及心内膜。

临床表现

患者心绞痛典型表现：
- 烧灼感。
- 压榨感。
- 胸骨下段或心前区有压迫感并向左臂、颈部、下颌、肩胛骨放射。
- 呼吸困难，气短。

任何患者都可能经历非典型胸痛，但在女性患者中更常见 (详见"女性患者的非典型胸痛")。

女性患者的非典型胸痛

患有冠状动脉疾病的女性可能会出现典型的胸痛症状，并且可能与活动或压力无关。然而也可能表现为非典型胸痛，胸痛模糊不清或无胸痛。

位置
男性患者多主诉胸部正中的压榨性疼痛，女性患者则更可能表现为左臂或肩膀痛，下颌、颈部痛或牙痛，后背痛或胸骨下段痛及胃痛。

女性患者表现的其他症状有恶心、头晕、气短、无原因的焦虑、虚弱乏力、疲劳、心悸、流冷汗及皮肤苍白。

诱因

过度运动、情绪激动、寒冷刺激及饱餐常引起心绞痛发作。硝酸甘油可以缓解疼痛。心绞痛比急性心肌梗死的疼痛程度轻，持续时间短。

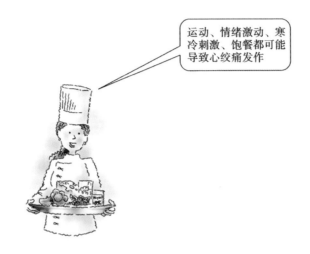

运动、情绪激动、寒冷刺激、饱餐都可能导致心绞痛发作

心绞痛的四种类型

(1) 稳定型心绞痛：可预测疼痛频率和持续时间，服用硝酸酯类药物和休息可缓解。

(2) 不稳定型心绞痛：容易诱发疼痛，疼痛会加剧且性状可改变，在休息时也可发作。

(3) Prinzmetal 型或变异型心绞痛：可有不可预测的冠状动脉痉挛引发的疼痛。

(4) 微血管性心绞痛：心绞痛样胸痛发作是由血管扩张能力（动脉的扩张能力）受损引起，患者的冠状动脉正常。

心肌梗死疼痛

心肌梗死患者可能会经历剧烈持续的胸痛，含服硝酸甘油和休息不能缓解。患者描述疼痛有压迫感、压榨感及挤压感。

疼痛常位于胸骨后，并向左臂、下颌、颈部或肩胛骨放射。

其他

心肌梗死的其他体征和症状包括：

• 濒死感。

• 疲劳。

• 恶心、呕吐。

- 气短。
- 四肢发凉。
- 出汗。
- 焦虑。
- 低血压或高血压。
- 明显的心前区搏动。
- 心音低沉。
- 皮肤苍白或发绀。

辅助检查

下列检查用来诊断急性冠脉综合征：
- 心绞痛期间的心电图可提示心肌缺血。在心肌梗死最初数小时内，12 导联心电图可能持续正常或者不能确定心肌梗死。非 ST 段抬高心肌梗死时心电图异常表现为 ST 段压低，ST 段抬高心肌梗死时心电图显示 ST 段抬高以及异常 Q 波，代表心肌坏死和瘢痕形成（见"心肌梗死定位"）。

我掌握了

心肌梗死定位

心肌梗死的部位取决于梗阻的血管：
- 左冠状动脉回旋支的梗阻会导致侧壁心肌梗死。
- 左冠状动脉前降支的梗阻会导致前壁心肌梗死。
- 右冠状动脉或其分支的梗阻通常会导致后壁或下壁心肌梗死。
- 右心室梗死由右冠状动脉梗阻引起，常伴随着下壁梗死，可引起右心衰。
- ST 段抬高心肌梗死时，心肌损害累及全层心肌；非 ST 段抬高心肌梗死时，心肌损害累及心内膜。

- 冠状动脉造影可以显示冠状动脉狭窄、闭塞、侧支循环以及狭窄以外的动脉血管情况。
- 铊 -201 心肌灌注显像的运动试验显示的"冷区"即心肌缺血区域。
- 心肌梗死时，血清中的肌酸激酶（CK），特别是肌酸激酶同工酶（CK-MB）、肌钙蛋白 T、肌钙蛋白 I 以及肌红蛋白等标志物水平会升高。
- ST 段抬高心肌梗死时，超声心动图显示室壁运动异常。

治疗措施

对于有心绞痛的患者，治疗的目的是减少心肌需氧量以及增加心肌供氧量。

通常采取以下措施来治疗心绞痛：

- 使用硝酸酯类药物减少心肌耗氧量。
- β 受体阻滞剂减少心脏的需氧量以及降低心脏负荷。
- 如果是冠状动脉痉挛引起的心绞痛，可应用钙通道阻滞剂。
- 使用抗血小板聚集药物减少血小板聚集并且降低冠状动脉梗阻的发生率。
- 使用降血脂药可以降低血清中增高的胆固醇和甘油三酯水平。
- CABG 或 PTCA 可用来治疗冠状动脉阻塞性病变。其他可供选择的治疗方法包括激光血管成形术、微创手术、斑块旋切术或者支架植入术。
- 当其他治疗无效的时候，增强型体外反搏可以用来治疗心绞痛。

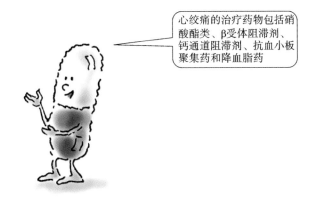

心绞痛的治疗药物包括硝酸酯类、β受体阻滞剂、钙通道阻滞剂、抗血小板聚集药和降血脂药

治疗

心肌梗死的治疗目标是减少疼痛、稳固心律、重建冠状动脉血运、保护心肌组织以及减轻心脏负担。

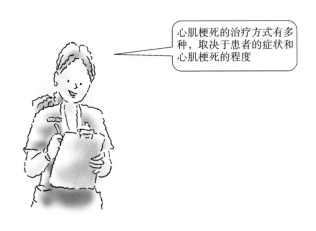

心肌梗死的治疗方式有多种，取决于患者的症状和心肌梗死的程度

治疗原则：

- 紧急医疗服务者或急诊科人员应该给予患者 160 ～ 325 mg 阿司匹林口服，患者有阿司匹林过敏史、活动性出血倾向或近期有消化道出血的情况除外。
- 溶血栓药可以在症状发生 3 h 内使用（除非有禁忌证）。溶血栓药有链激酶、阿替普酶、瑞替普酶。
- 经皮腔内冠状动脉成形术和支架植入术可用于疏通阻塞或狭窄的冠状动脉。支架可以是纯金属的或者涂有一层缓释药物，这种药物可以提高支架远期通畅率。
- 给予氧气吸入以提高血液含氧量。
- 舌下含服硝酸甘油以减轻疼痛，收缩压低于 90 mmHg，心率小于 50 次 / 分或者高于 100 次 / 分的患者除外。
- 用吗啡镇痛，因为疼痛刺激交感神经系统，导致心率加快和血管收缩。另外，吗啡是静脉扩张剂，可以舒张血管来降低心室前负荷和减少心肌耗氧量。
- 对于已经注射组织型纤溶酶原激活物的患者，静脉应用肝素可以增加病变血管的通畅率。
- 在心肌梗死发病最初的 12 h 内患者应减少体育活动以减少心脏工作量，从而减小梗死范围。
- 如果出现心律失常，要准备利多卡因、胺碘酮、经皮起搏器（或者经静脉起搏器）、除颤器以及肾上腺素。
- 如果患者没有低血压、心动过缓、心动过速等症状，可静脉使用硝酸甘油 24 ～ 48 h 以降低后负荷和前负荷来减轻胸痛。
- 糖蛋白 II b/III a 抑制剂（如阿昔单抗），因其可减少血小板聚集，所以可用来治疗持续性不稳定型心绞痛及急性胸痛患者，也可以在心脏介入术后使用。
- 静脉应用 β 受体阻滞剂，可治疗急性进展期的心肌梗死，然后改为口服使用，可降低心率以及心肌收缩力，减少心肌需氧量。
- 血管紧张素转换酶抑制剂（ACEI）可用于治疗 ST 段抬高心肌梗死或左束支传导阻滞，通过降低前负荷和后负荷来阻止心肌重塑。
- 可以使用激光血管成形术、经皮腔内斑块旋切术以及支架植入术。
- 对于低密度脂蛋白和胆固醇升高的患者，可以使用降血脂药。
- 若不能够进行经皮腔内冠状动脉介入治疗，可以行急诊外科手术。冠状动脉旁路移植术可以通过吻合大隐静脉或者动脉重新灌注梗阻血管，从而重新灌注梗死部位的心肌。

护理方法

- 需要一支技术精湛的团队通力合作，团队应包括急救医护人员、心脏病学专家、心胸外科医生、营养学家以及心脏康复治疗师等。
- 在心绞痛发作时，监测血压和心率。应用硝酸甘油或者其他硝酸酯类药物之前应进行心电图检查。记录疼痛持续时间、缓解疼痛所需药物剂量以及伴随症状。

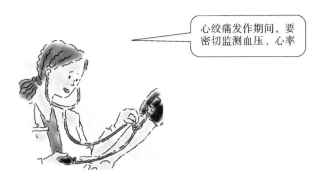

心绞痛发作期间，要密切监测血压、心率

- 在进入心脏重症监护室后，监护并记录患者的心电图、血压、体温、心音及呼吸音。评估并记录心绞痛的严重程度、部位、类型及持续时间。
- 当患者急性胸痛发作时，使用并记录12导联心电图，评估心率和血压。

监测重点

- 严密监控患者的血流动力学状态。对心输出量减少的征兆保持警惕，如血压降低、心率增快、肺动脉压增高、肺动脉楔压增高、心输出量降低以及右心房压下降等。
- 记录每小时尿量。
- 监测患者的血氧饱和度水平，血氧饱和度低于90%时通知医生。
- 使用硝酸甘油时监测患者的血压，特别是第一次给药时。
- 心电监护观察心率的变化以及心律失常。

 轻松记忆

美国心脏协会提出的远离心脏病号召的首字母缩写为 ALOHA，可以帮助你对有危险因素的女性患者提出建议：

A: 评估风险。了解重要参数的水平，如胆固醇、体重以及血压等。

L: 生活方式是最重要的。改变生活方式，如戒烟、锻炼以及摄入健康饮食，可以预防心血管疾病。

O: 其他的干预是必要的，如果生活方式的改变不能明显减少心脏病的发生风险，请咨询医生。

H: 高风险事件是非常严重的，应立即向患者讲明。

A: 避免使用激素、抗氧化维生素以及阿司匹林进行治疗，因为这些治疗弊大于利，特别是对于低风险患者。

护理措施

- 胸痛发作时，监测心电图、血压、肺动脉压导管参数（如果可以获取时）来发现变化。

- 遵医嘱连续监测心肌酶水平。
- 检测脑钠肽水平可发现早期心衰。
- 关注肺水泡音、咳嗽、气促以及肺水肿等急性左心衰的体征。每天详细记录体重、液体出入量、呼吸频率、血清酶水平、心电图波形以及血压。听诊是否有第三或者第四心音奔马律。
- 若有指征，为患者准备再灌注治疗。
- 遵医嘱给药并调整药物剂量。避免使用肌内注射，静脉给药可以更加迅速地缓解症状。
- 合理安排护理活动，避免打扰患者休息。如果患者需要制动，应经常翻身并间断使用加压装置。在患者耐受的情况下，循序渐进地增加活动量。
- 在患者恶心症状消失前，提供清淡流质饮食，提供低胆固醇、低盐和不含咖啡因的饮食。
- 提供大便软化剂以避免患者排便时用力。

指导，回顾与记录

- 告知患者需要报告给医生的症状和体征。
- 告知患者正确服用药物、用药目的及药物副作用。
- 告知患者相关的危险因素以及如何减少危险因素。
- 鼓励家属学习心肺复苏术。
- 记录患者对治疗的反应、重要的体征、心律、疼痛的发作与减轻情况，以及对宣教的理解。

心肌病

心肌病一般是由心肌纤维变性导致的病变。分为以下三种类型：
- 扩张型。
- 肥厚型（梗阻性和非梗阻性）。
- 限制型（很少）。

第二杀手

心肌病是导致猝死的第二常见的原因（第一常见的原因是冠心病）。扩张型心肌病通常在疾病晚期才被诊断出来，因此预后很差。

其他并发症包括心衰、心律失常、低氧血症、肺水肿、心脏瓣膜功能障碍、肝大以及由于低心输出量导致的多器官功能不全。

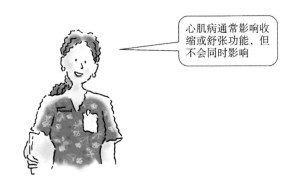

心肌病通常影响收缩或舒张功能，但不会同时影响

病因

心肌病的危险因素包括陈旧性心肌梗死、高血压、妊娠、病毒感染、遗传易感性、先天缺陷、某些肿瘤化疗以及酗酒。总的来说，男性和黑种人患心肌病的风险高。限制型心肌病少见，是由自身免疫疾病（如类肉状瘤病或者淀粉样变性），肿瘤化疗或胸部放射治疗，以及血色素沉着病（血液中有过多的铁）等引起的。

发病机制

大多数心肌病患者有先天性或者原发性疾病，但也有一些继发性的病因。梗阻性肥厚型心肌病通常是一种与性别无关的常染色体显性遗传病。

扩张型心肌病

扩张型心肌病主要影响收缩功能，是心肌纤维广泛损害的结果，因此患此病时左心室的收缩力降低。

代偿

随着收缩功能下降，每搏输出量、射血分数以及心输出量降低。随着左心室舒张末期容量增加，可能会发生肺淤血。尽管射血分数降低，但为了保障每搏输出量，舒张末期容积代偿性增加。

通过兴奋交感神经来增加心率和增强心肌收缩力。

肾脏代偿

肾脏受到刺激后引起水钠潴留以维持心输出量，同时由于肾素-血管紧张素系统被激活，血管收缩。当这些代偿机制无法维持心输出量时，机体出现心力衰竭。

扩张有害性

静脉回心血量和全身血管阻力增加时，机体可出现左心室扩张。最终，为了将血液泵入饱满的心室，心脏需要加强收缩，心房也扩大，最终导致全心扩大。血液在心室中淤积增加了血栓形成和栓塞的发生风险。左心室的扩张会导致二尖瓣功能不全。

肥厚型心肌病

肥厚型心肌病最开始影响心脏舒张功能。肥厚型心肌病的特征包括：

- 左心室心肌非对称性肥厚。
- 室间隔增厚（梗阻性肥厚型心肌病）。
- 左心室快速而强有力地收缩。
- 舒张功能受损。
- 左心室流出道梗阻。

充盈不畅

肥厚的心室变硬、顺应性变差，在心室充盈期不能舒张。因此，心室充盈减少，左心室舒张末压增加，引起左心房和肺静脉压力增加，导致静脉充血和呼吸困难。

由于心动过速的代偿应答，心室充盈时间变短。心室舒张期充盈减少，以及左心室流出道阻塞，可导致心输出量降低。

肥厚的危害

乳头肌肥厚，在收缩期不能完全关闭，就会发生二尖瓣关闭不全。此外，心肌壁内的冠状动脉会异常变细，不能为肥厚的心肌提供足够的血液和氧气以满足肥厚心肌对血液和氧气的需要。

限制型心肌病

限制型心肌病是以左心室肥大、心内膜纤维变性和增厚引起左心室僵硬为特征的疾病。左心室舒张能力下降，舒张期的充盈减少。此外，僵硬的心肌层在收缩期不能完全收缩，导致心输出量减少。

临床表现

大体上说，扩张型心肌病与限制型心肌病患者的症状发作是非常隐匿的。随着疾病的进展，不论是哪种心肌病，病情都会恶化并且需住院治疗。

扩张型心肌病

对于有扩张型心肌病的患者来说，症状和体征常常被忽视，直到发生左心衰。评估患者目前的情况，然后与其前 6 ～ 12 个月的状况做比较。

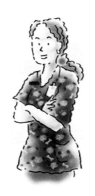

扩张型心肌病的症状容易被忽视，可能直到患者情况非常严重才被发现

扩张型心肌病的症状和体征包括：

- 左心衰引起的呼吸短促、端坐呼吸、劳力性呼吸困难、夜间阵发性呼吸困难、疲劳、夜间干咳。
- 右心衰引起的外周性水肿、肝大、颈静脉怒张、体重增加。
- 周围性发绀。
- 心动过速。
- 与二尖瓣和三尖瓣关闭不全有关的全收缩期杂音。
- S3 和 S4 奔马律。
- 如有房颤，则脉搏不规律。
- 疲劳和活动无耐力。
- 疾病晚期有低血压。

肥厚型心肌病

肥厚型心肌病患者症状、体征差异很大，显性症状是一致的晕厥与心脏性猝死，其他可能出现的症状包括：

- 心绞痛。
- 呼吸困难。
- 疲劳。
- 在胸骨左侧边缘或心尖部可闻及心脏收缩期杂音。
- 外周脉搏中典型的双波脉。
- 突发的动脉搏动。
- 房颤时有不规则脉搏。

限制型心肌病

限制型心肌病的患者有心衰的症状和其他一些体征：

- 疲劳。
- 呼吸困难。
- 端坐呼吸。

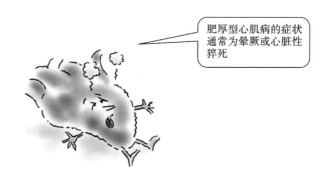

肥厚型心肌病的症状通常为晕厥或心脏性猝死

- 胸痛。
- 水肿。
- 肝大。
- 周围性发绀。
- 苍白。
- 第三心音或第四心音奔马律。
- 心脏收缩期杂音。

辅助检查

用下列检查来诊断心肌病：
- 超声心动图可用来诊断扩张型心肌病。
- 胸部 X 线检查可发现各种与心肌病有关的心脏扩大。
- 若有可能，经心导管取心肌活检可确诊心肌病。

治疗

心肌病不能治愈，根据心肌病类型、病因及患者病情选择个性化的治疗方案。

扩张型心肌病

扩张型心肌病的治疗方法包括：
- 明确病因，积极治疗原发病。
- 首选 ACEI，通过扩张血管减轻心脏后负荷。
- 利尿剂和 ACEI 类药物联用，减轻液体潴留。
- 对利尿剂和 ACEI 类药物反应不明显的，使用地高辛增强心肌收缩力。
- 轻至中度心衰的患者可使用 β 受体阻滞剂。
- 使用血管紧张素受体拮抗剂（ARB）。
- 钙通道阻滞剂用来降压和减轻心脏后负荷。
- 谨慎使用抗心律失常药（如胺碘酮）控制心律失常。
- 心脏电复律可用于将房颤转换为窦性心律。

- 植入起搏器以纠正心律失常。
- 双室起搏器植入可以通过心房、心室同步收缩来改善心功能。
- 使用抗凝剂减少血栓形成的风险（这一点存在争议）。
- 如果扩张型心肌病是由缺血引起的，可行血运重建术，如冠状动脉旁路移植术。
- 如果扩张型心肌病是由心脏瓣膜功能异常引起的，可进行心脏瓣膜的整形或置换。
- 改变生活方式，如戒烟戒酒，低钠低脂饮食，适当活动。
- 对药物治疗无效的患者可行心脏移植或给予左心室辅助装置。

肥厚型心肌病

肥厚型心肌病的治疗方法包括：

- β 受体阻滞剂减慢心率，减少心肌耗氧量，通过松弛梗阻心肌以增加心室灌注，从而增加心输出量。
- 使用血管紧张素受体拮抗剂。
- 使用抗心律失常药，如胺碘酮，可改善心律失常。
- 用心脏电复律来治疗房颤。
- 行抗凝治疗以减少房颤患者全身性血栓的形成。
- 维拉帕米和地尔硫䓬类药物可减轻心室僵硬，提高心脏舒张末压。
- 对于梗阻性肥厚型心肌病和室性心律失常的患者，可进行房室结射频消融后植入双腔起搏器（存在争议），通过改变心室收缩模式来减轻左心室流出道梗阻。
- 植入埋藏式心律转复除颤器纠正室性心律失常。
- 心室肌切开术或切除术 (切除肥厚的室间隔) 可以减轻流出道梗阻，缓解症状。
- 二尖瓣置换可治疗二尖瓣关闭不全。
- 肥厚型心肌病难以处理时可考虑行心脏移植。

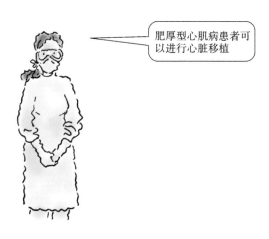

肥厚型心肌病患者可以进行心脏移植

限制型心肌病

限制型心肌病的治疗方法包括：

- 治疗原发病，如由血色素沉着引起的限制型心肌病患者可使用去铁胺以降低血清铁含量。
- 使用地高辛、利尿剂，低钠饮食可减轻心衰患者的症状（尚未用于治疗限制性心室充盈的患者）。
- 口服血管扩张剂治疗顽固性心衰。

护理措施

- 需要一支技术精湛的团队通力协作，这支团队包括心内科医生、心外科医生、营养师、专业理疗师和心脏康复治疗师。
- 遵医嘱服药，以改善心功能。
- 至少每 2 h 评估一次血流动力学状况，必要时增加评估次数。

液体出入量

- 严格监测液体入量和出量，每天测量体重，遵医嘱限制液体入量。
- 持续进行心脏监测以评估心律失常。
- 观察药物不良反应，如血管扩张剂、利尿剂、ACEI 引起的体位性低血压等。

不要快速移动

- 劝告患者缓慢改变体位。
- 心肺听诊应警惕有无第三心音、杂音、啰音、哮鸣音等，这些是心衰的指征。监测生命体征的改变，特别是心率超过 100 次 / 分，呼吸频率超过 20 次 / 分，心脏收缩压低于 90 mmHg，提示心衰。
- 协助患者完成日常生活活动以减少耗氧量。

何时通知医生

- 告知患者所患疾病的诊断、检查结果和治疗措施。告知患者所服用的药物、注意事项和潜在危险因素。同时，告知患者出现何种情况时应通知医生。
- 再次强调饮食规定和液体入量的限制规定。
- 告知患者心衰的指征和症状，提醒患者当出现体重增加、活动无耐力及呼吸短促等早期症状时要去就诊，从而避免因疾病加重引起急性发作而住院。
- 记录心肺功能状态、生命体征和每日体重，记录患者对治疗的反应和对宣教的理解。

氧疗

- 遵医嘱给氧，评估患者意识的改变。坐立不安或应答反应变慢，提示大脑灌注减少。如果患者放置有肺动脉导管，测量混合静脉血氧饱和度；如果没有，可使用血氧仪监测血氧饱和度水平。
- 定时护理以免干扰患者休息。
- 如有指征，做好植入起搏器、安置埋藏式心律转复除颤器、行主动脉内球囊反搏或心脏移植术的准备。

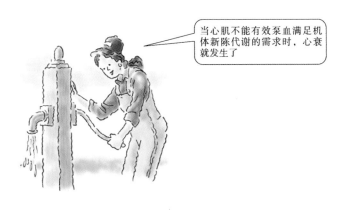

当心肌不能有效泵血满足机体新陈代谢的需求时，心衰就发生了

心力衰竭

当心肌不能有效泵血，心输出量不能满足身体代谢需要的时候，即发生了心力衰竭（简称心衰）。常发生在受损的左心室，但右心室也有可能发生。一般情况下，首先出现左心衰。心衰被分为以下几种：

- 急性或慢性心衰。（按病程、部位、射血分数来划分）
- 左心衰或右心衰（详见"理解左心衰与右心衰"）。
- 收缩性心衰或舒张性心衰（详见"心衰的分类"）。

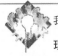 我掌握了

理解左心衰与右心衰

这些图解释了心肌损害是如何导致心衰的。

左心衰

心脏负荷增加和舒张末期容量增加使左心室增大（见下图），缺氧导致心室扩大、功能减退，患者可出现心率加快、湿冷、四肢麻木、心输出量减少和心律失常。

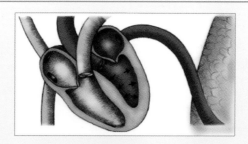

🖐　左心室功能下降导致血液淤滞在心室和心房，最终使血液反流回肺静脉和肺毛细血管（如下图所示），在这个阶段，患者会出现劳力性呼吸困难、意识混乱、头晕、体位性低血压、周围脉搏细弱和脉压减小、发绀和 S3 奔马律。

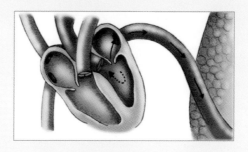

🖐　随着肺循环压力增加，升高的毛细血管压将水和钠离子压入组织间隙（如下图所示），引起肺水肿。患者会出现咳嗽、锁骨上窝凹陷、湿啰音，呼吸急促、肺动脉压力增高，肺顺应性下降和二氧化碳分压升高。

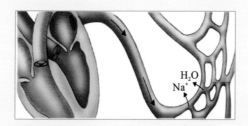

🖐　患者平卧时，四肢血流回到体循环。左心室承受不了增加的静脉回流，血液淤滞在肺循环，加重肺水肿（见下图）。患者会出现呼吸音低，叩诊浊音，有湿啰音和端坐呼吸。

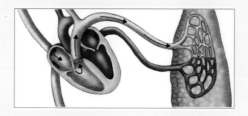

🖐　右心室需要克服增加的肺血管阻力和左心室压，右心室压力负荷增加（见下图）。当发生这一情况时，患者的症状加剧。

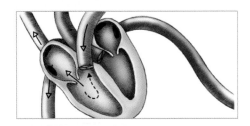

右心衰

压力增加的右心室扩大并伴有延伸组织形成（见下图）。传导时间延长及电轴偏移可引起心律失常。如果患者没有左心衰，可出现心率增快、皮肤凉、发绀、心输出量减少、心悸和呼吸困难等。

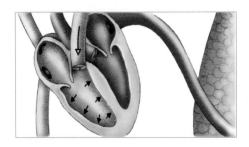

血液淤滞在右心室和右心房。回流的血液可引起腔静脉和体循环压力升高和充血（见下图）。可出现中心静脉压升高，颈静脉充盈和肝颈静脉回流征阳性。

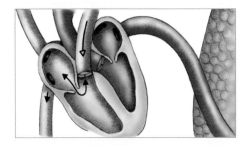

回流的血液使静脉扩张，尤其是肝静脉。随着肝静脉和脾静脉的扩张（见下图），其功能会受损。患者可出现厌食、恶心、腹痛，肝脾可触及，以及疲乏、继发于腹胀的呼吸困难。

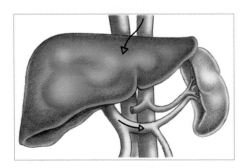

毛细血管压升高迫使过多的液体从毛细血管进入组织间隙（见下图），引起组织水肿，尤其是下肢和腹部。患者可出现体重增加、凹陷性水肿和夜尿增加。

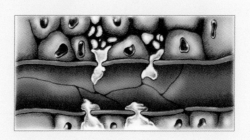

心衰的分类

根据病理生理学进行分类，心衰分为左心衰与右心衰，收缩性心衰和舒张性心衰，急性心衰和慢性心衰。

右心衰和左心衰

右心衰是右心室收缩不良的结果。可能是由急性右心室梗死或肺栓塞引起的，但最常见的原因是左心衰造成的肺静脉回流受阻。

左心衰是左心室收缩不良的结果，它可以引起肺淤血、肺水肿和心输出量降低。左心室心肌梗死、高血压、主动脉瓣和二尖瓣狭窄或关闭不全是常见的原因。随着左心室泵血能力持续下降，血液淤滞，回流入左心房，继而回流至肺。如果液体淤滞进一步加剧，则会进一步发展成肺水肿和右心衰。

收缩性心衰和舒张性心衰

收缩性心衰是收缩期左心室无法泵出足够的血液进入体循环，射血分数下降引起的。其结果是血液回流至肺循环，肺静脉压力增高，心输出量下降。

舒张性心衰是舒张期左心室不能松弛和正常充盈，心输出量下降引起的。然而，为了保持心输出量就必须扩大左心室容积。

急性心衰和慢性心衰

急性一词指症状突然发作，无论代偿机制是否启动。典型的急性心衰中，血容量正常或降低，并未发生水钠潴留。

慢性心衰：症状和体征都早已出现，代偿机制已发挥作用，液体超负荷一直存在。药物、饮食改变、限制活动通常可以控制症状。

生活质量

心衰的症状可能限制患者的日常生活活动能力，甚至严重影响患者的生活质量。诊断和治疗技术的进步已经大大地改善了患者的预后。然而，预后依然取决于原发病因和患者对治疗的反应。

严峻的挑战

心衰的并发症包括心律失常、心脏瓣膜异常、意识改变、活动无耐力、多器官功能障碍综合征（MODS），甚至死亡。

病因

导致心衰的心脏病变包括：
- 动脉粥样硬化性心脏病。
- 心肌梗死。
- 高血压。
- 风湿性心脏病。
- 先天性心脏病。
- 缺血性心脏病。
- 心肌病。
- 心脏瓣膜病。
- 心律失常。

其他原因

导致心衰的非心脏因素有：
- 怀孕、分娩。
- 环境温度、湿度升高。
- 严重的躯体及精神压力。
- 甲状腺功能亢进。
- 急性失血。
- 肺栓塞。
- 严重感染。
- 慢性阻塞性肺疾病（COPD）。
- 血容量过多。
- 败血症。

（龚琛 译）

发病机制

患者的原发病决定了心衰是急性的还是慢性的。心衰发生常与心脏收缩期或舒张期负荷过重以及心肌收缩无力相关。当心肌承受的压力达到临界值时，心肌收缩力降低，心输出量减少。然而，此时输入心室的血容量未变。

心输出量降低时，可出现以下几种反应：

- 反射性交感神经系统活性增强。
- 肾球旁细胞分泌肾素。
- 受影响的细胞开始无氧代谢。
- 外周细胞氧摄取增加。

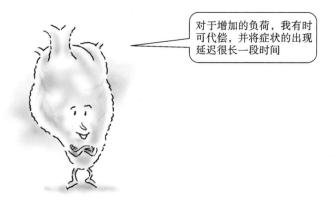

对于增加的负荷，我有时可代偿，并将症状的出现延迟很长一段时间

代偿

当心室内的血容量增加时，心脏代偿或适应。在体征及症状出现之前，这种代偿将持续很长一段时间。代偿分为以下阶段：

- 短期：由于舒张末期心肌纤维长度增加，心室肌将代偿性地扩张以及增强收缩力（称为 Frank-Starling 曲线或心室重构）。
- 长期：心室肥大增强了心肌收缩力以及将血液泵入外周循环的能力。

临床表现

左心衰的临床症状包括：

- 早期劳累后出现呼吸困难。
- 夜间阵发性呼吸困难。
- 潮式呼吸。
- 咳嗽。
- 端坐呼吸。
- 心动过速。

- 疲劳。
- 肌无力。
- 水肿及体重增加。
- 易激惹。
- 不安。
- 注意力集中时间短。
- 室性奔马律（心尖处听诊）。
- 双侧湿啰音。

较少出现的临床表现

右心衰的患者将会发生：
- 早期出现水肿。
- 颈静脉怒张。
- 肝大。
- 腹腔积液。

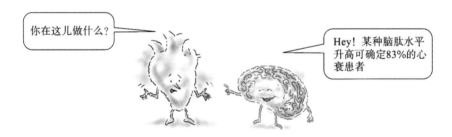

辅助检查

- 血液检查显示尿素氮（BUN）与肌酐水平上升，血清去甲肾上腺素水平上升，肝功能受损时转氨酶与胆红素水平也上升。
- 血 BNP 水平上升提示心衰的可能性达 83%。
- 心电图显示心肌劳损、心室增大（缺血），也可显示心房增大、心动过速以及期前收缩，这些均提示心衰。
- 胸部 X 线检查显示肺血管阴影增大、肺间质水肿、胸腔积液和心脏扩大。
- 多门电路探测扫描显示，左心衰时射血分数降低。
- 心导管检查显示，在左心衰或右心衰时，可出现心室扩张、冠状动脉闭塞以及心脏瓣膜异常（比如主动脉瓣狭窄和二尖瓣关闭不全）。
- 超声心动图及经食管超声心动图显示，左心衰或右心衰时可见心室肥厚、心肌收缩能力下降及心脏瓣膜功能异常。连续超声心动图检查可用于评估患者对治疗的反应。

• 心肺运动试验可以评估患者在运动时心室的功能状态，试验可显示氧携取能力降低。医生可以采用该检查来评估患者的心功能分级及预后。

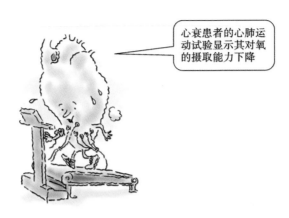

心衰患者的心肺运动试验显示其对氧的摄取能力下降

治疗

心衰可依照纽约心脏病学会（NYHA）的心功能分级及美国心脏病学会与美国心脏学会（ACC/AHA）心衰分级（详见表8-1，心衰的分期与治疗原则）进行治疗。

表8-1 心衰的分期和治疗原则		
以下指南可用于心衰的治疗，NYHA以心脏功能状况进行分级，ACC/AHA以目标评价进行分级，对照如下。		
NYHA 心功能分级	ACC/AHA 2005 心衰分级	推荐
	A级：有心衰的高危因素，但无结构性心脏病或心衰的临床表现	·治疗高血压、血脂异常和糖尿病 ·戒烟及规律运动 ·不鼓励饮酒及药物滥用 ·如有指征，使用 ACEI 类药物
Ⅰ级：一般体力活动不会引起疲劳、心悸、气喘或心绞痛	B级：结构性心脏病，但无心衰临床表现	·A 级推荐的所有措施 ·使用 ACEI 类药物（除非有禁忌） ·使用 β 受体阻滞剂（除非有禁忌）
Ⅱ级：患者体力活动轻度受限，休息时无自觉症状，一般体力活动可引起疲劳、心悸、气喘或心绞痛 Ⅲ级：患者体力活动明显受限，休息时无症状，但少于一般体力活动即可引起疲劳、心悸、气喘或心绞痛	C级：结构性心脏病，既往有或现有心衰临床表现	·A 级和 B 级的所有措施 ·饮食限盐 ·使用利尿剂 ·使用 ACEI 类药物 ·使用 β 受体阻滞剂 ·避免或停止使用抗心律失常药物、多数钙通道阻滞剂及非甾体消炎药 ·使用醛固酮拮抗剂、血管紧张素受体拮抗剂、肼苯哒嗪、硝酸盐类及地高辛 ·应用双心室起搏器或埋藏式心律转复除颤器（某些患者）

续表

NYHA 心功能分级	ACC/AHA 2005 心衰分级	推荐
Ⅳ级：患者不能从事任何体力活动，休息时也可出现心衰症状，体力活动后加重	D级：终末期心衰需特殊的干预，如进行机械循环辅助、持续应用正性肌力药物或行心脏移植术	• A 级推荐、B 级推荐及 C 级推荐的所有措施 • 临终护理 • 特殊治疗方案：心脏移植，慢性离子疗法，使用永久性机械辅助装置，外科手术或药物治疗
证据来源：2009 Focused update incorporated into the ACC/AHA 2005 Guidelines for the Diagnosis and Management of Heart Failure in Adults: A Report of the American College of Cardiology Foundation/American Heart Association Task Force on Practice Guidelines Developed in Collaboration With the International Society for Heart and Lung Transplantation. *Journal of the American College of Cardiology*, 53(15), e1-e90.		

治疗方案包括使用利尿剂，通过减少循环血量和循环系统淤血来降低前负荷。ACEI 类药物扩张血管，降低血管阻力以减轻心脏负荷；血管扩张剂可用于不耐受 ACEI 类药物的患者，通过降低心室流出道阻力，降低心脏后负荷以增加心输出量。

强心治疗

地高辛可以帮助增强心肌收缩力。β 受体阻滞剂可以预防心脏重塑（左心室扩大和肥厚）。奈西立肽是一种人脑钠肽，可以利尿并降低后负荷。双心室起搏器可用于双心室同步化治疗以改善心衰症状，减缓疾病进展。正性肌力药物（如静脉输注多巴胺或多巴酚丁胺）适用于终末期心衰、等待安装心室辅助装置（VAD）或行心脏移植术的患者。

休息与运动

患者必须活动和休息交替进行，低盐饮食，少量多餐。必要时穿抗血栓弹力袜以避免静脉血液淤滞，预防血栓形成。医生可以开医嘱进行氧疗。

非药物治疗

尽管存在争议，经过药物治疗或生活方式改变仍无法改善心衰的患者可选用手术治疗。当心脏瓣膜功能受损患者急性心衰发作时，应进行瓣膜整形或瓣膜置换手术。冠状动脉旁路移植术（CABG）、经皮腔内冠状动脉成形术（PTCA）或支架植入术可用于治疗心肌缺血导致心衰的患者。

左心室减容术（Dor 术），又称作部分左心室切除术或左心重塑，通过切除部分坏死的心肌来减少肥大的心室面积，使心脏更有效地泵血。严重心衰的患者可安装心室机械辅助装置或者行心脏移植术。埋藏式心律转复除颤器可以植入患者体内，用于治疗致命性心律失常。双心室起搏器用于控制心室不同步运动。

治疗

- 需要一支技术精湛的团队的协作，这支团队包括心脏病专家、心血管外科医生、营养学家、物理治疗师、心脏康复治疗师以及社会服务人员等。
- 经常复查 BUN，血清肌酐、钾、钠、氯、镁以及脑钠钛（BNP）水平。
- 遵医嘱服药，药物不够时应及时联系医生。
- 强调坚持饮食治疗的重要性。如果医嘱要求限制液体入量，制订一个可操作的饮食治疗方案。
- 每日测量体重以评估是否体液超负荷。
- 适当活动。
- 通过协助患者进行关节活动练习来预防静脉血液淤滞导致的深静脉血栓形成。强调卧床休息时穿抗血栓弹力袜。注意观察有无小腿疼痛或压痛。适当活动与休息。
- 评估患者。成功康复包括双肺呼吸音清晰、心音正常、血压正常、呼吸困难及水肿消失。患者应能够从事日常生活活动并且可以保持正常体重。

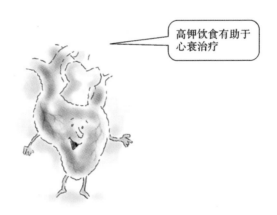

高钾饮食有助于心衰治疗

降低血清钠，提高血清钾

- 教育患者改变生活习惯。指导患者避免摄入高钠的食物以防止体液超负荷。向患者解释使用利尿剂治疗会使体内钾丢失，需要按治疗要求服用补钾药并且进食富含钾的食物。向患者强调定期复查及平衡活动与休息的必要性。
- 向患者强调遵医嘱正确服用强心苷类药物的重要性，告知患者药物中毒反应及症状。
- 告知患者在出现以下情况时及时复查：自觉脉搏异常或心率小于 60 次 / 分；头晕、视物模糊、气短、夜间阵发性呼吸困难、脚踝肿胀或尿量减少；一周内体重增加 1.5 ～ 2.5 kg。
- 记录生命体征、液体出入量及每日体重。记录心脏和呼吸系统的功能状态以及对治疗的反应。记录健康教育内容及患者对宣教的理解情况。

高血压

高血压是指舒张压或收缩压间断或持续升高，以原发性高血压较为常见，继发性高血压常继发于其他的疾病。恶性高血压是一种严重的、突然发生的高血压，常分为两型。

血压分为正常、高血压前期、Ⅰ级高血压或Ⅱ级高血压。高血压严重程度的分级有助于指导治疗（详见表 8-2，血压分级）。

表 8-2 血压分级				
此表依据收缩压（SBP）及舒张压（DBP）进行分级。				
血压分级	正常	高血压前期	Ⅰ级 高血压	Ⅱ级 高血压
SBP/mmHg	< 120 和	120～139 或	140～159 或	≥ 160 或
DBP/mmHg	< 80	80～89	90～99	≥ 100

连锁反应

未经控制的血压将导致卒中、心肌梗死、心衰、外周动脉病变、视网膜病变以及肾衰竭。在并发症出现之前早发现、早治疗可以改善预后。重度升高的血压是致命性的。

病因

目前尚未确定原发性高血压的单一病因。血压升高是体内多种因素相互作用的结果，包括肾脏对钠离子与细胞外液的调节、醛固酮的分泌与代谢、去甲肾上腺素的分泌与代谢以及外周动脉血管因素等。

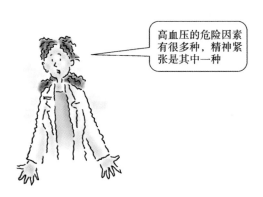

高血压的危险因素有很多种，精神紧张是其中一种

继发性高血压可由肾血管病变、嗜铬细胞瘤、原发性醛固酮增多症、库欣（Cushing）综合征或甲状腺、垂体及甲状旁腺的功能异常等引起。也可能由主动脉缩窄、妊娠和神经系统病变引起。

危险因素

某些确定因素会增加高血压的发病率。包括：

- 高血压家族史。
- 种族因素（多见于黑色人种）。
- 性别（男性患此病概率大于绝经前的女性）。
- 糖尿病。
- 精神紧张。
- 肥胖。
- 摄入高饱和脂肪或高钠饮食。
- 吸烟。
- 使用避孕药。
- 久坐。
- 高龄。

发病机制

原发性高血压早期通常表现为隐袭性的良性症状，缓慢进展至恶性状态。未经治疗时，轻微的病症都可导致严重的并发症和死亡。

为什么？为什么？为什么？

一些理论可以解释高血压的进展（详见"血管损伤"），比如：

- 动脉血管床发生变化，导致阻力增加。

血管损伤

持续的高血压引起血管损伤，血管损伤开始于小动脉扩张/收缩的区域。损伤发生的过程详见下图。

第一步
动脉内部压力升高，损伤血管内皮细胞

第二步
血管紧张素Ⅱ引起血管内膜收缩，使血浆通过血管内皮间隙渗出

第三步
血浆成分渗入血管壁导致中膜坏死

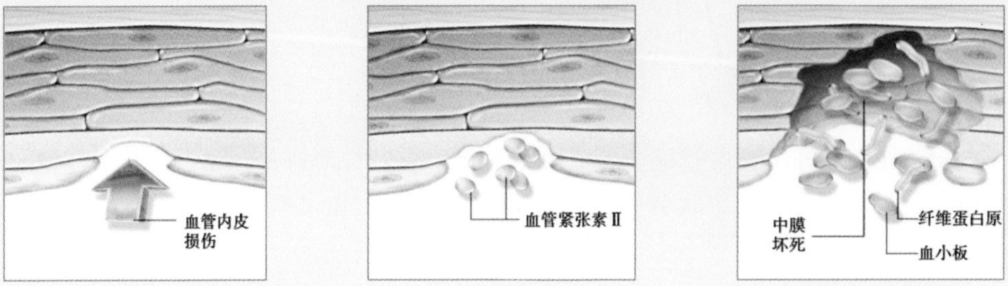

血管内皮损伤

血管紧张素Ⅱ

中膜坏死　纤维蛋白原　血小板

- 血管运动中枢的感觉神经系统压力异常增加，导致外周血管阻力增加。
- 肾功能不全或内分泌功能障碍导致血容量增加。
- 遗传因素引起小动脉壁增厚，导致外周血管阻力增加。
- 肾素分泌异常引起血管紧张素 II 生成，使小动脉收缩、血容量增加。

继发性高血压

继发性高血压的病理生理表现与原发病相关，如下所示。

- 引起继发性高血压最常见的原因是慢性肾病。慢性肾小球肾炎或肾动脉狭窄对肾脏排钠功能、肾素 - 血管紧张素 - 醛固酮系统或肾脏灌注均产生影响，导致血压升高。
- 患有 Cushing 综合征时，升高的皮质醇水平通过增加钠潴留、增高血管紧张素 II 水平以及增高血管对去甲肾上腺素的反应使血压升高。
- 原发性醛固酮增多症可增加血容量，改变血管壁钠离子的浓度。高醛固酮水平通过引起血管收缩 (外周阻力增加) 而使血压升高。
- 嗜铬细胞瘤是一种发生于嗜铬组织的分泌型肿瘤，好发于肾上腺髓质。通过增加肾上腺素及去甲肾上腺素的分泌使血压升高。肾上腺素的主要功能是增加心脏收缩力及心率；去甲肾上腺素可使外周血管阻力增加。

临床表现

体征和症状：

- 初诊后至少复诊 2 次，每次测量 2 次或者 2 次以上血压均高。
- 枕部阵发性搏动性头痛（尤其是醒后）。
- 嗜睡。
- 意识模糊。
- 视力障碍。
- 恶心。

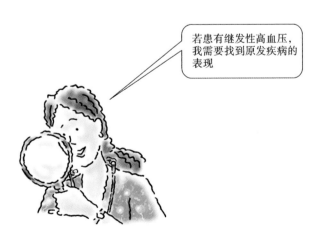

脉搏异常

继发性高血压的患者常有其原发病的临床表现，其他影响暂时不会出现，直到靶器官血管病变产生临床表现时才出现，并发症包括：

- 左心室肥厚。
- 心绞痛。
- 心肌梗死。
- 心衰。
- 卒中。
- 短暂性脑缺血发作。
- 肾病。
- 外周动脉疾病。
- 视网膜病变。

辅助检查

结合病史，以下检查有助于判断易感因素和确定原发疾病：

- 尿液中出现蛋白质、红细胞及白细胞，提示肾小球肾炎。
- 血糖水平升高，提示糖尿病。
- 贫血，引起高输出状态导致高血压。Ⅰ型红细胞增多症增加高血压和卒中的发生率。
- 总胆固醇及低密度脂蛋白水平升高，增加了动脉粥样硬化的发生风险。
- 排泄性尿路造影显示肾萎缩，提示慢性肾病。单侧肾脏较另一侧短 1.5 cm，提示单侧肾脏病变。
- 血清钾低于 3.5 mmol/L，提示肾上腺功能异常（原发性醛固酮增多症）。
- BUN 正常或升高超过 20 mg/dL 合并肌酐正常或升高超过 1.5 mg/dL，提示肾病。

确定有无心脏受累

以下检查有助于诊断心血管功能损害及其他并发症：

- 心电图，提示左心室肥厚或心肌缺血。
- 超声心动图，显示左心室肥厚。
- 胸片显示心脏扩大。

治疗

继发性高血压的治疗，包括治疗原发病及控制高血压。虽然原发性高血压无法治愈，但改变生活习惯及进行药物治疗有助于控制高血压。

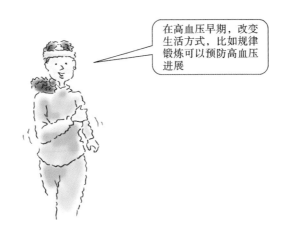

在高血压早期，改变生活方式，比如规律锻炼可以预防高血压进展

改变需要时间

高血压前期时需要对患者进行改变生活方式的相关教育，以预防发展为高血压。所有的患者都需要改变生活习惯，包括改变饮食习惯、放松、规律锻炼、戒烟、减少酒精摄入以及控制钠盐和饱和脂肪的摄入。

药物治疗

依据血压、靶器官受损状况或风险因素选择药物治疗方案。对于简单的高血压，通常先给予噻嗪类利尿剂、ACEI 或者 β 受体阻滞剂进行治疗。其他抗高血压药物包括血管紧张素 II 受体阻滞剂、α 受体阻滞剂、小动脉扩张剂以及钙通道阻滞剂（详见"抗高血压治疗"）。

措施

- 需要一支经验丰富的医疗团队进行协作，这支团队包括心脏病专家、营养学家、心脏康复治疗师。
- 若高血压患者来就诊，需要了解是否遵医嘱服用药物，若未服药，需要了解未遵医嘱服药的原因。若患者无法负担药物费用，则转至合适的社会服务机构。若因为严重的药物不良反应而未遵医嘱服药，则需更换药物。
- 常规给所有患者检查血压，尤其是高风险的患者。
- 评估患者。成功控制高血压的标准：休息时血压低于 140/90 mmHg；能耐受日常生活活动以及无左心室的扩大（心电图或胸片确定无左心室扩大）。
- 教会患者使用自动血压计，每日在相同的时间进行测量并记录，每周至少两次，以便复查时告知医生。
- 警告患者未经控制的高血压将导致卒中、二尖瓣关闭不全或肾衰竭。

抗高血压治疗

下列表格是基于联合国高血压诊断评估治疗联合委员会发布的抗高血压治疗方案。

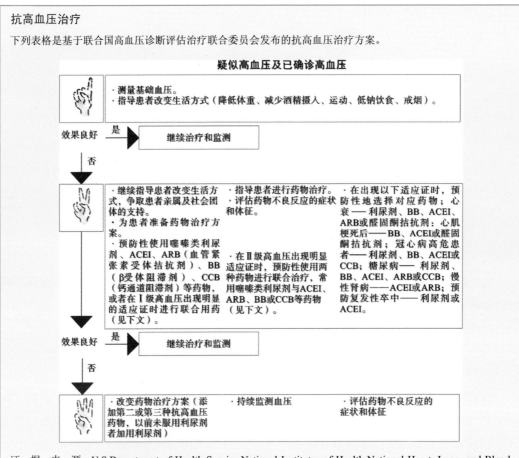

证 据 来 源：U.S.Department of Health Servies;National Institutes of Health;National Heart, Lung, and Blood Institute. *The Seventh Report of the Joint National Committee on Detection, Evaluation, and Treament of High Blood Pressure(JNC7)*.Washington DC:Government Printing Office, 2003.

• 鼓励患者坚持抗血压治疗，建议患者养成每日服药的习惯。告诉患者要及时反映药物不良反应，记录药效。建议患者避免服用含钠量高的抑酸药、非处方类感冒药和鼻窦炎药，这些药物含有对其有害的缩血管物质。

• 帮助患者检查和纠正生活方式，并鼓励其进行必要的饮食改变。

• 如果患者吸烟，鼓励他戒烟并向他推荐戒烟计划。

• 记录生命体征以及液体出入量。记录心肺的功能状态以及患者对治疗的反应。记录宣教过程以及患者对宣教内容的掌握程度。

肺动脉高压

肺动脉高压是指肺动脉压力持续升高大于 25 mmHg。并发症包括右心衰竭或左心衰竭、心脏瓣膜功能异常、低氧血症、心律失常及死亡。

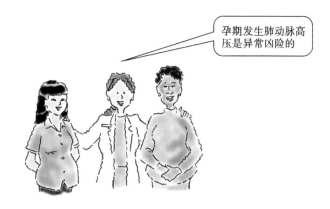

孕期发生肺动脉高压是异常凶险的

病因

原发性或特发性肺动脉高压病因尚未明确，好发于 20 ～ 40 岁女性，患者通常在发病 3 ～ 4 年死亡。肺动脉高压是孕期死亡率最高的一种疾病。

心肺疾病导致的肺动脉高压

继发性肺动脉高压好发于患有心脏病或肺部疾病，或同时患有心肺疾病的患者。心脏病因素包括：

- 左心衰。
- 室间隔缺损。
- 动脉导管未闭。

肺部疾病因素包括：

- COPD。
- 低氧血症及酸中毒导致动脉血管床收缩。
- 肺动脉栓塞。
- 硬皮病。

继发性肺动脉高压也发生于人类免疫缺陷病毒携带者，发病机制尚不明确。

发病机制

原发性肺动脉高压患者的肺动脉血管内膜增厚，出现血管腔狭窄、顺应性受损以及血管阻力增加。

引起肺泡损害的疾病或胸壁不能充分扩张使空气进入肺泡可导致肺泡通气不足，通气量下降使肺血管阻力增加。

通气与血流灌注比例失调导致血管收缩引起低氧血症，可进一步增加血管阻力并导致肺动脉高压。

未经治疗的后果

若肺动脉高压患者未接受治疗，将发生：

- 小动脉中层的平滑肌层增厚，进一步恶化导致血管弹性消失。
- 肺动脉增高的压力传递到右心室（右心室供应肺动脉血）。
- 心室肥厚并最终导致心衰（肺源性心脏病）。
- 由心室肥厚导致弹性受损可引起心律失常。

临床表现

肺动脉高压患者的典型表现为劳力性呼吸困难、无力、晕厥、口唇发绀、胸部压迫感或胸痛以及疲劳。

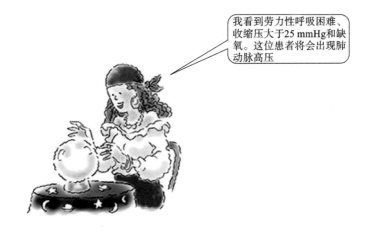

我看到劳力性呼吸困难、收缩压大于25 mmHg和缺氧。这位患者将会出现肺动脉高压

视听触

肺动脉高压有以下体征：

- 心动过速。
- 轻微活动便可感到呼吸困难。
- 血压下降。
- 意识状态改变，出现坐立不安到易激惹或意识模糊。
- 右心衰表现，如腹腔积液及颈静脉怒张。
- 可触及右心搏动，伴颈动脉搏动减弱。
- 可能发生外周水肿。
- 膈肌运动及呼吸运动减弱。
- 心尖搏动点移位超过锁骨中线。

• 收缩期杂音，第二心音增宽分裂，出现第三心音或第四心音，呼吸音降低，可闻及高调杂音。

辅助检查

• 动脉血气分析显示低氧血症。

• 心电图呈现右心室肥厚改变，包括心电轴右偏及下壁导联 P 波高尖。

• 肺动脉导管检查显示肺动脉压力（PAP）增加，收缩压 >25mmHg。当患者有左心房黏液瘤、二尖瓣狭窄或左心衰竭时，肺动脉楔压（PAWP）升高，否则 PAWP 正常。

• 肺动脉造影术用于检查肺血管的充盈缺损。

• 肺功能检查显示患者有阻塞性疾病时，可能有通气量下降、残气量增加。患者有限制性疾病时，可能出现总肺容量降低。

• 放射性核素显像显示双心室功能异常。

• 超声心动图用于评估心室壁运动状态以及可能发生的心脏瓣膜功能异常，也用于确诊右心室肥大、房室间隔结构异常以及左心室腔减小。

• 肺灌注显像检查可显示正常，或呈现与肺栓塞不同的片状或弥漫性充盈缺损。

治疗

治疗方案包括给氧以纠正低氧血症，限制液体入量以减轻前负荷和右心室负荷。不可逆转变化的肺动脉高压重症患者，可能需要进行心肺联合移植。

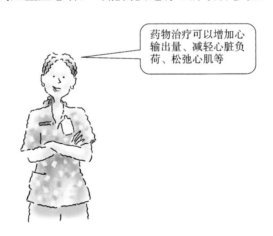

药物治疗可以增加心输出量、减轻心脏负荷、松弛心肌等

药物治疗

肺动脉高压的患者可能需要服用以下药物：

• 正性肌力药物，如地高辛，可以增加心输出量。

• 利尿剂，可以减少血容量及回心血量。

- 钙通道阻滞剂及其他扩血管药物（需要进行扩管药物的持续输注治疗），减少心肌做功及耗氧量。
- 支气管扩张剂，松弛平滑肌增加气道通畅性。
- β受体阻滞剂，减少心脏做功改善氧合。
- 抗凝治疗，应对高凝状态。
- 内皮素拮抗剂，逆转内皮素引起血管收缩的作用。
- 西地那非及他达拉非，作用于肺部，扩张肺动脉血管以增加肺血流量。

需要做什么

- 需要一支技术精湛的团队进行协作，这个团队包括心脏病专家、营养学家和心脏康复治疗师。
- 评估心肺功能状态。听诊心音及呼吸音，警惕心衰表现，包括出现第三心音、杂音和啰音等。监测生命体征、血氧饱和度及心律。
- 根据患者的病情、主诉，每2 h或更短时间评估血流动力学状态，包括PAP及PAWP并及时报告病情变化。
- 准确记录液体出入量，测量每日体重，依据医嘱限制液体入量。
- 遵医嘱给药以促进心肺功能。观察可能出现的不良反应，如服用利尿剂和β受体阻滞剂可能出现的体位性低血压。
- 遵医嘱进行氧疗，定时护理以避免打扰患者休息。
- 告知患者疾病诊断、诊断技术及疾病治疗相关的知识。
- 告知患者药物、治疗措施以及药物不良反应。告知患者何时需要复查。
- 评估患者饮食及液体限制情况。
- 告知患者心衰发生时的体征和症状。
- 记录患者心肺功能状态、生命体征、每日体重。记录患者对治疗的反应以及对宣教内容的掌握程度。

参考文献

American College of Cardiology/American Heart Association(2009).2009 Focused update incorporated into the ACC/AHA 2005 Guidelines for the Diagnosis and Management of Heart Failure in Adults:A Report of the American College of Cardiology Foundation/American Heart Association Task Force on Practice Guidelines Developed in Collaboration With the International Society for Heart and Lung Transplantation. *Journal of the American College of Cardiology*, 53(15), e1-e90.

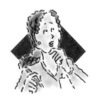

小测验

1. 与急性冠脉综合征相关的三个危险因素是（　　　）。

A. 吸烟、家族性心脏病史及糖尿病病史

B. 家族史、糖尿病及积极的生活方式

C. 吸烟、糖尿病及高密度脂蛋白水平高

D. 体重降低、吸烟及高密度脂蛋白水平低

答案：A。发生急性冠脉综合征的危险因素包括家族性心脏病史、肥胖、吸烟、高脂肪及高碳酸饮食、久坐不立的生活方式、绝经、精神压力、糖尿病、高血压、高脂血症。

2. 最常见的猝死因素是（　　　）。

A. 心肌病

B. 肺动脉高压

C. 心衰

D. 冠状动脉疾病

答案：D。冠状动脉疾病是引起猝死最常见的病因，第二位是心肌病。

3. 左心衰竭的症状包括（　　　）。

A. 呼吸困难及心动过缓

B. 心动过速及不安

C. 呼吸困难及心动过速

D. 坐立不安及咳嗽

答案：C。左心衰竭的症状包括劳力性呼吸困难、夜间阵发性呼吸困难、潮式呼吸、咳嗽、端坐呼吸、心动过速、劳累及肌肉无力。

4. 治疗高血压前期常使用（　　　）。

A. 利尿剂

B. 指导改变生活方式

C. β受体阻滞剂

D. 血管紧张素转换酶抑制剂（ACEI）

答案：B。高血压前期预示需要对患者进行改变生活习惯的宣教，预防进展成高血压。改变生活习惯包括改变饮食习惯、采用放松疗法、规律锻炼、戒烟、戒酒、限盐及限制脂肪摄入。

评分

☆☆☆　如果你答对 4 题，真了不起！你已经掌握了心肌梗死的知识。

☆☆　如果你答对 3 题，太好了！你掌握了高血压的知识。

☆　如果你答对的问题少于 3 题，不要紧张！从心衰到肺动脉高压，有很多知识要学。

（杨林杰　译）

血 管 疾 病

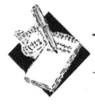

要点

在本章中，你将学到：

● 影响循环系统血管的疾病。

● 血管疾病的病理生理改变及治疗。

● 每种血管疾病的诊断试验、评估结果以及护理干预。

血管疾病的概述

血管疾病可影响动脉和静脉。动脉疾病包括动脉瘤和动脉闭塞性疾病，动脉瘤的病因是动脉壁变薄；动脉闭塞性疾病通常是由动脉粥样硬化致使动脉管腔狭窄引起的。血栓性静脉炎是由静脉阻塞及炎症造成的。与冠心病患者相同，外周动脉疾病患者受动脉粥样硬化引起的血供变化的影响。冠心病的诱发因素同样适用于外周动脉疾病。[1]这些危险因素包括卒中、心肌梗死和心血管死亡。如果外周动脉疾病阻塞的血管严重损害血供及氧供，可危及生命。

主动脉瘤

动脉瘤是指变薄的动脉壁异常扩张膨出。主动脉瘤多发生于肾动脉与髂动脉之间的腹主动脉，但是胸主动脉也可受累。[2]

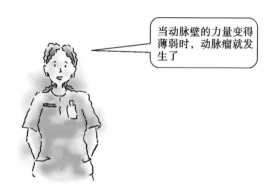

当动脉壁的力量变得薄弱时，动脉瘤就发生了

主要并发症

主动脉瘤的主要并发症包括出血、心肌梗死、肾衰竭、栓塞，脑血管供血不足、循环衰竭以及死亡。[3]

病因

主动脉瘤的确切病因尚不清楚，其危险因素主要包括：

- 吸烟。
- 高血压。
- 老龄化。
- 结缔组织病。
- 动脉粥样硬化。
- 腹主动脉瘤的家族史。
- 糖尿病。
- 创伤。
- 遗传。
- 男性。

动脉瘤破裂的因素

- 直径大于 6 cm 的动脉瘤。
- 吸烟。
- 女性。
- 合并不可控制的高血压。

发病机制

主动脉瘤是潜在的威胁生命的疾病。动脉瘤是指血管的膨胀扩张。主动脉会随着年龄的增长而增宽。主动脉的平均直径为 2 ～ 3 cm。腹主动脉是最易发生动脉瘤的部位。[4]

动脉瘤通常起因于动脉壁的中层（中膜）的病变。血管壁中膜的弹性纤维和胶原蛋白受损，导致局部的膨胀扩张。其结果是血管中膜的弹性下降，发生断裂。平滑肌细胞丧失，动脉壁变薄。

越来越薄

变薄的血管壁含有沉积的钙盐和动脉粥样硬化斑块，使得动脉壁变脆。伴随着年龄的增长，血管壁的弹性下降，动脉壁进一步变薄弱。若患者有高血压，动脉壁会很快地膨胀，使动脉壁变得更加薄弱。

血管管腔变大，血液流速降低

在动脉瘤发生发展的过程中，血管壁的侧压变大，导致血管的管腔变大，血流速度降低，在扩张的区域可能会形成血栓。随着时间的推移，机械压力会使动脉瘤变得更大。

血流动力

血流动力会起到一定作用，搏动性的压力作用于变薄变弱的血管壁，并压迫供应动脉壁营养的小血管，使得有主动脉瘤的主动脉变得弯曲。

临床表现

多数主动脉瘤患者在动脉瘤增大并压迫周围组织之前通常是没有症状的。[5]大的动脉瘤可能会引起一些类似心肌梗死、肾结石、腰椎间盘疾病和十二指肠压迫综合征的症状和体征。然而，大多数动脉瘤是在常规筛查、体检或者查看相关疾病的影像资料时意外发现的。[2]

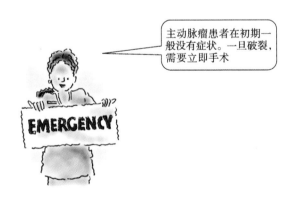

主动脉瘤患者在初期一般没有症状。一旦破裂，需要立即手术

何时出现症状

患者出现症状，通常是由动脉瘤破裂、进展，栓塞、血栓形成，或者包块对周围组

织的压力引起的。患者的高血压控制不佳或动脉瘤的直径 >6 cm，动脉瘤更容易破裂。当动脉瘤渗漏或者破裂时，患者会主诉背部、腹部、侧胸部有剧烈的刺痛或者撕裂痛。

腹主动脉瘤

腹主动脉瘤患者会有以下症状：
- 广泛而持续的腹部疼痛。
- 不受活动影响的下背部疼痛。
- 胃部或腹部饱胀感。
- 脐周区域有可触摸到的搏动性包块（在患者不肥胖的情况下）。
- 腹部听诊时可闻及主动脉上方有收缩期杂音。
- 股动脉杂音。
- 动脉瘤破裂时伴有低血压。

胸主动脉瘤

疑似胸主动脉瘤的患者，应评估以下几个方面：
- 主诉胸骨下疼痛，可放射至颈部、后背或肩膀。
- 咳嗽或声音嘶哑。
- 吞咽困难。
- 呼吸困难。
- 咯血。
- 呕血。
- 双侧上肢血压及脉搏不对称。
- 主动脉关闭不全的杂音。

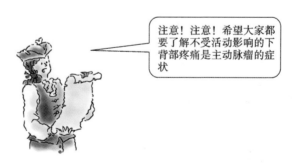

注意！注意！希望大家都要了解不受活动影响的下背部疼痛是主动脉瘤的症状

急性扩张

当主动脉瘤处于急性扩张状态时，应评估以下几个方面：
- 腹部、骨盆、侧腹部以及后背疼痛。
- 肢体缺血。
- 搏动性腹部包块。

- 低血压。
- 急性心衰。

当患者处于胸主动脉瘤急性进展期时，应评估以下几个方面：

- 重度高血压。
- 神经系统变化。
- 新出现的主动脉关闭不全的杂音。
- 右侧胸锁部隆起。
- 颈静脉怒张。
- 气管偏移。
- 心衰急性发作。
- 胸部或后背部剧烈撕裂样刺痛。

辅助检查

大多数动脉瘤是体检或者检查其他疾病时意外发现的。主动脉瘤没有特异性的实验室检查，但是以下检查有助于诊断：

- 如果血液从动脉瘤处渗漏，全血细胞计数提示白细胞减少，血红蛋白水平以及血细胞比容降低。
- 腹部超声或超声心动图可用来诊断动脉瘤的大小、外形、长度、位置及血流方向。

经食管超声心动图（TEE）

- 经食管超声心动图可以显示胸主动脉，常与多普勒超声检查相结合提供有关血流的信息。
- 胸部或者腹部的正侧位 X 线片可以明确显示主动脉钙化以及增宽的区域。
- CT 扫描和磁共振成像可以清楚显示动脉瘤的大小以及对附近器官的影响。[4]
- 连续 6 ~ 12 个月的多普勒超声检查可以监测到动脉瘤的生长情况。
- 动脉造影术是确诊动脉瘤的金标准。它可以明确动脉瘤大小和周围血管的血流情况。

治疗

一般需要行开胸手术或者腔内修复术以治疗动脉瘤。治疗方案取决于临床表现及病情的危重程度。

直径超过 5.5 cm 的主动脉瘤或者主动脉瘤破裂者需要立即行开胸手术，切除有瘤或者破裂处的主动脉并用血管或者涤纶移植片替代。动脉瘤破裂的治疗包括液体复苏以及输血。但是以下几点必须要牢记：

- 动脉瘤比较小并且没有阳性体征者，可推迟手术治疗，定期常规体检以及行超声检查监测动脉瘤的进展。

- 动脉瘤大且症状明显的患者，具有动脉瘤破裂的风险，需要立即行手术修复。
- 腹主动脉瘤患者可以选择行腔内支架植入术这种非手术治疗措施（详见"腹主动脉瘤腔内支架植入术"）。
- 遵医嘱用药物控制血压，纠正血脂异常，减轻焦虑及疼痛等。

腹主动脉瘤腔内支架植入术

　　腹主动脉瘤腔内支架植入术（如下图所示）是一种侵入性的治疗措施，可使主动脉壁得以巩固进而防止其膨隆与破裂。其通过股动脉植入支架并放置在腹主动脉处。血流在支架内流过而不会流入动脉瘤的囊性膨隆处。这种治疗仅需要局麻就可以完成。与开放性手术相比，这种治疗是经皮治疗，因此创伤要小一些。

　　患者在术后第 1 天即可下床行走，在医院观察 1 ～ 3 天就可以出院。

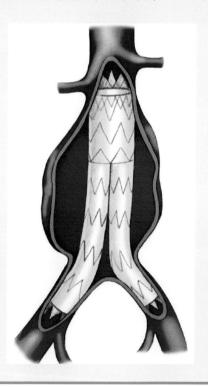

主动脉瘤破裂的抢救

　　主动脉瘤的破裂是一种要求立即抢救的急症，包括：

- 输液和输血进行复苏。
- 静脉注入普萘洛尔以降低心肌收缩力。

- 静脉泵入硝普钠以降低血压,维持收缩压在 90 ～ 100 mmHg。
- 给予麻醉药物以减轻疼痛。
- 留置动脉导管及留置导尿管以监测患者术前状态。

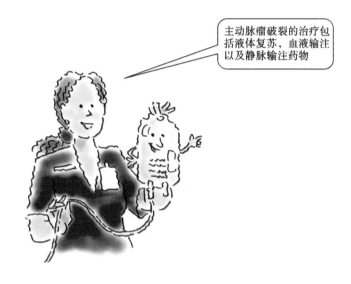

主动脉瘤破裂的治疗包括液体复苏,血液输注以及静脉输注药物

治疗实施

- 需要一支技术精湛的团队通力合作,团队包括急救人员、血管外科手术医生、心外科医生、营养师以及理疗师。
- 根据患者病情的危重程度,监测生命体征,尤其是血压,每 2 ～ 4 h 测量一次或者应测量得更频繁。血压和脉搏的监测结果需进行双侧对比,如果双侧血压差大于 10 mmHg,立即通知医生。
- 经常评估患者心血管状态,包括心率、心律、心电图以及心肌酶谱水平。心肌梗死是非常常见的并发症之一。
- 抽血检查尿素氮、肌酐和电解质水平来评估肾功能。根据患者状况,必要时监测每小时液体出入量。
- 监测全血细胞计数以了解失血情况,包括血红蛋白水平,血细胞比容和红细胞计数。
- 如果患者病情危急,遵医嘱抽取动脉血进行动脉血气分析,并监测心律变化。协助留置动脉导管以连续监测动脉血压,留置肺动脉导管以监测血流动力学变化。
- 遵医嘱给予药物控制高血压,如果患者疼痛,给予镇痛剂以减轻疼痛。
- 严密观察动脉破裂的征象,动脉瘤一旦破裂就可能立即致命。严密监测急性失血的任何体征:血压下降;脉搏和呼吸增快;皮肤湿冷;烦躁不安;意识淡漠。
- 告知患者及家属手术方式和术后的护理。
- 加强控制血压的指导。强调药物治疗、饮食疗法以及戒烟的重要性。

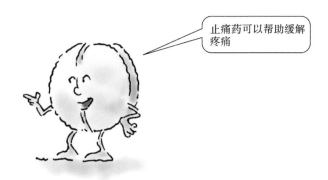

止痛药可以帮助缓解疼痛

主动脉瘤破裂的处理

• 一旦主动脉瘤破裂，则插入大口径静脉导管，开始液体复苏，并且根据医嘱输注硝普钠，维持 70 ～ 80 mmHg 的平均动脉压。同时静脉输注普萘洛尔减慢心率直至心率控制在 60 ～ 80 次 / 分。每隔 4 ～ 6 h 追加额外的剂量直至患者能口服药物为止。

• 患者如果疼痛剧烈，可根据医嘱静脉给予吗啡 2 ～ 10 mg。

• 为患者做好急诊手术的准备。

术后处理

• 使用硝普钠或硝酸甘油维持血压在正常水平。

• 严格落实肺部理疗措施，包括吸痰、口腔护理、肺部理疗和深呼吸。

• 提供持续的心脏监护。

• 监测每小时尿量。

• 保持胃管通畅来确保胃部减压。

• 肢端行多普勒超声检查来评估血流是否充足以及有无栓塞。

• 评估动脉灌注不足的体征，如疼痛、感觉异常、肤色苍白、麻木、无脉搏、偏瘫和皮温变低。

• 告知患者遵医嘱限制活动，在医生允许前禁止推、拉或举重物。

• 记录患者心脏、呼吸、神经血管状态，伤口状态以及护理措施。记录患者液体出入量、血流动力学参数等。记录为患者提供的宣教以及患者的理解情况。

外周动脉疾病

外周动脉疾病是全身动脉粥样硬化的标志。大多数患有外周动脉疾病或和外周血管疾病的患者同时患有冠心病。[6]它可能累及大血管，比如主动脉及其分支，或者锁骨下、肠系膜、肾脏或者外周的血管（详见"重要动脉闭塞的潜在部位"）。它可能是急性的，也可能是慢性的。

重要动脉闭塞的潜在部位

下图列出了大动脉闭塞可能发生的部位。

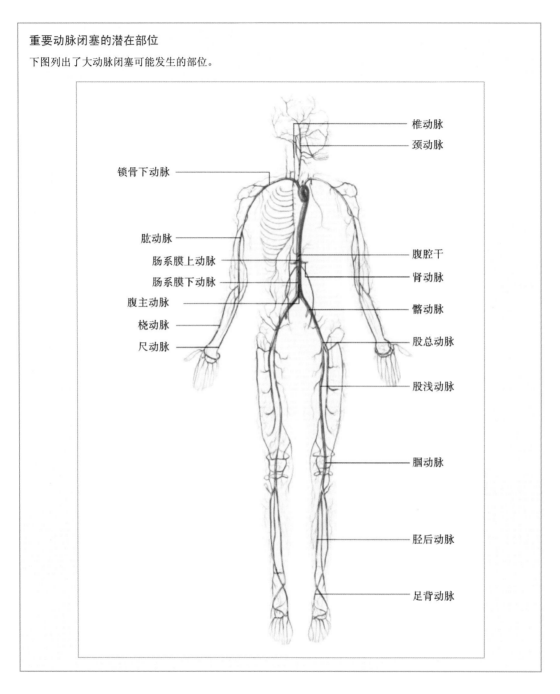

外周动脉疾病的并发症包括剧烈疼痛、肢体瘫痪、感染、坏疽、截肢甚至死亡。[3]

病因

外周动脉疾病的危险因素包括吸烟、老龄化、高血压、高脂血症、糖尿病，其他部位如肾动脉、颈动脉或者冠状动脉的粥样硬化的家族史。[7]代谢综合征的确诊与外周动

脉疾病发病率升高相关。[8, 9]

外周动脉疾病的诱因包括：

- 栓子形成。
- 血栓形成。
- 动脉粥样硬化。

发病机制

外周动脉疾病中，大动脉及其分支末梢循环血管的管腔狭窄或堵塞会引起血流障碍，多发生于下肢血管。

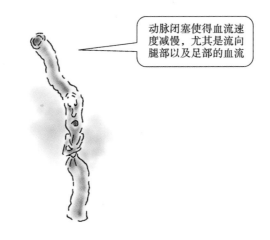

动脉闭塞使得血流速度减慢，尤其是流向腿部以及足部的血流

部位及时间

预后取决于几个方面：闭塞的部位；侧支循环的建立以对抗血流减少；急性发病中血管闭塞以及血流重建之间的时间间隔。间隙性跛行是周围血管疾病的特征性标志。患者在运动过程中可以感受到由患肢血供减少引起的疼痛。这种疼痛可以在休息或患肢血供恢复时减轻。[10]

临床表现

患外周动脉疾病的患者有下肢疼痛、间歇性跛行、麻木以及肢体缺血的症状。然而也有一部分患者是无症状的。间歇性跛行的患者会主诉臀部、大腿、小腿以及足部疼痛。[11]疼痛与周围血管疾病的病变部位相关。

- 臀部疼痛与主髂动脉病变相关。
- 大腿疼痛与主髂动脉或股动脉病变相关。
- 小腿上部疼痛与股浅动脉病变相关。
- 小腿下部疼痛与腘动脉病变相关。

- 足部疼痛与胫动脉或腓动脉病变相关。

（参见上文"重要动脉闭塞的潜在部位"和表 9-1 外周动脉疾病的类型。）

表 9-1 外周动脉疾病的类型

动脉阻塞的部位决定外周动脉疾病患者的症状及体征。使用表 9-1 有助于判定患者闭塞的部位。

部位	症状及体征
颈动脉系统 • 颈内动脉 • 颈外动脉	神经功能异常：由于脑供血减少引起的短暂性脑缺血发作会导致单侧的感觉或运动功能障碍（短暂性单眼失明，偏瘫），患者可能出现失语、构音困难、意识模糊、心理障碍和少见的头痛。这些反复出现的临床症状每次持续 5～10 min，但是可能会持续一天，同时也可能是卒中的预兆。听诊可发现病变血管的搏动是减弱的，且可以听到血管杂音
椎基底动脉系统 • 椎动脉 • 基底动脉	神经功能异常：脑干和大脑的短暂性脑缺血发作表现为双侧视觉障碍、眩晕、构音困难和"跌倒发作"（意识清楚的情况下摔倒）。短暂性脑缺血发作比颈动脉系统的短暂性脑缺血发作少见
无名动脉 • 头臂动脉	神经功能异常：与椎基底动脉供血不足的症状和体征相同。间歇性跛行伴有右侧手臂动脉搏动减弱；颈部右侧下部可以闻及杂音
锁骨下动脉	锁骨下动脉窃血综合征（以闭塞动脉同侧的血流从脑部由椎基底动脉反流至同侧锁骨下动脉闭塞远端为其特征）；椎基底动脉闭塞的临床症状、体征，以及运动诱发上肢间歇无力，也可出现少见的指（趾）坏疽
肠系膜动脉 • 肠系膜上动脉（最易累及） • 腹腔动脉 • 肠系膜下动脉	肠缺血，梗死和坏疽；突发的急剧腹部疼痛；恶心和呕吐；腹泻；白细胞增多症；管腔液大量转移引起的休克
主动脉杈 （鞍形阻塞；急性发作的情况下，经常并发心脏栓塞）	感觉和运动障碍（肌无力、麻木、感觉异常、偏瘫），双下肢缺血的症状和体征（突发疼痛、凉、苍白、肢端动脉搏动减弱或者消失），双下肢多普勒信号减小甚至消失
髂动脉 （Leriche 综合征）	运动诱发的下背、臀部不适和大腿跛行，休息时缓解；股动脉或者远端动脉搏动减弱或者消失；男性可发生勃起功能障碍
股动脉和腘动脉 （可能与动脉瘤的形成相关）	运动时大腿或者小腿的间歇性跛行；休息时足部疼痛；下肢苍白低温；足部抬高时苍白并伴悬垂性发红；坏疽；足踝和足部不能触及动脉搏动；多普勒信号弱甚至消失

特征性症状

急性动脉闭塞会产生六个特征性症状 (6P)：

 疼痛 (Pain)。

 苍白 (Pallor)。

无脉 (Pulselessness)。

 感觉异常（麻木）（Paresthesia）。

麻痹 (paralysis)。

温度异常（肤温低）（poikilothermy）。

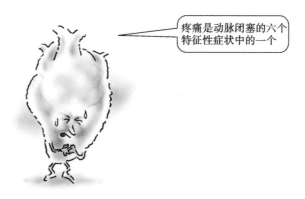

疼痛是动脉闭塞的六个特征性症状中的一个

注意休息

其他症状与体征包括：

- 间隙性跛行。
- 足部烧灼样疼痛（肢体抬高时加重，有时肢体在特定姿势下疼痛可以缓解）。
- 肢体抬高时肤色发白，随后下垂时变红。
- 毛细血管充盈时间变长；脱发；皮肤发干发亮伴有指甲营养性增生改变。
- 搏动减弱或者消失。
- 溃疡，坏疽。

辅助检查

患者如果有间歇性跛行，则可怀疑其患有外周动脉疾病。体检可发现脉搏减弱，肢体末端发凉，静脉充盈时间延长，皮肤发亮萎缩，指甲改变，肌肉萎缩，伤口愈合不良，肢体抬高试验阳性（下肢抬高时肤色发白，在下垂时为暗红色）。[12]

外周动脉疾病的严重程度可通过计算踝肱指数（ABI）来评估，ABI 为静息时踝部收缩压和肱动脉收缩压的比值。[10]ABI 的正常范围为 1.00 ~ 1.09。如果单侧或双侧腿测得的 ABI 是异常的（ABI<0.90），表明有患外周动脉疾病的可能，可伴有体循环性动脉粥样硬化，导致死亡率增加。[13]

- 多普勒超声影像可以明确疾病的位置、血液流速以及疾病程度的分级。动脉造影术，可以明确疾病类别（血栓或栓子）、位置和闭塞的程度，并有助于评估侧支循环情况。这有助于诊断外周动脉疾病的慢性病类型，并可以为重建手术提供一些参数。[11]

* 多普勒超声和体积描述法可以检测通过动脉流向四肢的血流的速度、方向和类型。
* CT扫描和磁共振血管造影可为医生提供疾病进展以及血管闭塞程度的高分辨率的影像。

血管造影是血管成像、血管检测、血管成形术以及支架植入的金标准。[14]

治疗

外周动脉疾病的治疗取决于血管闭塞的原因、部位以及程度。对有慢性病的患者，治疗包括支持性治疗措施和减少危险因素两个方面。

（王改利　译）

措施

* 评估患肢的动脉搏动、皮肤颜色、皮肤温度情况，是否伴有疼痛，伤口愈合情况，ABI指数以及感染征象。
* 监测治疗干预后的潜在并发症。
* 监测术后有无腹股沟假性动脉瘤或肢体远端栓塞。
* 评估患者身体状况后进一步治疗。在患者不感到疼痛的情况下提高运动耐力和增加外周循环血液，记录患者外周动脉搏动的情况。总之，要确保患者四肢皮肤颜色和温度正常。
* 依据病变范围，指导患者进行适当的足部护理或采用其他合适的护理措施。
* 血管再狭窄常在术后6个月内发生。

改善血流

治疗药物包括抗血小板聚集药和活血药，如阿司匹林、噻氯匹定、己酮可可碱，以及西洛他唑。溶栓治疗可用于治疗急性动脉栓塞。抗血脂药物可用于治疗高脂血症。

药物与手术治疗

药物治疗

* 抗凝剂：华法林治疗已被证明有助于预防截肢。华法林主要用于有血栓形成高风险的移植患者。[10]
* 抗血小板治疗：阿司匹林和氯吡格雷（波立维）用于进展期的动脉粥样硬化的二级预防。[15]
* 西洛他唑、己酮可可碱或噻氯匹定用于预防血管成形术和搭桥术后的血栓形成。

- 溶栓治疗用于治疗急性动脉血栓栓塞。
- 止痛药用于缓解疼痛。
- 抗血脂药用于治疗高血脂症患者。

血栓清除术，血管旁路移植术，截肢

血管旁路移植术是患者肢体严重缺血急需血流供应时的首选治疗方式，[11] 但外科手术远期效果优于血管旁路移植术。[15]

合理的外科治疗包括血栓清除术、血栓动脉内膜切除术、动脉补片成形术、血管旁路移植术以及腰部交感神经切除术。当动脉介入治疗失败或未治愈的溃疡、伤口恶化或有不可治愈的感染时，截肢成为必要的治疗方式。

侵入性的血管内诊疗技术比外科手术风险更小，它包括球囊血管成形术，粥样斑块切除术和冠状动脉支架植入术。[11] 其他适合的治疗包括应用抗凝剂预防栓塞（栓子栓塞）和行肠切除术后恢复血流（对于肠系膜动脉闭塞患者）。

经皮腔内血管成形术适用于支架植入或非支架植入患者，它可以有效缓解症状，改善循环。与外科手术相比，它的创伤更小。

降低风险

生活方式改变：强烈建议戒烟，糖尿病患者要严密监测血糖，降低胆固醇水平，积极锻炼和管理血压。

措施

- 一支技艺精湛的团队通力合作，这支团队包括血管外科医生、心脏病专家、营养治疗师和物理治疗师。
- 治疗过程中：评估患者身体状况，在患者不感到疼痛的情况下提高运动耐力，[15] 确保外周动脉搏动和四肢肤色肤温正常。
- 根据病变范围，指导患者进行正确的足部护理及采用其他恰当的护理措施。

患者注意事项

- 提醒患者避免穿紧身衣物或坐着的时候跷二郎腿。
- 指导患者观察因移植血管堵塞或其他位置的血管出现闭塞而引起的复发症状（疼痛、皮肤苍白、麻木、瘫痪、搏动消失）。
- 指导患者正确触诊肢体搏动以及正确评估皮肤颜色和温度，发现任何变化立即报告医生。
- 强烈建议患者戒烟，推荐患者参与戒烟计划。
- 建议患者严格遵医嘱用药。

- 建议患者避免温度的急剧变化。
- 帮助患者调整紧张的生活方式。
- 记录心脏和血管的状态、生命体征、伤口的情况及护理措施。记录患者对治疗和疼痛控制的反应。记录对患者的宣教以及患者对宣教的理解情况。

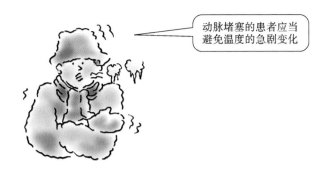

动脉堵塞的患者应当避免温度的急剧变化

血栓性静脉炎

血栓性静脉炎是由炎症或血栓形成导致的急性炎症，可以发生在肌肉深部或浅表血管[17]（参见"理解血栓性静脉炎"）。

深静脉血栓性静脉炎麻烦更大

深静脉血栓性静脉炎同样可以累及大小血管，如腔静脉、股静脉、髂静脉以及锁骨下静脉。浅表血栓性静脉炎通常具有自限性，几乎不会导致肺栓塞。然而，深静脉血栓性静脉炎通常进展快，能导致致命的肺栓塞。

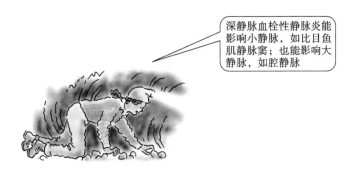

深静脉血栓性静脉炎能影响小静脉，如比目鱼肌静脉窦；也能影响大静脉，如腔静脉

更多并发症

深静脉血栓性静脉炎的其他并发症包括呼衰、右心衰和静脉炎后综合征（慢性水肿、疼痛、静脉血流淤滞、溃疡、血栓性静脉炎复发）（参见"理解血栓性静脉炎"）。

理解血栓性静脉炎

血栓性静脉炎可以发生在任何有血栓形成并伴有炎症的静脉。最常发生在静脉瓣膜位置，如下图所示：

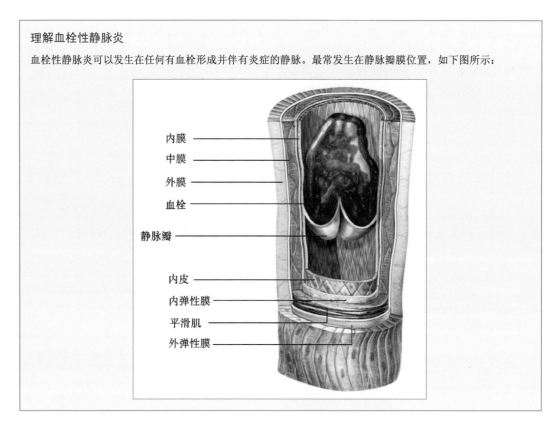

内膜
中膜
外膜
血栓
静脉瓣
内皮
内弹性膜
平滑肌
外弹性膜

发病机制

深静脉血栓性静脉炎可能是自发的，通常内皮损伤、感染、血液凝固加速或血流缓慢可导致炎症和栓塞。[18]

浅表性血栓性静脉炎诱因有：

- 创伤。
- 感染。
- 静脉药物滥用。
- 大范围静脉用药导致的化学刺激。

危险因素

某些因素会增加深静脉或浅表血栓性静脉炎形成的风险[18]。这些因素包括：

- 凝血异常。
- 血管内皮功能异常。
- 长时间不活动（淤血）。
- 静脉药物滥用。
- 感染。

- 创伤。
- 分娩后，通常是产后一个月。
- 使用雌激素－孕酮避孕剂。
- 雌激素治疗。
- 腹部手术。
- 大关节置换术。

发病机制

上皮层的改变引起血小板聚集，纤维蛋白截留了大量红细胞、白细胞和聚集的血小板。血栓在血管上皮引发的化学炎症反应导致纤维化，堵塞血管腔或形成栓塞。

临床表现

根据受累静脉的位置和长度不同，深静脉血栓性静脉炎可出现[17]：
- 疼痛，触痛。
- 红肿。
- 不适。
- 受累手臂或腿部水肿和发绀（晚期症状）。
- 受累部位发热。

浅表肿胀

浅表血栓性静脉炎沿着整条受累静脉可能引起以下症状和体征：
- 热。
- 痛。
- 肿。
- 红。
- 触痛。
- 淋巴结炎（累及广泛静脉血管时）。

辅助检查

- 双螺旋多普勒超声可以显示特定区域的血流情况并且可以显示阻断静脉血流的原因。[17]
- 静脉搏动描记器（又称静脉造影术），临床运用较少，它使用对比剂可以显示血管的充盈缺损以及侧支循环情况。[18]
- CT 和 MRI 可显示静脉和存在的血栓的影像。

治疗

治疗目标是控制血栓进展，防止发生静脉炎后综合征和其他的并发症，减轻疼痛和防止复发。[16] 减轻症状的措施包括卧床休息，抬高患侧肢体；保暖，患侧湿敷；遵医嘱应用止痛药。严重浅表性血栓性静脉炎的治疗措施还应包括应用抗炎药物，如吲哚美辛（消炎痛），同时穿抗栓弹力袜，热敷、抬高患侧肢体，间断使用抗凝剂。在血栓性静脉炎急性期消退后，患者穿抗栓弹力袜开始下地步行（下床前就应开始穿抗栓弹力袜）。

药物和手术治疗

血栓性静脉炎的治疗包括应用抗凝剂，开始时静脉注射肝素或低分子量肝素；后期应用肝素及华法林（香豆定）或波立维延长凝血时间。[18]

术前遵医嘱中止使用全部抗凝剂，减少术中出血风险。在某些特殊手术后，尤其是较大的腹部手术或盆腔手术后，预防性地应用抗凝剂可能降低深静脉血栓性静脉炎和肺栓塞的发生风险。[17]

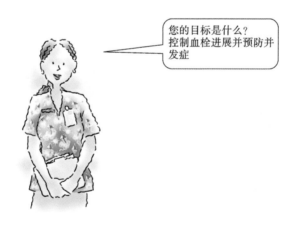

您的目标是什么？
控制血栓进展并预防并发症

一般治疗

对于急性、广泛性的深静脉血栓性静脉炎，治疗包括使用溶栓剂（如链激酶）。在少数情况下，深静脉血栓性静脉炎能引起静脉完全闭塞，需要对静脉进行简单的结扎或施行栓子清除术。最后，为预防肺栓塞，可植入腔静脉过滤器。[18]

弹力袜，湿敷，抬高

严重的浅表性血栓性静脉炎的治疗措施包括使用抗炎药物，如吲哚美辛（消炎痛），穿抗栓弹力袜，热敷、抬高患侧肢体，必要时应用抗凝剂。

措施

• 需要一支技艺精湛的团队通力合作，团队包括血管外科医生、心脏病专家、营养治疗师和物理治疗师。

• 为防止高危患者发生血栓性静脉炎，患者在卧床期间应进行全范围关节活动度练习。在手术或诊断操作时间过长时，使用间歇加压泵预防深静脉血栓性静脉炎的发生。[3]术后使用抗栓弹力袜，并鼓励患者早期下床活动。

• 对肺栓塞的征象要保持警惕，如湿啰音、呼吸困难、咯血、烦躁不安、低血压、吸气时伴有胸痛等。

• 密切观察抗凝治疗的效果，防止出现严重的出血并发症。警惕出血征象，如黑便、咖啡色呕吐物、血尿以及淤斑。鼓励患者使用电动剃须刀，并且避免过量使用含阿司匹林的药物。

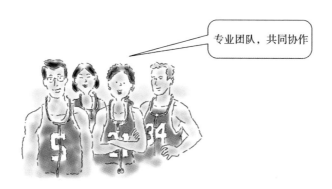

专业团队，共同协作

保持静脉通畅

为防止血栓性静脉炎患者静脉淤滞，采取以下措施：

• 遵医嘱绝对卧床休息，抬高患侧肢体。如果使用枕头抬高下肢，确保放置时枕头抬高整个受累的肢体并且防止腘窝部位受到压迫。

• 运用热湿敷来改善病变区域的血液循环情况，减轻疼痛和炎症，也可以遵医嘱使用镇痛药减轻疼痛。

• 每天测量并记录患侧肢体的周径，并与正常肢体对比。为确保测量的连续性和准确性，在患肢标记测量点，每天在同一测量点测量。

• 遵医嘱使用抗凝剂。

• 评估患者情况，如治疗措施有效，则患侧肢体疼痛消失、水肿消退。

• 在为血栓性静脉炎患者做出院准备时，应向患者强调复查血液学指标的重要性，监测抗凝治疗的效果。

• 告知患者避免久坐或久站以防复发。

• 指导患者恰当应用抗栓弹力袜。

• 记录患者心脏和血管的状态以及生命体征。记录呼吸问题。记录患者对治疗和疼痛控制的反应。记录对患者的宣教以及患者对宣教的理解。

参考文献

1. Lau, J. F., Weinberg,M.D.,&Olin, J.W.(2011). Peripheral artery disease. Part1: Clinical evaluation and moninvasive diagnosis. *Nature Reviews Cardiology*, 8(7), 405-418. Retrieved from http://www.nature com/nrcardio/journal/v8/n7/abs/nrcardio.2011.66html

2. Jim,J.,&Thompson,R.(2012). *Clinical features and diagnosis of abdominal aortic aneurysm*. Up to date. Retrieved from http://www.uptodate.com/contents/ clinical-features-and-diagnosis-of-abdominal-aortic-aneurysm

3. Reed, A.(2012). *Surgical and endovascular repair of poplited artery aneurysm*. Up to date. Retrieved from http://www.uptodate.com/contents/surgical-and-endovascular-repair-of-poplited-artery-aneurysm

4. Chaer,R.(2012). *Endovascular repair of abdominal aortic aneurysm*. Up to date. Retrieved from http://www.uptodate.com/contents/endovascular-repair-of-abdominal-aortic-aneurysm

5. Dalman,R.(2012). *Management of asymptomatic AAA*.Up to date. Retrieved from http://www.uptodate.com/contents/management-of-asymptomatic-aaa

6. Americal Heart Association.(2012). *Peripheral angiogram*.Retrieved from http://www.heart.org/HEARTORG/Conditions/HeartAttack/SymptomsDiagnosisofHeartAttack/Peripheral-AngiogramUCM441649Article.jsp

7. Mohler,E.(2012). *Clinical features,diagnosis,and natural history of lower extremity peripheral artery disease*. Up to date. Retrieved from http://www.uptodate.com/ contents/clinical-features-diagnosis-and-natural-history-of-lower-extremity- peripheral-artery-disease

8. Conen,D.,Rexrode,K.,Creager,M.,Ridker,P.,&Pradhan,A.(2009). Metabolic syndrome, inflammation, and risk of symptomatic peripheral artery disease in women. *Circulation*,120,1041-1047.Retrieved from http://circ.ahajournals.org/content/120/12/1041

9. Mohler,E.(2012). *Medical management of claudication*. Up to date.Retrieved from http://www.uptodate.com/contents/medical-management-of-claudication

10. Mohler,E.,&Mitchell,E.(2012). *Noninvasive diagnosis of arterial disease*. Up to date. Retrieved from http://www.uptodate.com/contents/noninvasive-diagnosis-of-arterial-disease

11. Tendera,M.,Aboyans,V.,Bartelink,M.L.,Baumgartner,I.,Clément,D.,Collet,J.P.,et al.(2011).ESC guidelines on the diagnosis and treatment of peripheral artery diseases. European Heart Journal,32(22),2851-2906.Retrieved from http://eurheartj. oxfordjournals. org/content/32/22/2851.full.pdf

12. Zaetta,J.,Mohler,E.,&Baum,R.(2012). *Percutaneous interventional procedures* in the patient with lower extremity claudication.Up to date.Retrieved from http://www. uptodate.com/contents/percutaneous-interventional-procedures-in-the-patient-with lower-extremity-claudication

13. Americal Heart Association.(2012). *Symptoms and diagnosis of PAD*. Retrieved from http://www.heart.org/HEARTORG/Conditions/More/ PeripheralArtery Disease/ Symptoms-and-Diagnosis-of-PADUCM301306Article.jsp

14. Americal Heart Association.(2012). *Why PAD matters*. Retrieved from http://www. heart.org/HEARTORG/Conditions/More/ PeripheralArtery Disease/ Why-PAD-MattersUCM301303Article.jsp

15. Neschis,D.,&Golden,M.(2012). *Treatment of chronic lower extremity critlimb ischemia*. Up to date.Retrieved from http://www.uptodate.com/contents/treatment-of- chronic-lower-extremity-critlimb-ischemia

16. Rooke,T.W.,Hirsch,A.T.,Misra,S.,Sidawy A.N.,Beckman J.A.,Findeiss,L.K.,et al. (2011).2011ACCF/AHA focused update of the Guideline for the Management of Patients With Peripheral Artery Disease(updating the 2005 guideline):A report of the American College of Cardiology Foundation/Americal Heart Association Task on Practice Guidelines. *Circulation*,124,2020-2045. Retrieved from http://circ.ahajournals. org/ content/124/18/2020.full.pdf+html

17. Fernandez,L.,&Scovell,S.(2012). *Superficial thrombophlebitis of the lower extremity*. Up to date.Retrieved from http://www.uptodate.com/contents/superficial- thrombophlebitis-of-the-lower-extremity

18. Landaw,S.A.,&Bauer,K.A.(2012). *Approach to the diagnosis and therapy of lower extremity deep vein thrombosis*. Up to date.Retrieved from http://www.uptodate.com/ contents/approach-to-the-diagnosis-and-therapy-of-lower-extremity-deep-vein thrombosis

小测验

1. 一位疑似腹主动脉瘤的患者主诉广泛、稳定性的腹部疼痛以及（　　）。
   A. 脐周有搏动性的肿块（若患者不肥胖）

B. 心肌酶水平升高

C. 巴宾斯基征阳性

D. 咳粉红色泡沫样痰

答案：A。腹主动脉瘤的体征包括广泛稳定性疼痛；不受运动影响的下背部疼痛；胃部或腹部饱胀感；可触及的脐周搏动性肿块（若患者不肥胖）；腹部听诊主动脉收缩期杂音；股动脉杂音；高血压（伴瘤体破裂）。

2. 确定外周动脉疾病的一项重要诊断性检查是（　　）。

A. 心电图

B. 脑电图

C. 动脉造影术

D. 心导管检查

答案：C。动脉造影术可以明确外周动脉疾病的类型（血栓和栓子）、位置以及堵塞的程度，并且可以评估侧支循环情况。它是诊断性检查中的金标准。

3. 动脉血管堵塞复发的重要临床表现是（　　）。

A. 严重的胸骨下疼痛、大汗淋漓、高血压

B. 苍白、呼吸困难、咳嗽

C. 疼痛、面色苍白、麻木、瘫痪、发凉，以及搏动消失

D. 寒战、发热、疲乏、咳嗽

答案：C。动脉血管堵塞复发的临床表现包括疼痛、肢体苍白、麻木、瘫痪、发凉，以及搏动消失。这些症状是由移植血管堵塞或其他部位堵塞导致。

4. 深静脉血栓性静脉炎的并发症包括（　　）。

A. 肺栓塞

B. 急性肾衰竭

C. 糖尿病

D. 肝衰竭

答案：A。深静脉血栓性静脉炎可能导致肺栓塞，具有致命的危险。浅表性血栓性静脉炎通常具有自限性，很少导致肺栓塞。

5. 下列哪项临床表现使你推测到主动脉瘤破裂？（　　）

A. 尿量增加

B. 血压增加

C. 血压下降

D. 脉率下降

答案：C。主动脉瘤破裂是急症，密切观察患者有无血压下降，脉率增加，呼吸频率增快，皮肤湿冷，烦躁不安，意识不清等。

6. 当护理下肢血栓性静脉炎患者时，下列哪项干预措施很重要？（　　　）
A. 冷湿敷并且保持患者患肢低于其心脏水平
B. 提高患者运动水平，运用血管收缩剂
C. 冷湿敷，运用硝酸甘油
D. 湿热敷，抬高患者患肢于其心脏水平之上

答案：D。为了辅助治疗血栓性静脉炎，旨在预防静脉淤滞的干预措施是很重要的。这些措施包括湿热敷以及抬高患肢。

评分

☆☆☆　如果你6道题全部答对，很棒！你已经掌握了血管疾病的每一个知识要点。

☆☆　如果你答对4道或5道题，加油哦！你已经在血管疾病的章节学习里获得A。

☆　如果你答对少于4道题，别泄气。记住，"要不惜一切代价防止血管瘤破裂"！

（彭雪茹 译）

10

急症和并发症

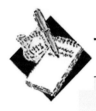

要点

在本章中，你将学到：
- 需要紧急处理的心脏并发症。
- 这些并发症相关的病理生理学改变和治疗方法。
- 每种并发症的诊断检查、评估结果和护理措施。

心脏急症概述

心脏急症可以由其他并发症引起，需要立即进行评估和治疗。心脏急症包括心脏外伤、心包填塞、心源性休克和感染性休克。

心脏外伤

心脏外伤，临床表现常变化多样,常与其他胸部外伤相关；心脏外伤可能源于钝性伤或穿透伤。胸部外伤，包括心脏外伤，占所有致死外伤的 20% ～ 25%。[1]

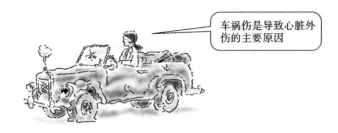

车祸伤是导致心脏外伤的主要原因

隐匿性

尽管心脏外伤很严重，但并不是所有的损伤在患者从急诊科或 ICU 办理入院时就很明显，尤其是当患者没有胸壁损伤的体表征象时。发现体征可能需要数小时，而并发症甚至可能需要数天才能察觉。因此，严密的观察和评估对于心脏外伤和潜在并发症的早期鉴别非常重要。

心脏外伤的预后很大程度上取决于心脏外伤的外在情况和其他受损情况。年龄和既往状况也影响预后情况。

病因

心脏外伤源于胸部的钝性伤或穿透伤。

发病机制

典型的钝性伤源于交通事故（70% ～ 80%）[1]或高空坠落、运动伤、爆炸伤和向上移位的腹部脏器对腹壁的间接压力。急剧减速所致的剪切力将撕裂心脏组织并引起大血管破裂。高空坠落引起腹内压和胸内压的急剧增加，将导致心肌断裂和（或）血管破裂。因心脏在胸骨和脊柱之间受到挤压，破碎力和压力将导致其挫伤或破裂。钝性伤常由胸壁外伤导致（如肋骨骨折）。这些损伤所致的疼痛将使得患者呼吸困难，这将影响肺通气。

心脏挫伤是较轻的钝性伤。急剧减速使心脏撞击到前胸壁和胸骨，可导致心肌挫伤（参见"心肌挫伤小知识"）。

 我掌握了

心肌挫伤小知识

心肌挫伤（心肌擦伤）是钝性伤最常见的类型，无论何时，只要胸部遭受打击，就应怀疑会出现心肌挫伤。挫伤常源于高空坠落，方向盘或其他物品的冲击力。右心室是最常受伤的部位，因为它位于胸骨正后面。

发生机制
· 在减速所致的损伤中，因心脏和主动脉向前移动，心肌撞到胸骨上。
· 主动脉可能被剪切力所撕裂。
· 直接冲击力量作用于胸骨，导致损伤。

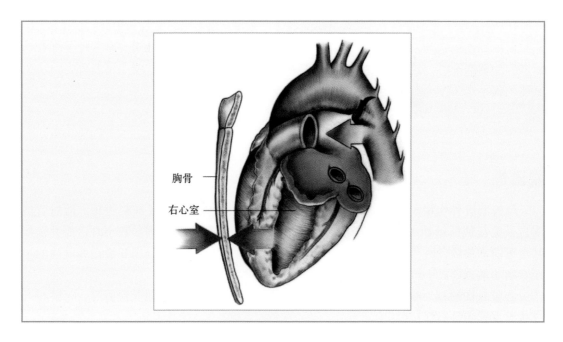

穿透伤

　　心脏穿透伤，多源于刀伤、枪击伤或心脏异物，患者死亡率高，常需要立即行开胸手术修复。这种类型的心脏外伤常导致心包填塞。94%的心脏穿透伤患者在到达医院前死亡。

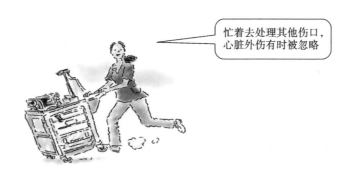

忙着去处理其他伤口，心脏外伤有时被忽略

临床表现

　　心脏外伤最开始常因治疗其他危及生命和更明显的外伤而被忽视。另外，心肌挫伤或心包填塞的体征和症状在数小时内不会出现，因此早期发现和及时治疗需要救护者具备娴熟的评估技能。因此因车祸入院的患者通常需测定一系列心脏生物标志物的水平。

事故报告

　　心脏外伤患者的典型症状包括疼痛和忧虑，需要评估以下内容：

• 创伤的原因（如为车祸，应包括事故如何发生、患者的位置及安全带的使用情况，汽车内部损伤的程度；如为高空坠落，应包括患者坠落了多远的距离，坠落到何种物品表面，如何着地的；对于枪击伤者，应包括枪的口径和射击距离；对于刺伤者，应包括武器的大小和类型）。

• 心脏、肺部的既往病史。

• 疼痛的部位、发作、特点和严重程度。

• 是否出现呼吸困难。

其他症状与体征

其他与钝性伤相关的症状与体征：

• 心前区疼痛。

• 心动过缓或心动过速。

• 呼吸困难。

• 胸部表面挫伤的印记，如方向盘的印记。

• 连枷胸。

• 心脏杂音。

如果患者为穿透伤，可表现为：

• 心动过速。

• 气短伴呼吸音减弱。

• 叩诊浊音。

• 虚弱。

• 大汗淋漓。

• 急性焦虑。

• 皮肤湿冷。

• 双上肢血压存在差异，或上、下肢脉搏消失。

• 存在穿透伤的创口或穿透物的突出部分。

• 心包填塞的症状如奇脉。

对于心脏挫伤的患者，可表现为：

• 血流动力学不稳定，如有严重或突发的低血压。

• 室性心律失常。

• 心衰或心源性休克。

• 心包摩擦音。

• 心包填塞的症状。

若患者遭受的是心脏挫伤，上述的许多症状和体征均可出现。

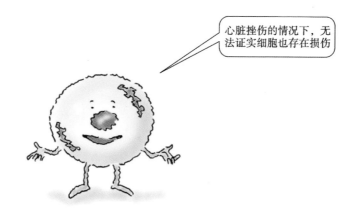

辅助检查

• 心电图可揭示心律失常如心室期前收缩、心房期前收缩、室性心动过速、房性心动过速及创伤后 48 h 内出现的伴有缺血性改变相关的室颤及非特异性 ST 段或 T 波改变（心脏挫伤）。

• 胸部 X 线片显示纵隔增宽（伴心包填塞）和肺水肿（伴间隔缺损）。胸部 CT 检查可替代 X 线检查，它可显示大血管、骨骼或肺部组织的相关损伤情况。

• 超声心动图可显示心包填塞和心脏瓣膜的异常情况，心室壁不正常的活动情况以及心脏射血分数下降（伴有心肌损伤时）。

• 经食管超声心动图可显示主动脉撕裂、心包填塞、房间隔和室间隔缺损。

• 多维血管造影（MUGA）可发现心脏泵血功能减弱（心脏挫伤时）。

• 心肌酶显示肌酸激酶升高，这种升高与骨骼肌损伤相关。肌酸激酶同工酶（CK-MB）异常的意义有限。[2]

• 肌钙蛋白 I 在心脏损伤 24 h 后出现增高（提示有心脏损伤）。[2] 如果患者受伤后即刻入院时的肌钙蛋白 I 水平在正常范围内，4 ～ 6 h 再次检测，其结果对于排除心肌损伤是必要的。增高的肌钙蛋白 I 水平可持续 4 ～ 6 天，同时有助于评估患者受伤后的心脏损伤状态。

治疗

维持血流动力学稳定对于患者来说极其重要。存在大量失血的穿透伤可导致急性低血压和休克。另外，如果患者发展为心包填塞或有因心肌挫伤而致的心律失常，心输出量会受到影响。血流动力学监测是评估患者状况和维持其病情稳定的关键。静脉输液治疗包括成分输血很有必要。持续心电监护对于发现心律失常很有必要。几乎所有（81% ～ 95%）危及生命的室性心律失常和急性心衰会在受伤后 24 ～ 48 h 出现。[3] 胺碘酮（可达龙）可用于治疗室性心律失常。心衰时使用地高辛。强心药物有助于患者提高心输出量和射血分数。

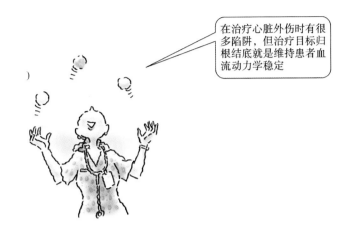

在治疗心脏外伤时有很多陷阱，但治疗目标归根结底就是维持患者血流动力学稳定

肺的监测

对于心脏创伤患者，必须严密监测肺功能受损的征象。因为心脏创伤常常伴随肺部创伤。氧气吸入及评估氧饱和度很重要。如果肺损伤程度大，须行气管插管及机械辅助通气以维持充足的氧合。

药物及其他治疗

如果患者正遭受着剧烈疼痛，若血容量充足，患者可静脉使用少量吗啡，血压低的患者除外（这类患者可使用低效麻醉剂）。同时，间隔或瓣膜缺损、穿透伤和骨折患者需要行矫正手术。紧急心包穿刺术可用于治疗急性心包填塞。

措施

• 需要一支技术精湛的团队通力合作，团队包括急诊医护人员、外科医生、呼吸治疗师和社会工作者。

心脏监测

• 至少每 4 h 或更频繁地评估患者的心肺功能，应注意发现可能损伤部位的症状和体征。评估外周脉搏和毛细血管充盈情况以发现外周组织灌注减弱的征象。

• 至少每 4 h 听诊呼吸音，以便发现肺部充血或液体积聚的征象。

• 每小时监测心率和心律、心音及血压的变化；监测血流动力学指标——包括混合静脉血氧饱和度、中心静脉压、肺动脉楔压以及心输出量，至少每 2 h 一次。

• 在最初的 48 ～ 72 h，持续心脏监护，以发现心律失常或传导障碍。若患者发生心律失常，遵医嘱使用抗心律失常药物并监测电解质水平。

液体出入量

- 开始补液治疗,包括遵医嘱给予成分血输血治疗,需维持收缩压在 90 mmHg 以上。
- 监测每小时尿量,若每小时尿量少于 30 mL,立即通知医生。
- 评估患者疼痛的程度,遵医嘱给予止痛治疗并观察效果。使患者处于舒适体位,通常是床头抬高 30°～ 45°。
- 鼓励患者咳嗽和深呼吸,必要时用夹板固定胸骨。
- 如果患者已行手术治疗,观察并评估胸管的通畅性,引流液的量和颜色以及漏气征象。
- 术后评估患者生命体征,尤其是体温。
- 至少每 4 h 观察手术部位是否有感染的征象和出血。观察有无发红、发热、水肿或局部疼痛,以及引流情况。

社会支持

- 根据受伤的原因安排可能的社会咨询服务,如酒驾意外或帮派相关的枪击伤等。
- 简要解释患者的病情和发生的原因。告知患者和家属下一步的治疗方案,在开始新的治疗措施之前要向患者及家属解释清楚。
- 观察患者病情恶化的体征和症状,如果上述情况发生,护士应提高警惕。
- 告知患者并发症的征兆以及随诊的必要性。
- 记录患者生命体征和评估情况,记录患者的治疗效果。

心包填塞

　　心包填塞是指心包腔内快速、难以控制的压力增高。这种压力压迫心脏,使得心脏充盈受损,心输出量减少。

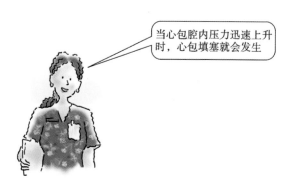

　　压力增高常源于血液或其他液体在心包腔内积聚。甚至少量液体(50 ～ 100 mL)快速积聚也能引起严重的心包填塞。

急性心包填塞的紧急处理

如果液体快速积聚，则需要对心包填塞的患者行挽救生命的急救干预才可能避免其死亡。缓慢的液体积聚和压力增高不会使患者即刻产生症状，因为心包腔的纤维壁能逐渐扩张，可容纳 1 ～ 2 L 的液体。

病因

心包填塞可源于：

- 特发因素（比如心肌梗死后综合征）。
- 渗出（源于癌症、细菌感染、结核病，少数源于急性风湿热）。[4] 这是最常见的原因，占心包填塞致病因素的一半以上。
- 创伤导致的出血（如胸壁的枪伤或穿刺伤）。
- 非创伤引起的出血（比如心包炎患者行抗凝治疗导致的出血，心肌或心脏大血管的破裂出血）。
- 病毒性或放疗后的心包炎。
- 需行透析的慢性肾衰竭。
- 药物（如普鲁卡因胺、肼屈嗪、米诺地尔、异烟肼、青霉素或柔红霉素）的不良反应。
- 结缔组织病（如类风湿关节炎、系统性红斑狼疮、风湿热和硬皮病）。
- 急性心肌梗死。
- 心脏手术后，包括经皮冠状动脉造影、植入起搏器或埋藏式心律转复除颤器、开胸手术和心肺复苏后。

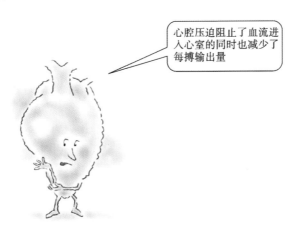

心腔压迫阻止了血流进入心室的同时也减少了每搏输出量

发病机制

心包填塞时，心包腔内的液体积聚导致心脏各腔室被压迫，压力增加阻碍了血液流向心室，从而使得每搏输出量减少（参见"理解心包填塞"）。

我掌握了

理解心包填塞

心包腔包围并保护着心脏，由多层组成：

· 最外层的是坚韧的纤维层。

· 内层称为浆膜层，由脏层和壁层心包组成。

· 脏层紧贴心脏，同时被认为是心脏的心外膜。

· 壁层心包位于脏层与纤维层之间。

· 心包腔——位于脏层与壁层心包之间——内有 10 ～ 50 mL 心包液体，它可起润滑作用，减少心脏收缩时的摩擦。[4]

心包填塞时，如右下图所示，血液或其他液体充满心包腔，压迫心脏的各腔室，使得心包腔内压力增高，阻碍静脉回流。当流向心室的血液减少时，心输出量也随之减少。若未进行及时处理，低心输出量将是致命的。

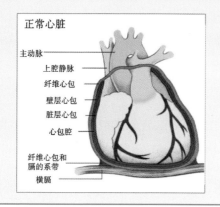

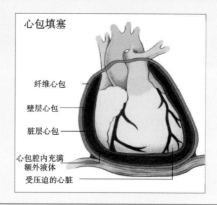

临床表现

心包填塞有三个典型的特征，即"Beck 三联征"。

 中心静脉压增高伴颈静脉怒张。

 心音遥远。

 奇脉（吸气时收缩压降低超过 10 mmHg）。

其他体征包括：

· 脉压缩小。

· 端坐呼吸。

· 大汗。

· 焦虑不安。

· 烦躁。

· 发绀。

· 虚弱、外周脉搏快。

辅助检查

- 胸部 X 线检查提示纵隔轻度增宽，心影增大。
- 心电图可显示：低振幅 QRS 波群和心电交替，P 波、QRS 波群和 T 波在每次搏动之间的振幅变化。所有导联均可看到广泛的 ST 段抬高。心电图用于排除其他的心脏问题，它可显示由急性心包炎所引起的改变。
- 肺动脉导管检查显示右心房压升高、右心室舒张压升高以及中心静脉压升高。它也可反映各种压力之间的平衡。
- 超声心动图可显示心包积液伴随右心室和右心房受压的症状。[4]
- CT 或 MRI 可用于诊断心包积液或由缩窄性心包炎所致的心包增厚。[5]

治疗

治疗目标是去除积血和积液以减轻心包腔内压力和缓解心脏受压情况。有 3 种不同的方法：[5]

- 超声引导下的心包穿刺术（穿刺针穿入心包腔内抽吸）。
- 外科手术切开，称为心包开窗术。
- 心包腔内置入引流管以引流积液。

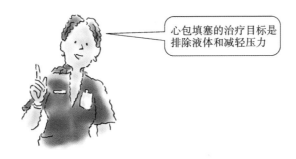

心包填塞的治疗目标是排除液体和减轻压力

低血压的处理

若患者出现低血压，可用晶体溶液行补液试验，如静脉滴入生理盐水以维持收缩压；使用正性肌力药物如多巴胺或去甲肾上腺素，增强心肌收缩力，直至清除心包积液。

其他治疗措施

根据病因的不同，采取相应的治疗措施，具体情况如下：

- 创伤——输血、开胸引流积液或修复出血部位。
- 肝素所致的填塞——使用肝素拮抗剂硫酸鱼精蛋白。
- 华法林所致的填塞（少见）——给予维生素 K。

护理措施

· 需要一支经验丰富的团队通力协作，团队包括紧急医疗人员、心血管外科医生和急救护理人员。超声心动图是诊断心包填塞的最有用的方式，一旦怀疑有心包填塞发生时应立即进行该检查。[4]

· 至少每小时监护患者心血管情况，记录颈静脉扩张的程度、心音情况及血压。

· 评估血流动力学状态，包括中心静脉压、右心房压、肺动脉压及心输出量。

异常情况的监测

· 监测奇脉（吸气时脉搏显著减弱）。[5]

· 警惕心电图中的 ST 段及 T 波的改变。记录频率、节律，若有心律失常及时报告。

· 严密观察心包填塞或呼吸困难及其加重的体征并立即报告。

· 静脉输注液体和正性肌力药如多巴胺以维持患者血压。

· 评估患者血氧饱和度水平，按需给氧。观察患者呼吸困难的体征，如呼吸过快和患者意识水平的变化。若患者呼吸情况恶化，应准备给予气管插管和机械通气治疗。

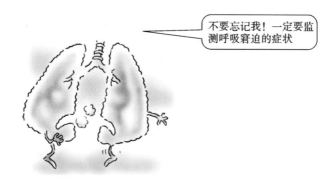

不要忘记我！一定要监测呼吸窘迫的症状

· 做好心包穿刺术或开胸手术准备。

· 若患者是因创伤所致的心包填塞，评估创伤的其他征象并提供相应的护理，如需大量补液，则加压输注胶体液、晶体液及成分血或快速输液。由肝素所致的心包填塞使用硫酸鱼精蛋白拮抗，由华法林所致的心包填塞可使用维生素 K 拮抗。

· 密切评估肾功能状态，监测每小时尿量，当每小时尿量少于 30 mL 时通知医生。

· 观察毛细血管充盈时间、意识水平状态、外周脉搏以及皮肤温度等，判断有无组织灌注减少。

· 向患者解释病情及病因。告知患者和家属治疗方案，在开始新的治疗方式和治疗手段前务必进行解释。

· 观察患者病情恶化的体征和症状，强调出现这些征象时护士及时发现的重要性。

· 记录患者生命体征、心脏和呼吸情况，以及患者的治疗情况。

（王慧华 译）

心源性休克

心源性休克是因心输出量减少而导致组织灌注严重受损的一种状态，有时也被称为"心泵衰竭"。当收缩压至少 30 min 持续低于 90 mmHg、心排血指数 < 2.2 L/(min·m²)、肺动脉楔压 > 15 mmHg 时即可定义为心源性休克。[6]

休克状态

心源性休克作为急性心肌梗死的一个严重并发症，在所有因急性心肌梗死而住院的患者中占 7% ～ 10%，[6] 常发生在左心室梗死面积达 40% 及以上的患者，这些患者的总体住院死亡率达 50% ～ 80%。

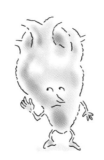

我没听错吧？7%～10%心肌梗死患者会发生心源性休克

致病原因

任何引起左心功能不全，导致心输出量下降的因素都会诱发心源性休克。比如：
- 心肌梗死（最常见）。[6]
- 心肌缺血。
- 乳头肌功能异常。
- 终末期心脏病。
- 心肌游离壁破裂。

其他因素

其他因素包括心肌炎、心包炎、心脏停搏，以及长时间外科手术导致的心肌收缩力下降。此外心室内的心脏瓣膜异常如急性二尖瓣关闭不全、主动脉瓣关闭不全、急性获得性室间隔缺损或室壁瘤，也会引起心源性休克。

发病机制

无论病因如何，其发生机制如下：

• 左心室功能障碍引发机体通过一系列代偿机制来增加心输出量，从而确保机体维持重要脏器的功能。

• 急性心肌梗死导致的心源性休克会引起全身的炎性反应。有时会引起心肌泵功能恢复延迟（心肌顿挫）。

• 当心输出量下降时，主动脉、颈动脉内的压力感受器迅速感知并引起交感神经系统反应，这些反应包括心率加快，左心室充盈压增加，外周阻力提高，静脉回流增加。

• 这些代偿机制最初可稳定患者病情，但由于心肌耗氧量增加，最终导致病情恶化。

心输出量越来越低

总的来说，心源性休克患者存在心输出量降低，交感神经代偿性纠正，心肌缺血的恶性循环，最终导致心输出量进一步下降。

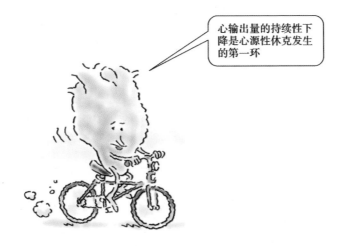

心输出量的持续性下降是心源性休克发生的第一环

临床表现

心源性休克患者出现组织灌注不足的体征。如：

• 皮肤湿冷、苍白。

• 收缩压下降，低于基础血压值 30 mmHg 及以上或非药物引起的收缩压持续低于 90 mmHg。

• 心动过速。

• 呼吸浅快。

• 少尿（尿量 < 20 mL/h）。

• 情绪不安，焦虑。

• 意识混乱。

• 脉压缩小。

• 发绀。

- 奔马律、心音遥远、全收缩期的心脏杂音。

辅助检查

- 血流动力学压力监测显示肺动脉压、肺动脉楔压以及右心室舒张末期容积指数增加，反映左心室舒张期末压（前负荷）的增加以及左心室排空阻力（后负荷）的增加。这种前、后负荷的增加是由心肌细胞的无效做功及不断增加的外周血管阻力引起的。热稀释导管的置入可准确反映心排血指数的下降（参考表 10-1 心源性休克相关血流动力学参数）。

表 10-1 心源性休克相关血流动力学参数	
本表格有助于快速确定与心源性休克相关的血流动力学参数。	
参数	参考值
右心房压	$6 \sim 10$ mmHg
右心室压	$(40 \sim 50) / (6 \sim 15)$ mmHg
肺动脉压	$50/(25 \sim 30)$ mmHg
肺动脉楔压	$25 \sim 40$ mmHg
体循环阻力	> 1200 dyn$/(s \cdot cm^5)$
混合静脉血氧饱和度	50%
心输出量	< 4 L/min
心排血指数	< 1.5 L$/(min \cdot m^2)$

- 持续有创动脉血压监测显示心脏射血功能降低，导致收缩压降至 90 mmHg 以下。
- 动脉血气分析提示代谢性酸中毒和呼吸性酸中毒以及低氧血症。
- 心电图提示有急性心肌梗死、心肌缺血或室壁瘤的可能。
- 超声心动图可确定左心室功能和显示心脏瓣膜异常。
- 血清酶检查显示心肌肌钙蛋白 I（cTnI）、心肌肌钙蛋白 T（cTnT）、肌酸激酶同工酶（CK-MB）以及谷丙转氨酶（ALT）、谷草转氨酶（AST）的增高意味着心肌梗死或心肌缺血，也可提示心衰或休克。肌钙蛋白水平的上升提示急性心肌梗死，脑钠肽升高提示心衰，还能据此判断患者的预后情况。
- 心导管检查及超声心动图还能提示一些导致心功能不全的潜在因素，如心包填塞、乳头肌梗死或断裂、室间隔破裂、肺栓塞、静脉淤血（与使用血管扩张剂以及持续或间断正压通气有关）和低血容量等。

治疗

治疗的目标在于通过增加心输出量、加强心肌灌注、降低心室负荷来增强心功能。治疗手段包括科学有效地联合应用心血管药物、对引起心肌梗死的病变冠状动脉行血管重建，以及使用一些机械辅助装置。

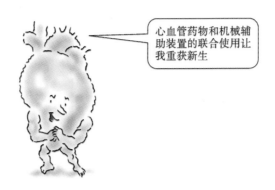

心血管药物和机械辅助装置的联合使用让我重获新生

治疗（ABCs）

- 保持呼吸道通畅。当患者出现呼吸窘迫时，要准备进行气管插管及机械通气。
- 氧气吸入。给予氧气吸入以增加氧合。
- 持续心电监护。监测心率、心律的改变，必要时给予抗心律失常药物。
- 用大号留置针至少建立 2 条静脉通道，用于输注液体及药物。
- 静脉输注晶体液、胶体液，必要时输入各类血制品，以维持循环血容量的稳定。

增加灌注

药物治疗包括静脉输入多巴胺、盐酸肾上腺素、去甲肾上腺素等来提高血压以及增加肾脏的血流灌注。此外，米力农及多巴酚丁胺等正性肌力药物也常用于增加心脏收缩能力，增加心输出量。

降低外周血管阻力与压力

血管扩张药物（如硝酸甘油、硝普钠）可与血管加压剂联用来降低外周血管阻力（后负荷）与左心室舒张末期压力（前负荷），从而提高心输出量。然而使用硝普钠时必须密切监测患者的血压，防止血压过低。当容量负荷过重时，可适当使用利尿剂，降低前负荷。

机械辅助装置

机械辅助治疗包括使用主动脉内球囊反搏（IABP）来增加冠状动脉血流灌注和减少心脏负荷，它从股动脉置入并将尖端放置于胸降主动脉。[6]心脏舒张时，球囊迅速充气，增加冠状动脉的血流灌注；心脏收缩时（主动脉瓣打开前），球囊迅速放气，降低射血时外周血管压力（后负荷）。最终达到降低心脏负荷的目的。

心室射血能力提升能显著增加心输出量。此外，外周血管的扩张使得心脏的容量负荷降低，左心室后负荷降低，这是体循环阻力降低的结果。

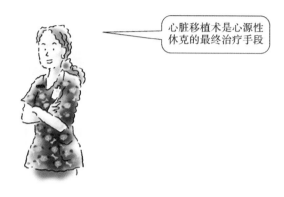

心脏移植术是心源性休克的最终治疗手段

终末期辅助

当药物疗法、IABP 均无效时，心室辅助装置将会被应用以取代心脏的"泵"功能。当所有的药物、外科治疗手段均无效时，心脏移植则是患者最终的选择。

其他治疗措施

心源性休克的进一步处理措施：

· 对于急性心肌梗死引起的休克，应立即采用溶栓疗法或血管重建来维持冠状动脉的血流灌注。[6]

· 乳头肌断裂或室间隔缺损是心源性休克的病因，应行急诊手术治疗。[6]

护理措施

· 需要一支技术精湛的专业团队通力协作，这支团队包括急救医务人员、心脏外科医生、营养师、心血管康复团队。

· 使用大规格针头（16 ～ 18 G）行静脉穿刺，穿刺成功后，静脉滴注生理盐水或乳酸林格液，同时也是为了后期血制品的输注做准备。

· 采用面罩或人工气道予以氧气吸入，保障组织有充足的氧气供给。根据血气分析的结果调整氧流量的大小，许多患者需要纯氧吸入，有些则需要 5 ～ 15 cmH$_2$O 的呼气末正压通气，还有些则需要持续气道正压通气。

监测，记录，再监测

· 每 1 ～ 5 min 监测及记录一次患者的血压、心率、呼吸及脉搏，直到患者病情稳定。同时还应实时监测心律的变化。收缩压持续低于 90 mmHg 会导致冠状动脉血流灌注不足、心肌缺血、心律失常，并进一步导致低心输出量并发症的发生。

· 使用热稀释导管密切监测中心静脉压（CVP）、肺动脉压（PAP）、肺动脉楔压（PAWP）及心输出量（CO）。肺动脉楔压升高常常提示心衰、体循环阻力增加、心输出量下降、心排血指数下降，要立即向医生反映。

· 密切观察血压、尿量、中心静脉压、肺动脉楔压的变化，并据此来调节输液速度及输液量（为保证测量结果准确，测量中心静脉压时换能器的位置一定要与右心房平齐。为方便操作，每次测量时应在胸壁上选取同一处作为参照）。当输液速度加快时，要密切关注输液过量的症状——肺动脉楔压升高。当患者血容量不足时，应立即静脉输注液体，增加循环血容量及前负荷。然而，补充液体时需小心谨慎，输注的同时还应密切监测各血流动力学参数，此类情况下，利尿剂不建议使用。

· 留置导尿管，监测每小时尿量。当成人尿量＜ 30 mL/h 时，可加快液体的输注速度。同时观察肺动脉楔压的变化，防止输液过量。若尿量在液体输注速度加快后仍未增加，应注意告知医生。

· 遵医嘱使用利尿剂，如速尿（呋塞米）、布美他尼，以降低前负荷，增加每搏输出量及心输出量。

· 监测动脉血气、全血细胞计数、电解质情况。患者发生酸中毒时，遵医嘱静脉输注碳酸氢钠溶液，并遵医嘱给予电解质。

· 治疗期间，评估患者皮肤颜色及温度，发生变化时及时记录。皮肤湿冷、苍白、发绀是外周血管持续收缩的表现，提示休克加重。

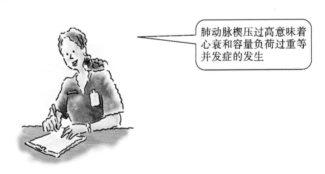

肺动脉楔压过高意味着心衰和容量负荷过重等并发症的发生

减少移动

· IABP 使用期间，尽可能少地移动患者。不要屈曲"球囊"所在腿的髋关节，因为这样会导致管道的移位与断裂。当球囊充气时，任何情况下（包括拍摄胸部 X 线片）都禁止将患者置于坐位，否则可能会引起球囊撕裂主动脉而导致患者猝死。

· IABP 使用过程中，应观察足背动脉搏动情况、皮肤温度及颜色，确保足够的外周血流供应。还要定期检查穿刺点的伤口敷料情况，以判断是否出血，按需更换敷料。若有血肿，则需观察血肿的大小、形状及范围。评估有无感染征象，必要时留取渗出物行标本培养。

- 患者的血流动力学趋于稳定后，遵医嘱缓慢降低气囊充气的频率甚至脱离 IABP。
- 在 IABP 的撤机过程中，应严密观察心电图改变，观察患者是否有胸部疼痛、心输出量降低以及心肌缺血或休克的其他症状。
- 做好进行心导管检查的准备，以决定是否行经皮冠状动脉介入术（PCI）或冠状动脉旁路移植术（CABG）来恢复可逆性心肌缺血位置的血供。

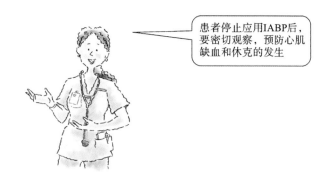

患者停止应用IABP后，要密切观察，预防心肌缺血和休克的发生

保证充足的休息

- 减轻患者精神压力，定时护理使患者得到休息，注重保护患者隐私。鼓励家属探视，尽可能让患者感到舒适。
- 患者和家属会对监护室的环境，或对 IABP 及其他设备感到焦虑，要向他们解释并使其放心。
- 让患者及家属为可能发生死亡的这种结果做好准备，帮助他们寻求有效的应对措施，做好临终护理。
- 准确记录生命体征、血流动力学参数，评估各项结果。详细记录患者对治疗的反应及其与家属对于疾病护理的期望。

低血容量性休克

低血容量性休克通常由急性失血所导致——失血量大约占总血容量的 20%。若没有足够的血制品或替代液体进行补充时，低血容量性休克会导致不可逆的器官系统损伤。

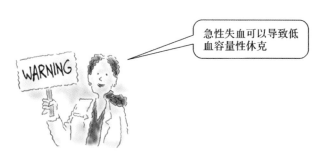

急性失血可以导致低血容量性休克

WARNING

病因

导致大量失血的原因有：
· 消化道出血、内出血、外出血，或其他引起循环血容量下降或体液大量丢失的情况。
· 肠梗阻。
· 腹膜炎。
· 急性胰腺炎。
· 腹腔积液。
· 大汗、严重腹泻、长期呕吐、尿崩症、多尿或液体摄入量不足导致的脱水或液体摄入量不足。

发病机制

具有潜在威胁生命的低血容量性休克源于循环血容量的下降，它可导致心输出量下降、组织灌注不足。灌注不足的组织细胞由于缺血缺氧，从原先的有氧代谢转变为无氧代谢，使得体内乳酸堆积，最终造成代谢性酸中毒。

失代偿期

当机体不能代偿时，低血容量性休克即按照以下七个步骤发展。

 循环血容量下降。

 回心血量减少，引起前负荷下降、每搏输出量下降。

 心输出量下降。

 平均动脉压降低。

 组织灌注不足。

 细胞供血、供氧不足。

 多器官功能障碍综合征。

临床表现

患者临床表现与体征取决于液体丢失的量（详见"体液丢失评估"）。

专家建议

体液丢失评估

轻度体液丢失

- 轻度心动过速
- 仰卧位血压正常
- 立位时收缩压下降超过 10mmHg，心率上升超过 20 次 / 分
- 毛细血管再充盈时间 > 3 s
- 尿量 > 30 mL/h
- 四肢湿冷
- 焦虑不安

中度体液丢失

- 速脉，丝状脉
- 仰卧位低血压
- 躯干皮肤湿冷
- 尿量 10 ～ 30 mL/h
- 严重口渴
- 坐立不安，意识模糊，易激惹

重度体液丢失

- 心动过速
- 明显的低血压
- 四肢动脉搏动微弱或无法触及
- 皮肤湿冷，淤斑，发绀
- 尿量 < 10 mL/h
- 意识丧失

体液丢失

一般而言，患者会有血容量丢失的相关病史，如消化道出血、外伤、重度腹泻及呕吐。评估内容包括：

- 皮肤苍白。
- 感知觉减退。
- 呼吸浅快。
- 尿量 < 25 mL/h。
- 外周脉搏细速。
- 皮肤湿冷。
- 平均动脉压（MAP） < 60 mmHg，脉压减小。
- 中心静脉压（CVP）、右心房压、肺动脉楔压（PAWP）及心输出量下降。

辅助检查

低血容量性休克不能通过单一的诊断性检查直接确诊，但以下依据可协助诊断：

- 血红蛋白水平下降。
- 血细胞比容降低。
- 红细胞计数、血小板计数下降。

- 做凝血功能检查以排除弥散性血管内凝血（DIC）等凝血病。
- 血清钾、钠、乳酸脱氢酶、肌酐和尿素氮水平上升。
- 尿比重增加（>1.020），尿渗透压上升。
- 尿钠 < 50 mmol/L。
- 尿肌酐水平下降。
- pH 降低、动脉血氧分压下降，动脉血二氧化碳分压上升。
- 胃镜、X 线检查、经胃管进行胃内容物抽吸并行隐血试验。

治疗方案

急救处理在于快速输注大量液体及血制品以增加循环血容量，使血压升高并将收缩压维持在 90 mmHg 以上。当血压持续下降时，快速输注生理盐水、乳酸林格液，在可能的情况下，配血试验结果未出来之前还可输注白蛋白或代血浆进行扩容（参见"血压下降"）。

专家建议

血 压 下 降

当收缩压降至 90 mmHg 以下时，标志着循环血容量不足而引起心输出量下降。血压下降往往导致冠状动脉血流灌注不足、心肌缺血、心律失常及低心输出量引起的一系列并发症。

提高氧流量并通知医生

当患者的收缩压降至 90 mmHg 以下，脉搏同时变弱时，要立即增加氧流量并通知医生。

进一步治疗措施

患者发生低血容量性休克时，紧急抢救有以下三个目的：

（1）最大量的氧供——保证足够的通气，增加血氧饱和度，增加循环血容量。

（2）止血。

（3）实施液体复苏。治疗措施包括：针对肉眼可见的出血点行加压包扎（美国外科医师学会不再推荐使用军用抗休克裤）、给氧、止血、使用多巴胺等正性肌力药物，必要时行外科手术治疗。

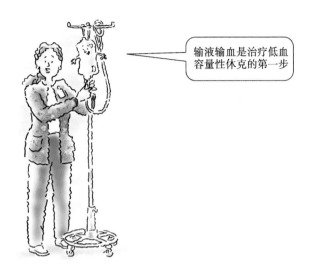

输液输血是治疗低血容量性休克的第一步

护理措施

• 需要一支技术精湛的团队通力合作，团队包括急救医护人员、医生、血库人员以及外科工作人员。

• 评估患者液体丢失的程度，遵医嘱输注液体。完成交叉配血试验，输注相应的血液成分。

ABCs 与 ABGs

• 评估患者的气道、呼吸及循环状况，如患者心搏或呼吸骤停时，开始心肺复苏。

• 遵医嘱予以氧气吸入，监测血氧饱和度和动脉血气分析指标，以判断是否有低氧血症。当患者的呼吸情况进一步恶化时，做好气管插管及机械通气的准备。将患者置于半卧位以利于胸部最大扩张。同时保持患者安静以降低耗氧量。

• 持续监测各项生命体征、神经系统状态、心律，以发现心律失常或心肌缺血等变化。观察皮肤颜色、毛细血管充盈情况。毛细血管再充盈时间＞2 s 时及时通知医生。

• 每 15 min 监测一次血流动力学数据，如中心静脉压（CVP）、肺动脉楔压（PAWP）、心输出量（CO）等。以便及时评估患者的实时情况与治疗效果。

• 准确记录液体出入量。置入导尿管并监测每小时尿量。若怀疑消化道出血是致病因素，针对患者的排泄物、呕吐物、胃引流物，均应留取标本行隐血试验。当成人出量＜30 mL/h 时，可适当增加液体的静脉输注速度，但要观察有无液体过量的表现（如肺动脉楔压升高）。若尿量仍未增加，及时通知医生。

• 遵医嘱给予成分输血，监测血红蛋白水平、血细胞比容来评估治疗效果。

• 遵医嘱静脉输注多巴胺、去甲肾上腺素等药物来增加心肌收缩力和肾脏灌注。

观察要点

- 密切观察患者有无凝血障碍的症状（如皮肤有无淤点、淤斑，牙龈、全身各处静脉穿刺点有无出血点），并立即报告医生。
- 进行心理护理，减轻患者对液体大量丢失的担忧。
- 做好术前准备。就疾病所需的治疗及术后的情况做好相关解释。
- 记录各项生命体征与评估结果，记录患者对于治疗的反应。

参考文献

1. LoCicero,J.,III,&Mattox,K.L.,(1989).Epidemiology of chest trauma. *The Surgical Clinics of North Americal*,69(1),15-19.

2. Adams,J.E.,III,Davila-Roman,V.G.,Bessey,P.Q.,Blake,D.P.,Ladenson,J.H.,&Jaffe,A.S.(1996).Improved detection of cardiac contusion with cardiac troponin I. *American Heart Journal*,131(2),308-312.

3. Sybrandy,K.C.,Cramer,M.J.,&Burgersdijk,C.(2003).Diagnosing cardiac contusion: Old wisdom and new insights.*Heart*,89(5),485-489.

4. Jung,H.,O.(2012).Pericardial effusion and pericardiocentesis:Role of echocardiography. *Korean Circulation Journal* ,42(11),725-734.

5. Maisch,B.,Seferovi′c,P.M.,Risti′c,A.D.,Erbel,R.,Rienmüller,R.,Adler,Y.,et al.(2004). Guidelines on the diagnosis and management of pericardial diseases executive summary:The Task force on the diagnosis and management of pericardial diseases of the European Society of Cardiology.*European Heart Journal*,25(7),587-610.

6. Khalid,L.,&Dhakam,S.,H.(2008).A review of cardiogenic shock in acute myocardial infarction .*Current Cardiology Reviwes*,4(1),34-40.

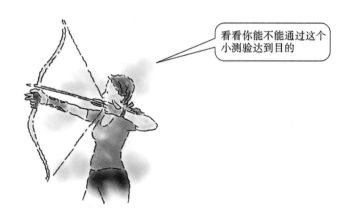

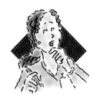

小测验

1. 胸部钝性伤中最常见损伤的部位是（　　　）。
A. 主动脉　　　　B. 左心室
C. 上腔静脉　　　D. 右心室

答案：D。因为右心室位于胸骨正后方，右心室是胸部钝性伤中最常见损伤的部位。

2. 心包填塞发生后，首要解决的问题是（　　　）。
A. 缓解疼痛　　　B. 缓解焦虑
C. 改善活动能力　D. 释放心包腔内压力

答案：D。心包填塞的首要干预手段是通过排出积血、积液来释放心包腔内压力和减少对心脏的压迫。

3. 低血容量性休克发生时，紧急处理措施包括（　　　）。
A. 积极使用抗生素　　　B. 静脉输注液体与血制品
C. 止痛　　　　　　　　D. 积极使用血管扩张剂

答案：B。紧急救治重点在于输注大量液体及血制品以增加血容量，使血压升高并将其维持在 90 mmHg 以上。此外，应快速输注生理盐水、乳酸林格液。配血试验结果未出来之前还可输注白蛋白或代血浆进行扩容。

（童恒利　译）

评分

☆☆☆　如果你正确回答了 3 个问题，完美！你对这个章节的掌握是深入透彻的。

☆☆　如果你正确回答了 2 个问题，太好了！你基本掌握了这个章节的内容。

☆　如果你仅正确回答了 1 个问题，不要着急。重读这个章节有助于你掌握本章内容。

附　　录

熟能生巧

参考答案

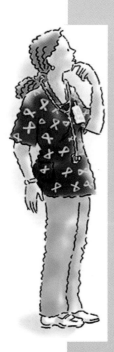

熟能生巧

1.护士正在制订一个关于心动周期的教学计划。正确排列出心动周期中从心脏收缩开始的顺序，应使用所有的选项。（　　）

A.心房收缩期

B.等容舒张期

C.心室充盈期

D.等容心室收缩期

E.心室射血期

2.护士全面评估患者的动脉搏动时，最先触摸哪个脉搏？（　　）

A.桡动脉

B.腘动脉

C.股动脉

D.肱动脉

3.对于动脉供血不足的患者，护士最可能发现的症状有（　　）。（多选）

A.凹陷性水肿

B.脉搏减弱

C.皮温低、皮肤苍白

D.趾甲增厚，呈脊状

4.护士准备听诊患者心音。他应该将听诊器放在哪个位置可以最清楚地听到 S2 心音？（　　）

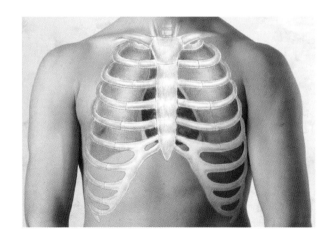

5. 护士需要查看心肌梗死患者的检查结果为其提供护理，哪些检查结果最有用？
（ ）（多选）

A. CK-MB（肌酸激酶同工酶）

B. 肌酐

C. 巯基丁氨酸

D. 肌红蛋白

E. 肌钙蛋白 I

F. 脑钠肽

6. 一名患者为预防和治疗深静脉血栓性静脉炎，先进行了肝素治疗，然后又进行了华法林（香豆素）治疗。根据如下实验室结果，患者服用的华法林在第几天达到了治疗水平？（ ）

实验室结果（每日抗凝时间）		
日期	PT	PTT
第 1 天	10 s	52.5 s
第 2 天	12 s	42.5 s
第 3 天	16 s	35 s
第 4 天	18 s	30 s
第 5 天	20 s	22 s

A. 第 1 天

B. 第 2 天

C. 第 3 天

D. 第 4 天

7. 当使用 MCL_1（改良胸部导联 1）进行心电监护时，这三个导联的地线应放在什么位置？（ ）

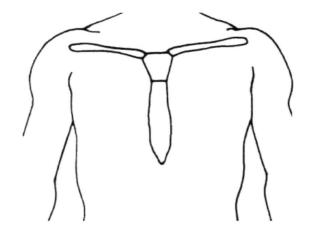

8. 患者的心输出量为 6.5 L/min，体表面积是 1.6 m²，心率是 78 次 / 分。该患者的心排血指数是 _____L/（min·m²）。

9. 患者存在深静脉血栓性静脉炎的发生危险，需要预防性地规律应用肝素治疗。医生下达的医嘱是 5000 U 皮下注射，q12 h 执行。而药房拿回的药物剂量是 10000 U/mL。那么护士要注射的药物剂量是 _____mL。

10. 当评估患者的心律时，护士发现其出现房性期前收缩。下列哪些选项可以支持护士的结论？（   ）（多选）

A.QRS 波群缺失

B. 房室率不规则

C. 异常 P 波

D. P 波提前

E. 进行性 PP 间期缩短

11. 除颤时，除颤器手柄在前侧位放置。一个放置于胸骨右侧上方，另一个要放在什么位置？（   ）

A. 左腋前线第 5 或第 6 肋间

B. 心前区即胸骨下段左侧

C. 背后肩胛骨下心脏部位

D. 胸部右侧乳头水平

12. 医生要为一位刚收入急诊科的病情危重的患者植入起搏器。护士应该协助准备哪种起搏器？（   ）

A. 永久性的

B. 经皮的

C. 经静脉的

D. 心外膜的

13. 当查阅一名室性心动过速患者病例时，护士觉得患者出现这种状况最可能的原因是（　　）。

A. 风湿性心脏病病史

B. 频繁摄入大量浓茶

C. 高压性职业环境

D. 可卡因药物中毒

14. 听诊患者胸部时，护士听诊到心尖部收缩期高调吹风样杂音。杂音在吸气时并未增大，护士认为该杂音是由（　　）引起的。

A. 三尖瓣关闭不全

B. 二尖瓣关闭不全

C. 主动脉瓣狭窄

D. 肺动脉瓣狭窄

15. 接诊一位急性心包炎患者时，患者自述胸痛，下列哪种描述最能反映患者胸痛的感觉？（　　）

A. "像有重物压着胸部，不能呼吸的感觉"

B. "饭后不久会有灼烧感"

C. "疼痛不能忍受，像胸部在撕裂"

D. "是尖锐和深入性的疼痛，深呼吸时更痛"

16. 护士向一位诊断为高血压前期的患者宣讲调整生活方式的方法。下列哪种陈述表明护士的健康教育有效？（　　）

A. "我想我现在可以多吃点儿牛排，少吃点儿鱼肉。"

B. "我每天晚餐时可以喝两杯红酒。"

C. "我刚加入了小区的健身俱乐部，这样我可以每周至少锻炼三次。"

D. "我需要精确地控制饮水量。"

17. 患者在进行运动负荷试验时出现了胸痛和呼吸困难。护士要如何做？（　　）

A. 让患者放慢速度

B. 马上让患者停下

C. 鼓励患者深呼吸

D. 遵医嘱给予双嘧达莫（潘生丁）

18. 一位心脏移植患者的儿子问护士："为什么我见父亲的时候必须要穿隔离衣？"

护士哪种解释最合适？（　　）

A."因为术后你父亲可能发生感染，所以你要做好防护防止自己被感染。"

B."不要担心。这只是移植术后的常规程序。"

C."因为你父亲正在服用抗排斥药物，有发生感染的风险。"

D."你更应该关心的是你的父亲而不是你要穿什么去见你的父亲。"

19. 护士对一位微创冠状动脉旁路移植的术后患者进行了出院指导。下列哪种陈述表明患者需要进一步指导？（　　）

A."我很高兴我再也不用关注自己的饮食了。"

B."我至少在 4 周内不能提超过 10 磅（约 4.5 kg）的重物。"

C."我需要每天查看自己的手术切口是否出现红肿。"

D."我需要继续执行这里教的锻炼计划。"

20. 一名护士正在参加当地的健康日活动，准备了一个关于女性冠心病患者胸部疼痛的宣传海报。下列哪种陈述会被用到护士的宣传海报中？（　　）

A. 疼痛总是与活动有关

B. 手臂或肩部疼痛更常见

C. 事实上疼痛是压榨性的

D. 腹泻常伴有疼痛

21. 当患者出现主动脉瘤破裂时，护士最优先做的处理是（　　）。

A. 给予止痛药

B. 留置导尿管

C. 确保呼吸道通畅

D. 给予补液

22. 一位心衰患者正在服用地高辛进行治疗。护士向患者介绍该药的药效是（　　）。

A. 减少循环血容量

B. 扩张血管

C. 加强心肌收缩

D. 降低体循环压力

23. 护士正在开展一个关于主动脉瘤分类的在职培训课程。课程结束后，护士让小组分辨血管壁突起属于主动脉瘤的哪种类型。这种类型的血管瘤的类型是（　　）。

A. 梭型

B. 夹层型

C. 假性

D. 囊型

24. 哪种症状会让护士怀疑患者出现心包填塞？（　　）

A. 脉压差增大

B. 中心静脉压降低

C. 奇脉

D. 右心房压降低

25. 一位左心衰竭的患者出现活动性呼吸困难、疲乏，最近 4 天体重增加了 5 磅（约 2.27 kg），脚踝水肿，咳嗽。为患者制订护理计划时，最首要的护理诊断是（　　）。

A. 营养失衡：多于机体需求量

B. 体液过多

C. 相关知识缺乏

D. 活动无耐力

26. 当患者出现急性心房颤动且有症状时，首要的干预措施是（　　）。

A. 同步电复律

B. 给予地高辛

C. 射频消融术

D. 心房超速起搏

27. 当查看患者的心电图时，护士用 1500 除以两个 P 波之间的方格数。护士想要得到哪个参数？（　　）

A. 心房律

B. PR 间期

C. 心室率

D. 心房率

28. 护士正在评估一位有肺动脉漂浮导管置入的患者，下列哪项结果需要及时告知医生？（　　）

A. 肺动脉楔压 9 mmHg

B. 右心房压 4 mmHg

C. 肺动脉收缩压 38 mmHg

D. 平均肺动脉压 16 mmHg

29. 对于扩张型心肌病的患者，选择的一线治疗药物是（　　）。

A. 血管紧张素转换酶抑制剂

B. β 受体阻滞剂

C. 强心苷类

D. 抗心律失常药

30. 一位心血管疾病患者的护理诊断是"活动无耐力"，当为其制订护理计划时，哪项干预措施最合适？（　　　）

A. 让患者同一时间完成所有护理项目

B. 促使患者摄入高热量食物

C. 教患者保存体力的方法

D. 鼓励患者饭后立即运动

31. 护士正在向一位心脏瓣膜病患者讲解心脏瓣膜的相关知识，当患者知道哪个心脏瓣膜的作用是防止血液回流进左心室时，护士的讲解是有效的？（　　　）

A. 主动脉瓣

B. 肺动脉瓣

C. 三尖瓣

D. 二尖瓣

32. 下列哪位患者发生地高辛中毒的风险最高？（　　　）

A. 有房性心动过速的患者

B. 在使用呋塞米的患者

C. 有高血压前期史的患者

D. 正在服用辛伐他汀的患者

33. 当评估患者的毛细血管再充盈状况时，下列哪项是正常值？（　　　）

A. 6 s

B. 5 s

C. 4 s

D. 3 s

34. 当测量患者的脉搏时，护士发现脉搏的强弱随着患者的呼吸运动而改变，那么这种脉搏属于（　　　）。

A. 交替脉

B. 二联脉

C. 奇脉

D. 双波脉

35. 患者在主动脉内球囊反搏置入后，下列正确的做法是（　　　）。

A. 抬高床头至少 45°

B. 每 2 h 监测脉搏

C. 鼓励每小时进行四肢各个关节的运动

D. 如果置管穿刺处出血，则给予加压止血

36. 一位患者因血压达到了 132/84 mmHg 而来到医疗机构就诊。这一次他的血压是 138/88 mmHg。他说："在几个月前我看医生时，我的血压是 122/80 mmHg。" 护士认为患者现在是（   ）。

A. 正常血压

B. 高血压前期

C. 高血压 I 级

D. 高血压 II 级

37. 当护士为一位左心衰的患者制订护理计划时，出现下列哪项结果最合适？（   ）

A. 患者每周增加体重 2 ～ 3 磅（0.9 ～ 1.4 kg）

B. 患者自述可以理解绝对卧床

C. 患者自己有监测脉搏频率和节律的能力

D. 患者描述需要进食高纤维食物

38. 当护士给当地社区讲授关于促进健康和预防心血管疾病的知识时，她主要着重于列出造成猝死的各种常见原因。那么护士会讲到最常见的原因是（   ）。

A. 心肌病

B. 高血压

C. 心源性休克

D. 冠心病

39. 护士准备为患者做超声心动图。下列哪种表述说明患者明白了护士的指导？（   ）

A. "检查的时候我需要躺平，可能会听到巨响。"

B. "一个设备会放到我的胸前监测记录声音。"

C. "放射性物质注入我的静脉中来显示病变部位。"

D. "一个连接镜头的设备会伸入我的食管对心脏进行拍照。"

40. 护士觉得下列哪种患者会最先出院？（   ）

A. 经皮腔内冠状动脉成形术后的患者

B. 微创冠状动脉旁路移植术后的患者

C. 主动脉瓣置换术后的患者

D. 主动脉瘤修复术后的患者

41. 当患者出现心动过速时，护士估计医生会下达的医嘱是（   ）。

A. 给予阿托品 1 mg 静脉注射

B. 给予腺苷 6 mg 静脉注射，不重复

C. 先给予腺苷 6 mg 静脉快速注入，如果未转复，再给予 12 mg 静脉快速注入

D. 开始监测 CO_2

42. 一名患者的心电图表现为心房率大于心室率，P 波呈锯齿状，T 波无法分辨，QT 间期无法测量。护士认为这种波形是（   ）。

A. 房颤

B. 房扑

C. 室速

D. 室颤

43. 对于心源性休克患者，首要的护理诊断是（   ）。

A. 活动无耐力，与代谢需求逐渐增加有关

B. 有受伤的危险，与侵入性治疗有关

C. 知识缺乏，与并发症发展有关

D. 心输出量减少，与心搏骤停有关

44. 一个 36 岁的患者因为胸上部靠近胸骨部位被刺而被送入急诊科。患者被诊断为心脏创伤。护士应该持续监测哪个方面的症状体征？（   ）

A. 感染

B. 心肌病

C. 心包填塞

D. 心源性休克

45. 护士正在为当地社区健康日准备关于降低冠心病发生风险的演讲。护士准备讨论脂类对人体健康的危害。下列哪种陈述是正确的？（   ）

A. 高密度脂蛋白水平的升高会增加患冠心病的风险

B. 甘油三酯是冠心病的第一诱因

C. 总胆固醇的水平超过 240 mg/dL 对成人而言是正常的

D. 低密度脂蛋白水平的升高会增加患冠心病的风险

46. 患者的心电图显示心脏停搏。首先要做的是什么？（   ）

A. 静脉推注肾上腺素

B. CPR

C. 静脉注射血管加压素 40 U

D. 气管插管

47. 护士在听诊患者的心音，将听诊器放在二尖瓣听诊区。对该区域的正确描述是（   ）。

A. 胸骨左缘第 3 肋间

B. 胸骨右缘第 2 肋间

C. 胸骨左缘第 2 肋间

D. 锁骨中线第 5 肋间

48. 患者患有二度 Ⅱ 型房室传导阻滞，即文氏阻滞，被给予阿托品 0.5 mg 静脉注射（注：最大剂量是 0.04 mg/kg）。然后又给予了 2 倍剂量的阿托品静脉注射。患者体重为 154 磅。那么对于该患者，阿托品的最大剂量是 _____。

49. 患者因患有深静脉血栓性静脉炎，正在接受肝素治疗，1000 U/h 静脉注射。药房提供的是 500 mL 含 50000 U 的袋装肝素。如果使用输液泵，护士需设置输液泵为每小时多少毫升？（   ）

A. 150

B. 100

C. 50

D. 10

50. 对于行血管瘤修复术的术后患者，下列哪种症状提示患者有潜在动脉阻塞？（   ）

A. 尿量减少

B. 四肢脉搏明显减弱或消失

C. 心动过速

D. 呼吸变浅

参考答案

1. D E B C A

心动周期包括五个时期，按顺序依次为：

等容心室收缩期（由心室除极引起二尖瓣和三尖瓣关闭造成）（在这段短时间内，房室瓣与半月瓣均关闭，心尖到基底部的长度缩短，心室变得较圆，心室肌张力增高，而心室容积不变，故称等容收缩期）；

心室射血期（心室内压急剧上升，超过主动脉压和肺动脉压，主动脉瓣与肺动脉瓣被冲开，血液由心室射入主动脉和肺动脉）；

等容舒张期（由心室压力下降引起主动脉瓣和肺动脉瓣关闭，并且血液充盈心房造成）（从半月瓣关闭到房室瓣开放这段短促时间内，心室内压迅速下降，而心室容积基本保持不变，称为等容舒张期，历时约 0.08 s）；

心室充盈期（上升的心房压力超过心室压力，导致二尖瓣和三尖瓣打开，血液冲进心室）；

心房收缩期（每次心搏都将残余血量射入心室）。

2. D

当护士评估患者全身动脉搏动时，最先摸到肱动脉搏动（肱二头肌肌腱的位置），其次是桡动脉搏动（在腕部），然后是股动脉搏动（腹股沟处），最后是腘动脉搏动（在膝盖的后面）。

3. BCD

动脉供血不足会出现的典型症状包括：

脉搏减弱或消失；

皮温低、皮肤苍白；

腿脚疼痛；脚趾周围溃疡；

趾甲增厚、呈脊状。

凹陷性水肿则是慢性静脉供血不足的最常见的症状。

4.

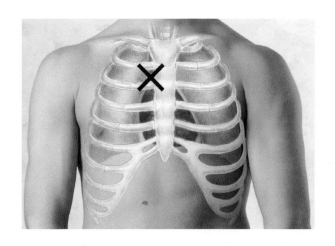

S2 在主动脉区域最清楚，位于胸骨右缘第 2 肋间。

5. ADE

肌酸激酶同工酶（CK-MB）是心肌中的特异性同工酶，如果 CK-MB 升高则提示患者有急性心肌梗死。

肌红蛋白水平升高是急性心肌梗死后心脏损伤的第一特征。

肌钙蛋白 I 是只在心肌中出现的肌钙蛋白同位素，是心肌损伤的特异性指标。

肌酐水平可以评估肾损伤中肾小球的滤过功能。

巯基丁氨酸是一种由身体产生的氨基酸，其升高时，可以刺激血管导致动脉粥样硬化和凝血，增加血管堵塞的风险。所以，它是心肌损伤的可靠指标。

脑钠肽是心衰时由于心室扩张和压力升高而致心室组织所分泌的一种激素。

6. C

要评估华法林的治疗效果，需要检测患者的 PT 值。PT 的正常范围是 10 ～ 14 s。对于接受华法林治疗的患者，PT 值需达到正常值的 1.5 ～ 2 倍，即 15 ～ 20 s。选项 C 是患者的 PT 水平达到治疗范围的第一天。PTT 值可以用来监测肝素的治疗效果，但是却不受华法林影响。

7.

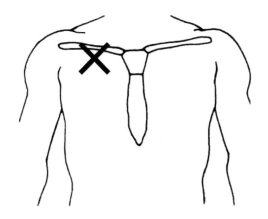

MCL_1 三导联的地线应该放在患者右侧上胸部锁骨下。

正极放在胸部中段胸骨右缘（V1 位置：胸骨右缘第 4 肋间）。

负极放在患者左侧上胸部锁骨下。

8. 约为 4.1。心排血指数＝心输出量 / 体表面积。

9. 0.5。1 mL 含有 10000 U，医嘱为 5000 U，所以为 0.5 mL。

10. BCD

房性期前收缩的特有标志是 P 波提前出现且波形异常；P 波可能重叠于之前的 T 波上。心房率和心室率也会不规律。QRS 波群缺失与窦性停搏有关。进行性 PP 间期缩短则与二度 I 型房室传导阻滞有关。

11. A

前侧位：一个电极放在胸骨右上缘锁骨下部位，一个放置在左腋前线第 5 或第 6 肋间。

前后位：一个电极板放置心前区胸骨下段左侧，背侧的电极板放置在左背肩胛下面。把电极放在胸部右侧乳头水平在两种电除颤的放置方法中都不合适。

12. B

在危及生命的情况下，经皮植入的起搏器因为快速有效而成为最好的选择。但是，其仍然会被经静脉的起搏器或永久性的起搏器植入所替代。心外膜的植入式起搏器只在心脏手术时运用。

13. D

药物中毒，比如可卡因、地高辛、普鲁卡因胺和奎尼丁可引起室性心动过速。风湿性心脏病会引起交界性心律失常。咖啡、酒精、烟、饥饿、压力或使用氨茶碱和地高辛等药物则会引起房颤。

14. B

当二尖瓣关闭不全时，心脏收缩时血液反流进入左心房会产生高调的吹风样杂音，心尖部听诊最清楚。

三尖瓣关闭不全时，三尖瓣听诊区会在整个收缩期听到高调吹风样杂音，并且在吸气时听诊更明显。

主动脉瓣狭窄会造成收缩中期低调粗糙杂音，可以从瓣膜区传导至颈动脉，先递增再递减。

肺动脉瓣狭窄会造成收缩期中调粗糙杂音，先递增再递减。

15. D

急性心包炎患者自述突然出现剧烈疼痛，从胸骨放射至颈部、肩部、背部甚至手臂。通常胸膜炎性疼痛会在吸气时加剧，而在坐位和前倾时减轻。压力、挤压、沉重、紧绷感的疼痛则与心绞痛或急性心肌梗死有关。饭后不久有灼烧感可能是由十二指肠溃疡引起。剧痛、撕裂样痛则可能是由主动脉夹层导致。

16. C

生活方式的改变包括饮食改变、采用放松技巧、进行有规律的锻炼、戒烟、忌酒，还有限制盐和饱和脂肪酸的摄入。患者每周锻炼三次表明理解了护士的指示。牛肉属于红肉，富含饱和脂肪酸，应限制摄入。红酒是酒精类也应限制。控制水摄入是不合适的，适量水的摄入利于新陈代谢和液体平衡。

17. B

如果患者在运动负荷试验时出现胸痛、乏力或其他症状，比如呼吸困难、跛行、虚弱、头晕、低血压、苍白或血压增高、定向障碍、共济失调，或者心电图改变显示缺血、心律失常、心肌梗死等，护士应立即停止测试防止其他并发症出现。让患者放慢速度或鼓励其深呼吸都是不可取的。双嘧达莫是一种冠状动脉扩张药，用于药物诱导试验，在此时用此药会加重心脏负担，所以此时禁止使用该药。

18. C

心脏移植患者需要接受强效的免疫抑制剂来防止排斥反应的发生，但是同时也增加了感染的发生风险。所以，使用保护措施如穿隔离衣能够避免患者接触潜在的感染源。控制感染的预防措施是为了保护患者而不是他的儿子。应告诉患者儿子不要担心而不是强调他的关注点。告诉他儿子应该更关注其父亲是不礼貌的。

19. A

患者在经微创冠状动脉旁路移植术后，需要继续控制饮食，比如限制盐和胆固醇的摄入，降低冠状动脉再次堵塞的发生风险；患者在术后 4～6 周避免提 10 磅以上的重物；应每天检查手术切口；继续执行锻炼计划。

20. B

与男性相比，女性更容易出现手臂和肩部疼痛，而男性则是出现胸部中央压榨性疼痛。女性冠心病患者可出现与运动和压力无关的典型胸部疼痛。但是，也可能有非典型的胸痛，不明显的胸痛或无胸痛。女性还可能有肋部、颈部、喉部、牙齿、背部、胸骨后或胃部疼痛。女性可能出现的其他症状包括恶心、头晕、呼吸短促、不明原因焦虑、无力、疲乏、心悸、冷汗或苍白。腹泻一般与女性胸痛无关。

21. C

主动脉瘤破裂是医疗紧急状况，需要紧急处理。优先的措施是保证呼吸道通畅，补液、给予止痛药、导尿等则可稍后进行。

22. C

地高辛是一种加强心肌收缩的强心苷类药物。利尿剂通过减少循环血容量来降低前负荷。血管紧张素转换酶抑制剂可以扩张血管，降低体循环压力。

23. D

囊型血管瘤是指主动脉血管壁一侧向外突出。梭型血管瘤则是围绕整个血管周围有纺锤形增大血管瘤。夹层型血管瘤则是由主动脉血管内壁出现破口导致血液流入，使血管内外层撕裂分离而形成的。假性动脉瘤是由于全层血管壁破损而被主动脉邻近的组织包裹，进而形成的血肿，多由创伤所致。

24. C

心包填塞有三个典型特征：奇脉，心音低沉，中心静脉压逐渐增高伴颈静脉怒张。事实上，右心房压也会增高。

25. B

患者自述有明显的体重增加且有脚踝水肿。患者极有可能出现了因左心衰造成的体液过多。所以护士的第一诊断是"体液过多"。"活动无耐力"和"相关知识缺乏"对于左心衰患者而言也是合理的诊断，但不是首要的。在患者的护理中如果卡路里摄入过量则成为额外潜在的问题，那么"营养失衡"也是合适的诊断。

26. A

紧急的同步电复律治疗有症状的急性心房颤动是很有必要的。这种危险会促使医生在有急性症状时除颤，但是根据不稳定情况进行抗凝治疗仍然是可行的。地高辛、β受体阻滞剂和钙通道阻滞剂会在成功电复律后为保持窦性心律和控制心室率时使用。射频消融术在常规治疗无效时使用。心房超速起搏用于房性心动过速时。

27. D

心房率是由 2 个 P 波之间的方格个数来决定的，可以是一个 P 波尖到下一个 P 波尖之间，也可以是一个 P 波的起始部位到下一个 P 波的起始部位（每个小方格＝ 0.04 s，1500 个方格＝ 1 min）。然后用 1500 除以这个方格个数。心房律是用卡尺测量两个 P 波之间的间期，然后与几个心电图周期中的 P 波间期相比来看是否规律（相同距离）。PR 间期是由从 P 波开始到 QRS 波群开始之间的方格数决定的，然后乘以 0.04 s。心室率是用 1500 除以两个 R 波之间的方格数得到的。

28. C

肺动脉收缩压正常范围是 20 ～ 30 mmHg，明显高于或低于正常范围都有必要告知医生。肺动脉楔压 9 mmHg 在正常范围（6 ～ 12 mmHg）内。右心房压 4 mmHg 在正常范围（1 ～ 6 mmHg）以内。平均肺动脉压 16 mmHg 小于 20 mmHg，也在正常范围内。

29. A

血管紧张素转换酶抑制剂通过扩张血管来降低心脏的后负荷，是扩张型心肌病的一线治疗药物。其他药物也可应用，但不是一线治疗药物。例如，β受体阻滞剂用于治疗有轻中度心衰的患者。强心苷类如地高辛用于血管紧张素转换酶抑制剂和利尿剂治疗无效的患者。抗心律失常药应谨慎地用于控制心律失常。

30. C

活动无耐力的患者需要保存体力以尽可能地承受更多日常活动。所以教患者学会保存体力是很有用的。让患者同一时间完成所有护理项目会花费大量体力而导致患者劳累。相反地，让患者适当活动后就休息则更为合理。高热量饮食能够为患者提供能量，然而对于心血管疾病患者，高热量饮食并不是最好的选择。让患者饭后活动并不合适，因为这会耗费体力，增加耗量氧。

31. A

主动脉半月瓣关闭时，可以防止血液从主动脉回流入左心室。肺动脉半月瓣关闭时，可以防止血液从肺动脉回流入右心室。三尖瓣可以防止血液从右心室回流入右心房。二尖瓣可以防止血液从左心室回流入左心房。

32. B

服用地高辛且同时服用呋塞米的患者出现地高辛中毒的风险最高。呋塞米属于髓袢利尿剂，可导致钾的丢失，使患者有出现低钾血症的倾向。患者服用地高辛的同时患有低钾血症会增加地高辛中毒的发生风险。房性心动过速是地高辛中毒的常见表现。有高血压前期史的患者首要的治疗是改变生活方式，所以不太可能会发生地高辛中毒。但是，如果患者接受了其他治疗，比如使用噻嗪类利尿剂的同时服用地高辛，那么患者发生地高辛中毒的风险就会增加。服用降脂类药物与增加地高辛中毒的发生风险无关。

33. D

毛细血管再充盈的时间不能超过 3 s。超过 3 s 是异常的，需要报告医生。

34. C

奇脉波幅的强弱与呼吸周期有关。脉搏会在吸气时明显减弱。交替脉是一种规律的、强弱交替的脉搏。二联脉与交替脉很像，但是会有不规则的间歇。双波脉表现为在一个周期内初始增强，随后减弱时又有一次增强出现。

35. D

置入主动脉内球囊反搏（IABP）后，护士应该经常观察穿刺处，如有出血应给予加压止血，并告知医生。为防止管道向上移动堵塞左锁骨下动脉，床头抬高不宜超过 30°。在最初 4 h 内需每 15 min 评估远端肢体脉搏情况，随后每小时评估一次。鼓励上肢、未置管侧下肢、置管侧脚踝进行关节运动。

36. B

血压可以分为正常血压，高血压前期，高血压 I 级和高血压 II 级。高血压前期或高血压的分级需要在初次筛选后两次或更多的随访中有两次或多次出现血压升高来确定。患者的两次血压是 132/84 mmHg 和 138/88 mmHg，均在高血压前期的范围内（收缩压 120 ～ 139 mmHg；舒张压 80 ～ 89 mmHg）。正常的收缩压应低于 120 mmHg，舒张压应低于 80 mmHg。高血压 I 级是指收缩压在 140 ～ 159 mmHg，而舒张压在 90 ～ 99 mmHg。高血压 II 级是指收缩压≥ 160 mmHg，舒张压≥ 100 mmHg。

37. C

对于左心衰竭患者的护理包括强心苷类药物（如地高辛）的服用指导。患者服用地高辛时要会监测自己的脉搏频率和节律，当出现不规律脉搏或脉率小于 60 次 / 分时要及时报告。患者展示脉搏监测表明他掌握了这项技能，这是很重要的。每周增加 2 ～ 3 磅（0.9 ～ 1.4 kg）说明患者出现体液过多，是不正常的。患者需要合理运动与休息，不需要绝对卧床。患者如果正在服用利尿剂则摄入高钾食物是很有必要的。应限制摄入高钠食物。如果患者有便秘，则应进食高纤维食物。

38. D

冠心病是造成猝死的最常见原因。心肌病是第二常见原因。高血压因为起病隐秘常被称为"沉默杀手"。如果不治疗会造成重要并发症的发生，甚至导致死亡，但通常与猝死无关。心源性休克通常是急性心肌梗死造成的严重并发症。当心肌梗死面积达到心室肌的40%或更多时，死亡率会极高。

39. B

超声心动图是指将一个传感器放在患者胸前利用声波穿透心脏结构。传感器可以收集回声，然后转换成电脉冲，转呈在屏幕上以便打印或录像。躺平且听到"砰"的声音通常是做磁共振成像。静脉注入放射性物质主要用于热成像或冷成像。经食管超声心动图是将镜头伸入食管然后获得心脏结构的图像。

40. A

经皮腔内冠状动脉成形术的患者一般在术后6～12 h就可以出院。行微创冠状动脉旁路移植术后的患者可能会在48 h内出院。主动脉瓣置换术后和主动脉瘤修复术后的患者的出院时间则不定。

41. C

首先要给予腺苷6 mg由静脉快速注入，如果没有转复，则应再给予12 mg由静脉快速注入。美国心脏联合会和持续生命支持技术指南表明，对于室上性心动过速，应给予腺苷首剂6 mg快速静脉注射，12 mg重复一次以使心律和心率恢复正常。如果无效，则需要电复律。阿托品会加快患者的心率所以不应使用。对CO_2的监测虽然合适但不会让患者恢复正常心率和心律。

42. B

房扑的特点是P波异常且呈锯齿状，心房率大于心室率且QRS波形正常，T波无法分辨，QT间期也无法测量。房颤则表现为心律绝对不整齐，心房率难以辨别且P波消失。室速表现为P波消失且QRS波群宽大畸形。室颤表现为没有规则形态、异常的基线波。频率混乱，没有P波，也看不出T波。

43. D

心源性休克是指有心输出量减少而造成严重的组织灌注不足的情况。因此，护理重点应该是重新恢复患者的心输出量。虽然活动无耐力、有受伤的危险和知识缺乏也是可能的护理诊断，但是并不优先于心输出量减少。

44. C

心脏穿透伤死亡率很高且易导致心包填塞，即血液、体液填塞心包，压迫心腔，增加心腔内压力，使静脉血回流受阻。心包填塞是医疗紧急状况需要紧急处理。感染虽也可能发生但却不像心包填塞那样危及生命。心肌病和心源性休克与心脏穿透伤无关。

45. D

低密度脂蛋白的水平与患冠心病的风险密切相关，低密度脂蛋白水平越高，则患冠心病的风险越高。高密度脂蛋白水平则与患冠心病的风险呈负相关；即高密度脂蛋白水平越高，患冠心病的风险越低。脂类含甘油三酯、总胆固醇和游离脂蛋白（高密度脂蛋白和低密度脂蛋白）都与患冠心病的风险大小有关。这些脂类的水平都被用于预估患病风险。甘油三酯与年龄和性别相关，其水平高于或低于正常只能表明这不是正常的，并不能表明其他，对其评估需考虑其他结果。总胆固醇水平超过 240 mg/dL 过高。一般来说，总胆固醇水平低于 200 mg/dL 比较合适。

46. B

心脏停搏后应立即给予 CPR。然后再立即进行气管插管和按需给予急救药物如肾上腺素和阿托品。血管加压素是无脉性心搏骤停的首选药。高浓度的血管加压素可以收缩血管，升高血压，有研究表明其在心搏骤停时比肾上腺素有效。

47. D

二尖瓣区域在靠近（左）锁骨中线第 5 肋间。埃尔布点在胸骨左缘第 3 肋间。主动脉瓣听诊区在胸骨右缘第 2 肋间，而肺动脉瓣听诊区在胸骨左缘第 2 肋间。

48. 2.8 mg

解此题时需要注意的是，1 kg = 2.2 磅。患者体重 154 磅，等于 70 kg。最大剂量是 0.04 mg/kg。则患者可应用阿托品的最大剂量为 $0.04 \times 70 = 2.8$ mg。

49.D

500 mL 肝素药液含 50000 U 肝素。所以 1 mL 肝素药液内含 100 U 肝素。医嘱是 1000 U/h，100/1000 = 1/X，X = 10，那么输液泵需要设置为 10 mL。

50.B

血管瘤修复术后患者出现动脉阻塞的主要表现是四肢脉搏明显减弱或消失，感觉异常，疼痛明显，四肢青紫、发冷。尿量减少表明肾功能异常。心动过速和呼吸变浅则表明患者有出血。

（岳明叶 译）